皮肤病中医特色适宜技术操作规范丛书

# 皮肤病
# 药浴疗法

主　审｜段逸群

总主编｜杨志波　李领娥
　　　　刘　巧　刘红霞

主　编｜刘　巧

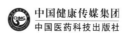

U0297303

中国健康传媒集团
中国医药科技出版社

# 内 容 提 要

本着"整理规范、临床为本"的原则，本书从理论基础、操作技法、临床应用三方面，讲述了药浴治疗皮肤病的理论和操作技术。全书图文并茂，并配有讲解视频，扫码观看，方便实用。本书适合临床工作者、基层医师及中医爱好者参考阅读。

**图书在版编目（CIP）数据**

皮肤病药浴疗法 / 刘巧主编 . — 北京：中国医药科技出版社，2018.10
（皮肤病中医特色适宜技术操作规范丛书）
ISBN 978-7-5214-0492-0

Ⅰ.①皮…　Ⅱ.①刘…　Ⅲ.①皮肤病－药浴疗法－技术操作规程　Ⅳ.① R244.9-65

中国版本图书馆 CIP 数据核字（2018）第 223186 号

本书视频音像电子出版物专用书号：

ISBN 978-7-88728-232-3

**美术编辑**　陈君杞
**版式设计**　锋尚设计

出版　中国健康传媒集团｜中国医药科技出版社
地址　北京市海淀区文慧园北路甲 22 号
邮编　100082
电话　发行：010-62227427　邮购：010-62236938
网址　www.cmstp.com
规格　880 × 1230mm　$^{1}/_{32}$
印张　$12^{5}/_{8}$
字数　284 千字
版次　2018 年 10 月第 1 版
印次　2022 年 11 月第 3 次印刷
印刷　三河市万龙印装有限公司
经销　全国各地新华书店
书号　ISBN 978-7-5214-0492-0
定价　39.00 元

# 本书编委会

——·——

主　编　刘　巧

副主编　黄　港　胡凤鸣

编　委　（按姓氏笔画排序）

　　　　　文　谦　刘　巧　严张仁　邱善裕

　　　　　闵雪芬　郑颖芳　胡凤鸣　荆方轶

　　　　　黄　港　曹　婧　龚　坚

秘　书　黄　港

　　中医药是一个伟大的宝库，中医特色疗法是其瑰宝之一，几千年来，为广大劳动人民的身体健康做出了巨大的贡献。皮肤病常见、多发，然而许多发病原因不清，机制不明；对于皮肤病的治疗，西医诸多方法，疗效不显，不良反应不少，费用不菲。中医特色疗法具有简、便、廉、效等特点，受到了皮肤科医生和广大患者的欢迎。为了进一步开展中医特色疗法在皮肤病方面的运用，中华中医药学会皮肤科分会在总会领导的关心和帮助下，在中国医药科技出版社的大力支持下，精心组织全国中医皮肤科知名专家、教授编写了本套《皮肤病中医特色适宜技术操作规范丛书》，其目的就是规范皮肤病中医特色疗法，提高临床疗效，推动中医皮肤病诊疗技术的发展，造福于皮肤病患者。

　　本套丛书按皮肤科临床上常用的 17 种特色疗法分

为 17 个分册，每分册包括基础篇、技法篇、临床篇，文字编写力求简明、扼要、实用，配以图片，图文并茂，通俗易懂。各分册附有视频，以二维码形式承载，阐述其技术要领、操作步骤、适应证、禁忌证及注意事项，扫码观看，一目了然，更易于掌握。本丛书适合临床中医、中西医结合皮肤科医生及基层医务工作者参考使用。

本套丛书的编写难免有疏漏不足之处，欢迎各位同道提出宝贵意见，以便再版完善。

杨志波

2018 年 8 月 2 日于长沙

　　药浴疗法作为中医常用外治法之一，其历史最早可追溯到 3000 多年前的殷商时期。经过数千年的发展，其理论更加完善，应用更加广泛。近年，随着中医事业的复兴，药浴疗法逐渐开始受到重视；而西医学及现代科学技术的不断发展，使药浴疗法焕发了新的生机。

　　随着国家对中医学发展的重视和投入，经过中医皮肤科几代人不懈努力，中医特色疗法在治疗皮肤病方面得到了长足发展，特别是药浴疗法具有使用方便、操作简单、安全有效、价廉易学等优点，对提高治疗皮肤病的疗效起重要作用。然而药浴疗法也存在缺少系统的临床总结及研究的不足之处。因此进一步挖掘、完善，充分发挥药浴疗法治病防病的作用，更好地服务大众健康，将是我辈医者努力的方向。在中华中医药学会皮肤科分会统一安排下，我们编写了本书，目的是向皮肤科临床、科研、教学工作者和皮肤病患者推广药浴特色疗法，让更多人受益。

本书重点介绍药浴的治疗原理、操作步骤、注意事项和药浴在各种常见皮肤病的具体应用，图文并茂。全书内容分为基础篇、技法篇、临床篇三个部分。基础篇详细介绍了药浴疗法的历史及基础知识，综述了现代研究进展；技法篇重点讲解了药浴疗法中熏蒸疗法、浸浴疗法、熏洗疗法、湿敷疗法、淋洗疗法的操作技术；临床篇详细讲解了药浴疗法在临床各类皮肤病中的具体应用。但受编者水平和时间所限，本书不免存在不足之处，望各位同道提出宝贵意见，以便再版完善。

江西中医药大学第二附属医院　刘　巧

2018 年 8 月

# 目录

## 3 临床篇

1

基础篇

# 第一章 **1** 历史沿革

## 一、萌芽期——商周至秦汉

药浴疗法作为常用中医外治方法之一，历史悠久，古代文学、医学著作中处处可见，最早可追溯到 3000 多年前的殷商时期。在商周时期的甲骨文和金文中记载："浴者，涤其身也；沐者，洁其发也；澡者，净其手足也。""浴""沐""澡"就是药浴疗法的雏形。自夏周朝起，"沐""浴"就受到重视，香汤浴就是最具代表性的沐浴方式。香汤浴虽是当时的一种礼仪，但也具有祛邪、保健、养生的功效。所谓的香汤浴，就是用麝香、檀香、丁香、泽兰、藿香、紫苏、菖蒲，以及花类如桂花、玉兰、山栀花、白兰花、月季花等具有芳香辟秽、开窍醒神的中药煎水沐浴，其气味芬芳馥郁，有解暑祛湿、醒神爽脑的功效。当时诸多文学著作有香汤浴记录，屈原《云中君》有"浴兰汤兮沐芳华"，其弟子宋玉在《神女赋》中亦说："沐兰泽，含若芳。"香汤之浴，可溯源于夏朝。民俗中有传，每至五月，时人便登山采兰，做沐浴之用。江淮一带，每逢端午，便有艾叶、菖蒲入锅即煮，便成香汤，以之浴身，可祛病消灾，防虫蛇之患，并可使身体芳香，以示礼仪。而在宫廷贵族之间，香汤浴更加被重视，《礼记·王制》记载："方伯为朝天子，皆有汤沐之邑于天子之县内。"即朝见天子前需沐发浴身，方能入拜，以示其对天子之尊重仰慕之意；《仪礼·聘礼》云"飧不致，宾不拜，沐浴而食之"，即主人以飧礼待客，客需以沐浴之礼方能进食，以示尊重；此外，在《仪礼·士虞》中有"虞，沐浴"之说，在祭祀安死者魂灵的虞礼之前，需沐浴；若不沐浴，无以致祭。香汤浴体，不仅可洁肌肤，亦可使内心虔诚清净无忧，是为周时斋戒之礼。由上述时人祀神、祭祖、朝拜、封官、往来等的沐浴礼法，不难判断，在商周时期，沐浴即已深入人心。同时"沐""浴"还被认为是治疗疾病的一种方法，《礼记》有云"头有疮则沐，身有疡则浴"。虽"沐""浴"的治疗作用机制并不一定清楚，但由于当时人们对沐浴的生活经验的累积，使得药浴疗法有了诞生的机遇。

祖国医药典籍中，马王堆汉墓出土的《五十二病方》最早记载用药浴疗法治疗疾病。该书共载方300首，现整理283方，其中外治方达一半以上，而又以洗浴和涂敷为多；其中就有温熨、药摩、外洗等外治法的记载，如用黄芩、芒硝等药物煎水外洗，治疗痈疽创伤感染；猪油雷丸药浴，治婴儿癫痫。春秋战国时期的《黄帝内经》已将药浴作为重要治法之一，《素问·至真要大论》提出"内者内治，外者外治，内治外治并列"的观点，将外治法提升至与内治法同等的地位；还提出根据不同的病情的症候，采用"上之下之，摩之浴之，薄之劫之，开之发之，适事为故"等治法，"浴之"即应用沐浴、洗浴的方法治疗疾病之意。同时在该著作中记载了较多沐浴治病的案例，如"脾风，发瘅，腹中热，烦心，出黄，当此之时，可按、可药、可浴"，"其有邪者，渍形以为汗"。"渍形"者，热汤沐浴之法也，可令表邪从汗而出，这都是用沐浴治病最典型的描述。

自秦汉起，香汤浴便逐渐成为防病、保健、养生、疗疾的中医药浴疗法。《神农本草经》中许多药物都标以"可作浴汤"的功效，为药浴疗法遣方用药奠定了基础。东汉医家张仲景撰写的《伤寒杂病论》记载了多种淋洗、熏洗等药浴方法，如治疗妇人阴痒的狼牙冲洗法，治狐惑病的苦参熏洗法，治疗脚气冲心的矾石汤浸足法等；在书中不仅较详细地叙述了部分药浴应用方式，为后世药浴疗法奠定了基础；同时也对药浴辨证施治提供了思路和借鉴。

秦汉时期宫廷内尚行温泉疗法，秦始皇命人于酾山一温泉处广修殿宇，砌石而成池，名曰骊山汤，又名神女汤，为皇家御洗之地，据传有"吞肿去毒"之功效。这是对温泉疗法最早的记述，开启了温泉药浴之历史先河。

秦汉以前，沐浴作为一种礼仪、一种自我保健的方式逐渐在当时的贵族及百姓中传播，而在这一过程中有人发现在沐浴汤中加入不同药材对人体某些疾病还会有治疗作用，于是就开始有了药浴的出现。药浴疗法的诞生是偶然中的必然，它的出现极大丰富了我国医学的治疗手段。

## 二、成长期——魏晋南北朝至隋唐

时至魏晋南北朝，当时宫廷贵族及百姓对沐浴都特别重视，沿袭了秦汉所推崇的"三日一沐发，五日一浴身"的习俗，在《南史·梁本纪下》有载，梁简文帝萧纲著有中国最早的沐浴专著《沐浴经》，可见当时对沐浴的重视。同时在这一时期，温泉的药浴治疗价值也被人们所广泛认知，在当时诸多著作中都有描述，《水经注》载道："鲁山皇女汤，可以熟米，饮之愈百病，道士清身沐浴，一日三次，四十日后，身中百病愈。"自此之后，诸多温泉胜地因其治疗作用或养生作用被时人所传颂、艳羡，诸如唐时之"华清池"，清时之"东陵汤泉"等。

魏晋南北朝时期药浴疗法开始逐渐成长，其中晋代葛洪的《肘后备急方》不论是在继承上还是在创新处都有巨大贡献。首先，该书根据疾病病因、疮伤形式、位置等差异，分别研制出不同的药浴疗法，如对各种原因所致的创伤和脓肿分别采用醋水洗、酒洗来治疗，体现了中医辨证施治的思想。其次，书中记载了以药水洗疮为代表的诸多药浴方法，例如以"槲树皮"煎汤洗压疮及诸败疮；以葛根煎汤洗金疮口等。再次，该书也认识到了盐水的消毒作用，主张"有诸疮，先以盐洗，乃敷上，无不瘥"，这对后世疮疡、外伤治疗方面影响巨大。第四，本书还开创药浴急救之先河，"救卒死而四肢不收失便者，马矢以水煮取三斗以洗"。最后，该书还创造性地将洗浴与美容相结合，记录了令面如玉方等少许美容外治方，为后世中医美容外治法奠定了基础。除了《肘后备急方》外，东晋陈延之所著《小品方》及南北朝时期我国第一部外科专著《刘涓子鬼遗方》对渍渍、熏洗等疗法进一步发展起了重要推动作用，书中记载了较多药浴方法及方药，诸如以"升麻汤"煎汤渍渍消痈疥之疮毒；以"猪蹄汤"外洗消痈疽等。

至隋唐时期，社会稳定，医学繁荣，药浴被医家广泛运用于临床内、外、妇、儿、五官等各科，药浴种类不断拓展，药浴方药不断增多。这一时期在药浴药物及功用记载方面更加详尽，例如《新修本草》记述药物功用时，则有"可以做浴汤""可煮以浴""沐头及身上疮""洗治疗恶疮"的不同论述，对药浴发展奠定了药物基础。在药浴治疗疾病方面也出现了诸多医学著作，总结前人及时下医方，其中孙思邈的《备急千金要方》《千金翼方》和王焘的《外台秘要》最具代表性。《备急千金要方》《千金翼方》和《外台秘要》三书载有上千首药浴外治之方，广泛用于内、外、妇、儿、皮肤、眼等各科；其中外科及皮肤科方药最多。孙思邈用药浴治疗的疾病主要有痈疽、发背、疔肿、痔疮、小儿头疫、瘾疹、丹毒肿痛等，如以地榆汤洗浴瘾疹；以升麻汤洗浴丹毒肿痛等。《外台秘要》中也较多地记载了药浴疗法，如痈疽、白屑、丹毒、烫伤、冻疫、手足皲裂等多种外科及皮肤科疾病；该书还在坐浴法、浸浴法、渍洗法等疗法中有较大的突破，如葱须煎汤、坐浴治疗痔疮；葱白煮数沸渍洗金疮止痛等。

当时医学古籍中对药浴的辨证论治原则虽没有一定的总结，但在遣方用药中有粗浅的意识，据研究表明《外台秘要》中药浴用药遵循"寒者热之，热者寒之"的辨证论治原则，并在"疗寒以热药，疗热以寒药，各随其所宜"思想的指导下，选用相宜药物，调整机体阴阳，恢复机体阴阳平衡，达到治疗与康复的目的。在这一时期，药浴疗法在美容保健方面也有长足进步。《备急千金要方》《外台秘要》中均有较多的篇章阐述美容概论，并记录了大量的药浴美容方药和方法，将中医学理论灵活地运用于美容方药的研究和损容性皮肤病的防治上。诸如千金洗面药除面部褐斑、增白悦色，桃仁悦泽肌肤等。

药浴疗法在魏晋南北朝动荡的时期中初步成长，而在隋唐时期社会稳定、经济繁荣时期有长足进步。在这一阶段，出现诸多具有深远影响的医学古籍，这些古籍总结了前朝及当时社会诸多药浴方药，部分药浴方剂临床实用性强，时至今日在临床仍广泛应用，特别是在外科、皮肤科和美容方面；在药浴治疗疾病理论方面也有初步的认识；这一阶段为我国药浴疗法的下一发展时期奠定了基础。

## 三、发展期——宋金元

宋金元时期，随着中医的迅速发展，药浴疗法也得到了极大的丰富和充实。

首先是不断收集整理有效药浴方药，扩大药浴方药及应用范围，创新药浴方法。宋代诸多医学巨著中相当部分记载了药浴疗法。集宋代方书大成的《太平圣惠方》将药浴之法分为淋洗法、沐浴法、熨洗法、膏敷法、摩浴法等，而载与药浴相关方药有 163 种，主要用于治疗痈疽、瘾疹、白屑风、阴痒等外科疾病以及骨科疾病，可见外科疾病名目分类之详细。

金元时期医学百家齐放，学术争鸣，其中金元四大学派对药浴疗法的发展有促进作用。张子和之《儒门事亲》、李东垣之《兰室秘藏》以及朱丹溪之《丹溪心法》皆有关于药浴外治疗法之记载。其中以朱丹溪对药浴外治尤有研究，在其《丹溪心法》中有较多药浴治疗痔疮、脱肛、痈疽、乳疮、臁疮等方药。

而在药浴美容方面，诸多医家不仅继承了前人理论，还在前人基础上不断创新。宋代《太平圣惠方》《圣济总录》《济生方》及元代宫廷处方书《御药院方》等诸多医书中记载了大量的美容药方。这些药浴方不但用药继承了前人喜用芳香通络药，并且还在此基础上有所拓展，如宋代出现有使用祛风利水之品，如辛夷、白僵蚕、茯苓、鹰屎白、白附子等；金元时期则侧重于理气活血以及白药，如白丁香、白僵蚕、白蒺藜、白牵牛、白及、白芷等。这些药物创新用法，在现代也被广泛应用，如现代皮肤科应用玉容散、七白散治疗黄褐斑等色素增多性疾病。

其次，更加注重药浴的辨证论治。元代医书《永类钤方》记载骨折筋伤的淋洗法中，若骨折筋伤有脓，则加五倍子、白芷、黄连收湿敛疮，消肿排脓；阳证肿疡则用苦参、防风、白芷、蜂房熏洗除湿消肿、祛风解毒；阴证疮疡用升麻、黄芪、防风、川芎、生地、细辛渍渍疏通腠理、祛风消肿；从而体现出药浴疗法的辨证，为药浴临床治疗提供了可靠依据。

再次，自宋朝开始，部分医书对药浴疗法的治疗原理进行初步探讨，如《外科精义》云"夫溃疮肿之法，宣通行表、发散邪气，使疮内消也。盖汤水有荡涤之功……其在下部委曲者浴渍之。此谓疏导腠理，通调血脉，使无凝滞也"，阐述了溻渍疗法治疗疮肿的原理。《医学源流论》云"人之疾病，由外以入内，其流行于经络脏腑者，必服药乃能驱之；若其病既有定所，在于皮肤筋骨之间，可按而得者，用膏贴之，闭塞其气，使药性从毛孔而入其腠理，通贯经络，或提而出之，或攻而散之，较之服药尤有力，以至妙之法也……至于敷熨吊溻种种杂法，义亦相同"，阐述了膏、敷、熨、吊、溻等治法的原理；《圣济总录》载"治外者，由外以通内，膏熨蒸浴之类，藉以气达者是也"，即外治亦即内治之理，外以通内，通过药浴蒸熏以行气泄毒，进而起到治疗的目的。这大概就是早期的"外治之理即内治之理，外治之药即内治之药，所异者法尔"的描述。虽然该时期关于药浴治疗原理的论述比较零散，未成系统，但对药浴疗法后续发展有大的指导作用。

宋金元时期，医学百花齐放、百家争鸣，极大丰富了医学理论的研究，促进了临床医学发展。在这样的背景下，药浴疗法不再满足于临床的方药发展，继而加强了对药浴疗法的理论研究，而药浴疗法的理论研究又促进了药浴疗法方药的临床应用，从而形成了一个积极向上的良性循环，为药浴疗法的成熟时期提供了丰富的理论和实践基础。

## 四、成熟期——明清

药浴疗法发展到明朝其进展又上了新台阶。这一时期诸多医学著作记录了大量的药浴方法及方药，代表之一即我国历史上收方最多的一部方书《普济方》。此书共收方 61739 首，其中有许多浴洗方剂，如普济洗面药就有 6 个用不同药物组成的美容浴方。明朝李时珍的《本草纲目》中收载了明以前的单验方万余首，其中药浴治法就有沐浴、热浴、坐浴等不同的治法，同时在书中还记载了诸多药浴中药，如在《本草纲目》中说，猪胆汁"入汤沐发，去腻光泽"，说明用猪胆汁洗发，可使头发漆黑光亮，是美发之佳品；浮萍治风热瘙痒，煎水浴，取汗等。《疡科选粹》亦有淋渫法、淋洗法、洗浴法，以疗疮肿。

而且这一时期除了痈疽病外，对皮肤病种类的药浴治疗显著增多，而且有列入专卷论述。如陈实功《外科正宗》第四卷杂疮毒门就以论述阴疮、肾囊风、血风疮、油风、黧黑斑等皮肤病为主。在这基础上，明代医家对药浴疗法的种类、使用方法、作用原理和临床应用等记载更加详细，通过王肯堂的《证治准绳》、陈实功的《外科正宗》、汪机的《外科理例》、陈文治的《疡科选粹》、申斗垣的《外科启玄》、李时珍的《本草纲目》等一系列著作的总结，药浴疗法已逐渐成为一种独特的、自成一体的治疗方法。《外科启玄》中对于日晒疮、水渍手（脚）、汗淅疮、火癍疮等皮肤病，主张先察虚实，病在何经，何经先受病，以及有无兼证等，然后采用标本兼治，外治与内治结合的方法而治之。《外科正宗》中对于杂疮毒门中的各种皮肤病，提出整体治疗上不偏一法的总体观念，在药物上广泛应用活血化瘀、清热解毒的同时，注重托补法。如陈实功认为油风病"乃血虚不能随气荣养肌肤，故毛发根空，脱落成片……此皆风热乘虚攻注而然。治当神应养真丹服之，外以海艾汤熏洗并效"。

时至清朝，药浴疗法发展到巅峰时期，药浴治疗更加广泛，经验更加丰富。其应用不仅在民间有广大的群众基础，在宫廷贵族之间亦有很好的应用，其间出现的清代宫廷秘方中记载了众多沐浴、洗发、洁面、美容、养颜、保健等药浴方；《慈禧光绪医方选议》中，就收集了慈禧、光绪 65 个所常用的药浴处方，其中有 20 个沐浴方、16 个浴头方、15 个洗目方、7 个洗四肢方、4 个坐浴方、3 个洗面方。《清太医院配方》中也记录了较多药浴方，如白丁香、白附子、羌活、独活、丹皮、山柰、藿香、官桂、良姜、檀香等组成的洗面玉容丸，浴体可疗风痒；僵蚕、全蝎、天麻、防风、荆芥等祛风活血方煎汤熏洗面部治疗面肌痉挛等。这些都说明药浴疗法在宫廷的盛行程度。在清朝药浴疗法广泛用于急症、内、外、妇、儿、骨伤、皮肤、五官等科目数百种疾病的治疗，与内科治法地位旗鼓相当，形成诸多专著。赵学敏编著的《串雅内编》和《串雅外编》介绍了 100 余种外治疗法，还有专门的洗法篇，药浴被广泛用于皮肤疾病的治疗，如应用五枝浴和杨枝浴治疗麻风和痘疮。祁坤之的《外科大成》，吴谦的《医宗金鉴》以及顾世成的《疡医大全》均记载了许多中药药浴方剂，多角度研究了药浴疗法；特别是《医宗金鉴·外科心法要诀》中还有专门的洗涤类方，认为"凡肿在四肢者，渍之；在腰腹脊背者，淋之；在下部者，浴之"，对各部位肿疡药浴方法不尽相同，对后世肿疡的药浴治疗有借鉴意义。

清代是中医药浴疗法成熟的阶段。主要体现在中医外治专著的问世及药浴外治理论的建立。随着《鲟溪外治方选》《外治寿世方》及《急救广生集》等中医药外治专著的出现，中药药浴疗法已进入比较成熟和完善的阶段。程鹏程所著《急救广生集》是集清代以前外治疗法的大成之作，也是我国第一部中医外治专著，该书载方 1500 余首，治疗涉及急症、杂病、外伤、皮肤病、妇儿、养生防病等 400 余种疾病，药浴治疗上包括浸洗、蒸提、敷贴等多种方法，许多方法沿用至今，确有疗效，对后世影响较大。在药浴外治理论建立方面，吴谦的《医宗金鉴·外科心法》对药浴外治原理有重要推进作用，对药浴的分类、作用、方法、适应证、注意事项记述详细，如书中详细记载了溻渍疗法的具体操作步骤，"软帛迭七、八重，蘸汤勿令大干，复于疮上，两手轻按片时，帛温再换，如此再按四、五次"。同时书中还记述了中药外用，包括药浴疗法的治疗原理，如"洗有荡涤之功，涤洗则气血自然舒畅，其毒易于溃腐，而无壅滞也"，说明了洗涤能调畅气血的机制；另有中药"借湿以通窍，干则药气不入"的理论，该论述与"皮肤湿度越高，它的渗透与吸收能力也越强，反之，则越弱"的现代研究结果相似。这些都说明当时对药浴疗法原理的研究已经有较大的发展。

到了吴师机所著《理瀹骈文》一书的出现，标志着外治中医理论的建立，也标志着药浴疗法的发展到了顶峰时期。首先该书继承前人知识，并有较大突破。书中药浴疗法治疗范围，涉及内、外、妇、儿、五官、皮肤，扩大了前人应用的范围；在药浴种类上论述多种药浴疗法，并根据药浴的不同形式，将药浴分为洗、沐、浴、浸、浇、喷、噀八法，对患者局部或全身进行洗浴，如沐头、洗手、浸足、浴身等。其次，对于药浴疗法吴氏认为辨证用药要贯穿于整个临床药浴过程，在治疗时理、法、方、药需备全。在论述如何应用外治法时，吴氏提出"外治必如内治者，必先求其本"，即采用外治疗法，像应用内治疗法一样，必须探讨研究病因病机，确定疾病的阴阳表里，脏腑虚实。最后，也是最重要的，是阐述了外治与内治原理统一的原则，提出"外治之理即内治之理，外治之药亦即内治之药，所异者法耳"，即外治与内治一样，均是以中医基础理论为指导，所不同的是一服药于内，一施方于外。全书较系统地论述了药浴疗法，且重视局部与整体的关系，普遍运用辨证施治的外用法则，更注意外治与内治的结合，内治外治并举，从实践与理论结合上得到较为全面的论述，为药浴治疗疾病提供了理论依据。

宋朝以后医书逐渐涉及药浴疗法原理的探讨，而明清时期，由于政府对经济实行一系列的改良措施，生产力得到极大发展，进而推动中医学进一步发展，成为中医学集大成时期。在此期间，出现了诸多外科著作。这些外科专著的问世，不仅充实了外科药浴疗法，丰富了药浴内容，也不断完善了药浴疗法治疗原理。吴尚先的《理瀹骈文》问世，标志着中医外治理论的建立，也代表中药药浴疗法发展到了顶峰。

## 五、现代时期

近年，随着中医事业的复兴，药浴疗法逐渐开始受到医患的重视，而西方医学及现代科学技术不断发展，药浴疗法焕发了新的生机，其新变化主要体现在以下几个方面。

第一，根据西方文献或图书研究方法，对传统中医外治疗法进行系统的文献整理和总结研究，形成了诸多外科及药浴疗法的专著。中国中医研究院（今中国中医科学院）编著的《中医外科学简编》、尚德俊编著的《实用中医外科学》以及顾伯华编著的《中医外科临床手册》等均对外治法的历史发展、种类以及应用做了分类归纳及陈述。陈惠藩的《中医外科常用外用方选》、韩家驹的《中医外治方药手册》、裘沛然的《中国中医特色疗法大全》以及赵尚华的《中医外科外治法》等一大批外治及药浴专科书籍，使药浴经验得到广泛的应用与传播，并广泛应用于急症、内、外、妇、儿、骨伤、皮肤等数百种病症的治疗。同时出现了我国现代研究药浴疗法的第一部学术专著——《熏洗疗法》，该书由尚德俊编著，内容涵盖了药浴疗法在外科、妇科以及内科等多种疾病的应用，并系统总结了历代的临床应用经验和注意事项，对现今药浴疗法有借鉴意义。随后程秋生编著的《皮肤病性病中医洗渍疗法》、后桂萍编著的《中国民间疗法丛书药浴疗法》等多部药浴相关专著，极大推动了药浴疗法的传播及应用。

第二，西方医学及技术的发展，对药浴所用药物、剂型及药浴规范化产生了深远影响。随着西方医学的发展，药浴药物不断增多，且疗效也不断增强。例如，在霉菌性阴道炎的坐浴药中加入两性霉素 B 进行坐浴，可以增强疗效；又如银屑病现代药浴疗法中的松馏油浴，对皮损鳞屑较多的银屑病疗效甚佳；高锰酸钾药浴对感染性皮损或疮口疗效显著。而松馏油、两性霉素 B、高锰酸钾就是西方医学药物产物之一。这些药物的出现拓展了药浴的治疗范围，缩短了治疗疗程，对于药浴的传播起到了积极作用。在剂型方面，现代技术的发展为药浴带来了便利。目前，临床将中药煎剂变换成颗粒剂、溶液剂、浓缩剂或水剂，到需要药浴时加开水稀释或融化即可，这些免煎煮剂型可极大程度方便患者使用。同时西方医学对医学的严谨态度及规范化应用使得各种药浴疗法的注意事项、禁忌证被积极制定，并已被各个药浴治疗室广泛应用，对药浴的进一步规范化及合理应用起到了促进作用。

第三，现代技术的发展，对药浴方式产生了积极影响，而这些方式的改变基本都归功于对药浴治疗仪器的更新或研制。传统中药熏蒸、熏洗疗法被广泛用于疾病的药浴治疗方式，但是它有明显的缺点，熏蒸时蒸汽温度不能自行控制，且温度不恒定，针对这样的问题，研发出了中药汽疗仪、中药熏蒸机，能够调节药浴温度，使治疗时蒸汽温度处于大致恒温状态，有利于治疗疗效的提高。而针对某些特殊部位熏蒸不便的问题，如面部、肛门部位，研发出了中药离子喷雾和坐浴盆，方便患者进行熏蒸治疗。这些药浴仪器的更新及研制，突破了以往传统药浴的局限性，使药浴疗法应用更加方便及普遍。

第四，西医技术为药浴临床有效性研究有大的贡献。是否具有科学性是西医学对中医学的最大质疑，自西方医学在我国广泛传播以来，这个问题一直没有得到很好的解决，而近现代我国诸多医师及学者都在为此努力。药浴疗法作为基于中医理论的治疗方法，其科学性、有效性也常常受到质疑。尽管我国药浴的临床应用已有很长历史，但并未形成系统的研究，直至20世纪80年代左右，临床医师及学者才开始对药浴进行科学的临床实验研究，到90年代后，药浴疗法对疾病的有效性大多被证实，为药浴疗法的临床应用提供了可靠的依据。

第五，现代科学手段对药浴的方法、药物、作用机制的研究为验证药浴疗法的科学性起到重要作用。现代对药浴疗法研究表明其机制大致分为两方面，一是药浴汤液中药物离子通过皮肤、黏膜的吸收和扩散等途径进入体内后发挥中药本身功效，如应用清热燥湿、杀虫止痒等方药洗浴，对手足癣、体癣、疥疮等具有清热解毒、杀虫止痒作用；应用温经散寒、活血化瘀、行气止痛等方药浸洗、熏蒸，治疗冻疮、血栓闭塞性脉管炎、雷诺病等。同时根据现代研究表明，药浴疗法能够调控机体内细胞因子、信号通路、免疫细胞。二是药浴药物之外的皮肤或患部受到的温热、机械等物理刺激，通过经络的调节对机体发挥治疗作用。药浴药水通过热效应扩张毛细血管，促进血液循环及药物吸收作用，改善皮肤及体内微循环，维持机体及皮肤正常的新陈代谢；同时在药浴过程中对皮肤或局部施以刺激，可通过经络的反应进而调节机体。

第六，医学发展对药浴疗法，甚至是中医外治理论提出了新问题。清代吴师机《理瀹骈文》出现，标志着中医外治理论的成熟，"外治之理即内治之理，外治之药亦即内治之药，所异者法耳"成为中医外治理论基础，也是药浴疗法的理论基础。然而随着医学的发展，这一理论指导的药浴及其他外治却与临床实际存在矛盾。如"外治之药亦即内治之药"的观点与临床实际相矛盾。部分外治之药其作用有别于内治之药，也未有相关著作整理外治之药的作用；如乳香、没药内治时具有活血止痛之功效，而外治时则有生肌固皮之功效；同时也有少许外治药不包括在内治药当中，如某些以毒攻毒药、蚀肉药等。吴师机的中医外治理论在当时已经是一个很高的理论总结，但当医学不断发展，旧有的理论则会显现出其时代局限性。而现今不管是在外治法还是药浴疗法方面，都未有让人信服的理论出现。药浴疗法如果能从理论基础上得到提升，就能迎来药浴疗法新发展。

药浴疗法根植于我国医学土壤中，随着医学的发展，也在不断成长；在现代更是因为融入西医学及现代科学技术，而焕发出更加强大的生命力。然而药浴疗法还是存在不足之处，至今没有完整的理论系统，缺少系统的临床总结及研究，这将是我辈医者要努力的方向。

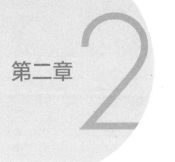

第二章　理论概述

　　药浴是以中医的整体观念和辨证论治为指导，用中药煎汤洗浴患者全身和局部，使药物透过皮肤、孔窍、腧穴等部位直接吸收，进入经脉血络，输布全身，以发挥其疏通经络、调和气血、解毒化瘀、扶正祛邪的作用。近年来，药浴疗法成为皮肤科最常用的外治方法之一。中药药浴在皮肤科的应用较为广泛，可以治疗银屑病、湿疹皮炎、皮肤瘙痒症、脓疱疮、手足癣等多种皮肤疾病。

## 第一节　药浴疗法的分类

　　药浴有多种类型，且分类方式多样。目前其分类方式主要有以下三种。

### 一、根据药浴范围分类

　　根据患者进行药浴的范围可分为全身药浴和局部药浴。

　　🌿 **全身药浴**：是指对头以下的部位进行药浴的方式。可采用浴盆或者全身汽疗机等进行药浴。全身药浴在皮肤病的治疗中主要适用于泛发性的皮肤病，如泛发性湿疹、皮肤瘙痒症等。

🍃 局部药浴：是指对身体的肢体或身体的某一部分进行药浴的方式。主要采用浴盆或局部汽疗机等进行药浴。局部药浴根据不同的部位或方式又可分为坐浴、手浴、足浴、肢体浴、头面浴等。

---

**❶ 坐浴**　是指对臀部和外阴部进行药浴的治疗方法。一般用坐浴盆作为容器。适用于外阴瘙痒症、肛周湿疹、股癣等臀部及外阴部皮肤疾病。根据疾病的不同，可采用熏洗、浸浴等不同方式。治疗一般每日 1 次，一次 20 ~ 30 分钟。

---

**❷ 足浴**　是指对足部及小腿部进行药浴的治疗方法。根据药浴范围不同又可分为低位足浴和高位足浴。低位足浴是指药浴汤液浸浴至踝关节附近的足浴，适用于足癣、足部冻疮、足部湿疹、足部血栓闭塞性脉管炎等足部皮肤疾病的治疗。高位足浴是指药浴汤液浸浴至膝关节以下的足浴，适用于双下肢溃疡、过敏性紫癜、淤积性皮炎等双下肢皮肤病。治疗一般每日 1 次，一次 20 ~ 30 分钟。

---

**❸ 手浴**　是指对腕关节以下部分进行药浴的治疗方法。适用于手癣、手汗、雷诺氏病、手部湿疹、手部冻疮、沙土皮炎等局限于手部的皮肤病。根据疾病的不同，可采用熏洗、熏蒸、浸浴等不同方式，治疗一般每日 1 次，一次 20 ~ 30 分钟。

---

**❹ 肢体浴**　是指对四肢进行药浴的治疗方法。适用于病变部位局限于四肢或以四肢为主的皮肤病，如关节型银屑病、丘疹性荨麻疹、夏季皮炎、变应性血管炎、毛周角化病等。根据疾病的不同，可采用熏蒸、溻渍等不同方式，治疗一般每日 1 次，一次 20 ~ 30 分钟。

---

**❺ 头面浴**　是指对面部进行药浴的治疗方法。适用于面部皮肤病，如面部皮炎、痤疮、黄褐斑、脂溢性皮炎等疾病。根据疾病的不同，可采用熏蒸、溻渍、熏洗等不同方式，治疗一般每日 1 次，一次 10 ~ 15 分钟。

---

## 二、根据药浴方法分类

清代吴师机所著《理瀹骈文》根据药浴的不同形式，将药浴分为熏、洗、沐、浴、浸、浇、喷、淋八法，而现代临床皮肤科最常用的为湿敷、熏洗、熏蒸、浸浴、淋洗五类。

🍃 **湿敷疗法**，又称为溻渍疗法，是一种用药物煎汤，敷料浸湿药液贴敷患处的治疗方法。该疗法具有清热解毒、消肿止痛、活血通络、祛风止痒、清洁创面、抑制渗出等作用。

根据湿敷药液温度不同分为冷湿敷疗法和热湿敷疗法。冷湿敷疗法药液温度一般为 0 ~ 10℃，热湿敷疗法药液温度为 30 ~ 50℃左右。冷热湿敷又可分为开放性和闭合性，开放性湿敷是湿敷敷料覆盖在患处后不包扎，闭合性湿敷则是在湿敷敷料覆盖患处后外加盖油纸或塑料薄膜进行治疗。开放性冷湿敷主要用于皮肤潮红、肿胀、糜烂及渗出明显者，如急性皮炎、急性湿疹、化脓性或感染性皮肤病等；闭合性热湿敷主要用于慢性肥厚、角化性皮损，或有轻度糜烂、少量渗液者，如慢性单纯性苔藓、慢性湿疹等。

🍃 **熏洗疗法**，是一种利用药物煎汤在患部熏蒸后再进行浸浴的治疗方法。

根据熏洗的范围可分为全身熏洗和局部熏洗。局部熏洗疗法又根据熏洗部位不同分为手部熏洗、足部熏洗、头部熏洗、二阴熏洗等。全身熏洗疗法主要适用于全身性皮肤病，如皮肤瘙痒症、银屑病、泛发性慢性湿疹、荨麻疹等；局部熏洗疗法主要适用于局限性皮肤病，如掌跖脓疱病、手足癣、外阴瘙痒症、冻疮、手部湿疹等。

🍃 **熏蒸疗法**，又称为汽浴疗法和汽疗等，其利用配制好的药液经煎煮产生中药药汽，并送至熏蒸太空舱，利用皮肤吸收、渗透、排泄作用的特性，使药物离子经全身皮肤、穴位、孔窍吸收渗透，使毛细血管扩张，促进血液循环、松弛骨骼和筋络达到镇痛、消炎、杀菌，从而达到治疗作用。

根据熏蒸范围大小可分为局部熏蒸和全身熏蒸两种。全身熏蒸疗法适用于全身性皮肤病，如系统性硬皮病、银屑病静止期、老年瘙痒症等；局部熏蒸疗法适用于局限性皮肤病，如手足癣、四肢部湿疹、肛周瘙痒症等。

**浸浴疗法**，又称为"水疗"，是以中医的整体观念和辨证论治为指导，用中药煎汤洗浴患者全身和局部，使药物透过皮肤、孔窍、腧穴等部位直接吸收，进入经脉血络，输布全身，以发挥其疏通经络、调和气血、解毒化瘀、扶正祛邪的作用。近年来，浸浴疗法已成为皮肤科最常用的外治方法。

根据浸浴的范围可分为全身浸浴疗法和局部浸浴疗法。其中局部浸浴又可根据浸浴部位分为手部浸浴、足部浸浴、坐浴等。全身浸浴适用于全身性皮肤病，如皮肤瘙痒症、玫瑰糠疹、银屑病、慢性湿疹、特应性皮炎、鱼鳞病、系统性硬皮病等；局部浸浴适用于局限性皮肤病，如脂溢性皮炎、手足癣、手足皲裂、汗疱疹、脂溢性脱发、肛周湿疹、阴部湿疹、外阴瘙痒症、肛周瘙痒症等。

**淋洗疗法**，是一种将药液喷淋患部或全身的治疗方法。利用喷淋的药液刺激作用和冲洗作用，促使患处气血流畅，疏通经络、祛除秽物，从而达到消肿散结、化瘀止痛及清洁创面等目的。

主要适用于各种化脓性皮肤病，如脓疱疮、脓癣、脓疱型银屑病等；也适用于渗出、结痂较多的皮肤病，如糜烂型足癣、手足癣继发感染、坏疽性脓皮病等；还适用于慢性肥厚性、角化性皮肤病，如神经性皮炎、皮肤淀粉样变病等。

## 三、根据药浴有效成分分类

根据药浴有效成分不同，可将药浴分为淀粉浴、硫黄浴、糠浴、盐水浴、高锰酸钾浴、松馏油浴、矿泉浴、麦饭石浴等。

🌿 淀粉浴：是指用淀粉作为主要成分进行药浴的方法。准备淀粉或麸皮 0.5～1kg，先以适量水调成糊状，放入浴盆中，再加适量温水做全身浴。有缓和、消炎、润肤、止痒作用，适用于皮肤瘙痒症、神经性皮炎、玫瑰糠疹、银屑病、剥脱性皮炎等。还可以根据疾病在淀粉浴中加入中药药浴粉配合治疗。

🌿 糠浴：是指用糠粉作为主要成分进行药浴的方法。将麦糠、米糠或谷糠 1～2kg 盛于布袋内，加水 5～10kg，煮约半小时，再加水适量，作全身泡浴。有缓和、消炎、止痒作用，适用于皮肤瘙痒症、神经性皮炎、玫瑰糠疹、银屑病、剥脱性皮炎等。

🌿 高锰酸钾浴：是指用高锰酸钾作为主要成分进行药浴的方法。以 10% 高锰酸钾 30ml，加温水适量，配为 1:(6000～14000) 溶液做全身或局部浴。有消毒、杀菌、干燥等作用，适用于脓皮病、足癣继发感染及潜在性传染性皮肤病、大疱性或渗出较多皮肤病如天疱疮、湿疹等。

🌿 焦油浴：是指用焦油酊作为主要成分进行药浴的方法。先以焦油酊（松馏油、钾肥皂、95% 乙醇等量配成酊剂）涂于皮损处，干燥后做全身浴。有止痒、角质松解、角质促成作用，适用于银屑病、皮肤瘙痒症、播散性神经性皮炎、毛发红糠疹、玫瑰糠疹、扁平苔藓等。常用焦油浴，应定期查尿常规。

🌿 麦饭石浴：是指用麦饭石浸泡水作为主要成分进行药浴的方法。将麦饭石 58g 放入盆中，加适量开水浸泡 24 小时，然后加入浴水中（水温 37～38℃，水量 50～75L）进行局部及全身浸泡。

《本草纲目》记载"麦饭石甘、温、无毒，主治一切痈疽发背"，有杀菌、消炎、祛湿、润肤、生肌作用，适用于银屑病、鱼鳞病、玫瑰糠疹、皮肤瘙痒症、慢性湿疹、真菌性皮肤病等。治疗每日1次，每次20分钟。7～10天为1个疗程，停2天可进行第2疗程。

醋酸浴：是指用醋酸作为主要成分进行药浴的方法。以1∶3000～1∶6000醋酸或食醋1～2kg加水适量，做全身或局部浴。有止痒、收敛、消炎、角质溶解、抗霉菌、止汗（局部）的作用，适用于荨麻疹、皮肤瘙痒症、汗疱疹、汗疱性或鳞屑角化型手足癣、角化性皮肤病、花斑癣等疾病。

# 第二节　药浴治疗皮肤病的机制

## 一、文献记载

古代医家对药浴作用机制的论述较少，明清时期，随着外治法的成熟，探讨有所增多。现主要从以下三方面加以分析。

1. 方式不同，机制相同

药浴防治疾病，同内治法相比只是变换了方式而已。《素问·阴阳应象大论》云："其有邪者，渍形以为汗。"张志聪注曰："渍昔，浸也。古者用汤液浸渍取汗，以去其邪。"程士德教授更明确地指出："以汤液浸渍其出汗，包括熏蒸、浸浴等治法。"表明外用方式亦可助阳化气，使邪从汗出，乃"汗"法也。元代《外科精义》指出药浴能"疏导腠理，通调血脉，使无凝滞"。"疏导腠理"可和调营卫；"通调血脉，使无凝滞"即是和畅气血，知其为"和"法也。此皆与内治法作用相似。正如吴尚先《理瀹骈文》所谓"虽治在外，无殊治在内也"，"外治之理即内治之理，所异者，法耳"。

2. 腠理脏腑，内外相通

古人改变给药方式运用沐浴等外治方法治疗疾病，一方面主要根据脏腑经络理论，认为人体内而脏腑，外而四肢百骸，腠理毛窍，通过经络腧穴，无不相通。如《金匮要略》云："腠者，三焦通会元真之处，为气血之所注；理者，皮肤脏腑之纹理也。"经络行气血，营阴阳。据此以浴的方式使药物入腠理，由经络，达病所，发挥其效。《理瀹骈文》有云："就病以治病，皮肤隔而毛窍通，不见脏腑恰直达脏腑一也"，"变汤证为外治，实开后人无限法门"。

另一方面这些方式有独特优势，如徐大椿云："汤药不足尽病……用膏帖之，闭塞其气，使药性从毛孔而入腠理，通经贯络，或提出而出之，或攻而散之，较服药尤为有力。"（《医学源流论》）吴尚先在《理瀹骈文》明确提出："草木着英者，如汤液取其味，变液为膏贴，实取其气，从窍入，以气相感。"《医宗金鉴》云："借湿以通窍，干则药气不入。"

3. 草木之性，浴取其气

浴法所用药物芳香辛散，有的气味俱厚、浓烈，又多用生品，具有"通经走络，开窍透骨""率领群药，开结行滞，直达病所"之性。如麻黄、桂枝、细辛、羌活、独活、苍术、樟脑、丹参、杜仲、附子等等；药之本身又具有行气活血、开发腠理、清热解毒、利水消肿、活血化瘀等功效。浴法治疗直取其气，以达其效。

## 二、现代认识

温热效应和中药有效成分的吸收是药浴发挥治疗作用的基础。

药浴可发挥开宣腠理、祛风散寒、化瘀止痛、温经通络、调和气血等多方面的作用。现代药理研究显示药浴具有扩张血管、增加全身血流量、改善微循环、降低血压和血液黏滞度、减少血小板聚集和加快新陈代谢的作用。浴液的温热效应对上述作用的发挥具有重要意义。《内经》中就有"血得热则行，得寒则泣"的说法。

另一方面，虽然呼吸道黏膜对药浴蒸汽中的药物有效成分有一定的吸收作用，但皮肤的吸收功能仍然是药浴治疗作用的主要因素。当温度与湿度增加时，皮肤的吸收功能可增加数倍。皮肤生理学研究表明，浴液中的药物离子通过皮肤进入体内，不但增加了病灶局部有效药物的浓度，同时温热刺激扩张局部血管，促进局部和周身的血液循环和淋巴循环，也有利于药浴液中的有效成分通过局部作用全身。药物由皮肤吸收可发挥与内治法相似的疏通经络、调和气血、扶正祛邪的治疗作用。

如全身沐浴和局部沐浴，前者借浴水的温热之力及药物本身的功效，使周身腠理疏通，毛窍开放，起到发汗退热、祛风除湿、温经散寒、疏通经络、调和气血、消肿止痛、祛瘀生新、濡养全身的功效。后者借助热力和药物的综合作用，直透局部皮肤腠理，而发挥清热解毒、消肿除湿、祛风杀虫、止痒、活血行气、软化角质、祛腐生肌等功效。

药浴用药与内服中药一样，亦需遵循辨证论治的治疗原则，即根据患者的体质、病程、病情、皮损等多方面因素综合考虑，选用相应的中药方剂，煎汤浸浴外洗。

# 第三节　药浴常用中药及配方

## 一、常用中药

**❶ 祛风止痒类**

蛇床子、蝉蜕、白鲜皮、荆芥、防风、蒺藜

**❷ 清热解毒类**

重楼、鱼腥草、败酱草、黄连、黄芩、黄柏、苦参、大黄、马齿苋、金银花、大青叶、紫花地丁、蒲公英

**❸ 健脾燥湿类**

苍术、藿香、草薜、白矾、车前子、石榴皮、薏苡仁、茯苓、白术

**❹ 清热凉血类**

凌霄花、白及、牡丹皮、仙鹤草、槐花、大蓟、小蓟

**❺ 活血化瘀类**

三棱、莪术、丁香、三七、当归、桃仁、丹参

**❻ 养血润肤类**

当归、鸡血藤、生地黄、亚麻子、白芷、杏仁、桃仁

**❼ 杀虫止痒类**

藜芦、硫黄、白矾、地肤子、花椒、土槿皮、百部、大风子

## 二、常用配方

**❶ 蛇床子汤**

【组成】威灵仙、蛇床子、当归尾、土大黄、苦参各15g，老葱头7个。

【用法】湿敷、熏洗、熏蒸、浸浴。

【功效】消风祛湿、杀虫止痒。　　　【主治】湿疹、皮炎。

**❷ 龙胆草水剂**

【组成】龙胆草 30g，水 1000ml。

【用法】湿敷。

【功效】清热解毒、收敛止痒。

【主治】急性湿疹、皮炎等渗出性皮肤病。

**❸ 马齿苋水剂**

【组成】马齿苋 30g，水 1000ml。

【用法】湿敷、熏洗、熏蒸、浸浴、淋洗。

【功效】清热消肿、止痒收敛。

【主治】急性湿疹、皮炎等渗出性皮肤病。

**❹ 消银汤**

【组成】当归 15g，艾叶 15g，蛇床子 30g，地肤子 30g，白鲜皮 30g，土茯苓 30g，桂枝 15g，附片 15g，秦艽 15g，鹤虱 30g，夜交藤 40g。

【用法】浸浴、熏洗、熏蒸、淋洗。

【功效】凉血活血、化瘀消斑、调和阴阳。

【主治】银屑病。

**❺ 苍肤洗剂**

【组成】苍耳子 15g，地肤子 15g，蛇床子 15g，苦参 15g，百部 15g，土槿皮 15g。

【用法】湿敷、熏洗、熏蒸。

【功效】燥湿润肤、杀虫止痒。

【主治】慢性湿疹、手足癣、掌跖角化病以及其他肥厚性、角化性皮肤病等。

**❻ 龙葵水剂**

【组成】龙葵 30g，水 1000 ml。

【用法】湿敷。

【功效】清热解毒、杀虫止痒。

【主治】瘙痒症、化脓性皮肤病等。

**❼ 楮桃叶水剂**

【组成】楮桃叶 500g，水 5000ml。

【用法】湿敷、浸浴。

【功效】润肤、止痒。

【主治】银屑病、皮肤瘙痒症、慢性荨麻疹等。

**❽ 消荨方**

【组成】防风、艾叶、荆芥、白鲜皮、蛇床子各20g，乌蛇、苦参各30g。

【用法】浸浴、熏蒸。

【功效】消风止痒。

【主治】荨麻疹。

**❾ 疣洗方**

【组成】马齿苋60g，蜂房9g，陈皮15g，苍术15g，细辛9g，蛇床子9g，白芷9g，苦参15g。

【用法】湿敷、局部浸浴。

【功效】解毒散结。

【主治】扁平疣。

**❿ 止痒洗方**

【组成】透骨草30g，红花15g，苦参30g，雄黄15g，明矾15g。

【用法】湿敷，局部熏洗。

【功效】软坚、止痒。

【主治】神经性皮炎、皮肤淀粉样变病。

**⓫ 醋泡方**

【组成】荆芥18g，防风18g，红花18g，地骨皮18g，皂角30g，大风子30g，明矾18g。

【用法】湿敷、局部浸浴。

【功效】清热解毒、祛风止痒。

【主治】鹅掌风（手癣）。

**⓬ 脂溢洗方**

【组成】苍耳子30g，苦参15g，王不留行30g，明矾9g。

【用法】湿敷、局部熏洗、淋洗。

【功效】清热燥湿、收敛止痒。

【主治】脂溢性皮炎。

# 现代研究进展及创新

西医学认为皮肤是人体最大的器官，除保护作用外，还具有吸收、渗透、感觉、分泌、排泄等多种功能，在人体的生理病理方面发挥着重要的作用。研究证明药物经皮吸收的途径有三：通过渗透角质层细胞膜，入其胞内；大分子及水溶性物质通过毛孔、汗孔被吸收；少量还可通过表面细胞间隙渗透进入真皮。药物经皮吸收可避免内服引起的首过效应、胃肠反应等。

皮肤分布的大量脊神经、自主神经末梢及特殊感受器，在外界刺激作用下可以影响附近的感受器，从而调节神经、体液、循环功能，改善各组织器官的活动以增强机体的抗病和修复能力。此外，皮肤的分泌、排泄、代谢等功能参与机体对尿酸、尿素及一些无机盐等代谢产物的排泄，同时也参与对病体毒素及堆积代谢废物的排除，即中医所谓"透邪外出"。药浴疗法正是利用了皮肤这些功能来治疗疾病，故皮肤的生理功能是药浴疗法的前提。

## 一、原理及作用研究

### 1. 透皮吸收原理

现已知药物经皮吸收主要以渗透及扩散方式，其过程主要通过两个屏障，角质层屏障中的角化细胞含有结构脂质，控制着水溶性物质的扩散，具有阻止物质穿透的功能；第二个屏障层在表皮真皮结合处，又称基底膜带，放射自显影术证实了某些电解质在此处完全停止渗透。据此可知，脂溶性，水、脂均溶性或能与皮肤脂肪酸结合的药物，能更好经皮吸收。利用此原理，药浴疗法一方面通过灵活变换方式、方法使病变部位与药物充分接触，如体表局部病变，用坐浴、熏洗等方式，使药物以蒸汽形式直接被病变部位吸收，发挥效应；另一方面添加一些赋形剂如酒、醋等增强药物的扩散、渗透性，借助浸浴、熏蒸等不同方式，促其透皮吸收，比如用土槿皮酊剂泡脚治脚气。这种透皮吸收方式避免了对消化道的刺激及首过效应。

2. 反射原理

主要指通过刺激神经末梢，反射性的调节神经系统功能，即中医所谓疏通经络，条畅气血，调和阴阳。典型代表如浴足疗法。中医学认为足掌上分布的常见穴位有 60 多个，其联结人体内部经络，直达主管思维功能的"心"，认为浴足无异于浴"心"。西医学研究表明，人足有人体心脏的某些重要特征，号称"人体第二心脏"；足掌上数百条神经末梢与大脑相连，与人体脏腑之间有着特定的联系而五脏六腑在足部亦有相应的投影。

3. 水合作用原理

水合温热作用，一方面使毛孔开放促进药物的穿透、扩散，利于药物的吸收；研究表明皮肤湿度越高，角质层水合程度越高，其渗透和吸收能力也越强，这样就促进了药物中的挥发性物质、多糖、维生素等有效成分的吸收。另一方面引起血管扩张，促进局部和周身的血液及淋巴循环，改善病变部位的缺氧、局部组织营养及全身机能等，从而更好发挥机体的免疫功能，再随着循环及代谢的加快，汗出增多，有害物质排出增加，都促进病变的吸收消散。

### 4.局部作用原理

中医药浴可使局部组织内的药物浓度显著高于其他部位，故局部收效迅捷而且疗效明显。近年来的药理研究表明，黄连、黄芩、黄柏、银花、板蓝根、大青叶等中药均有抗菌、抗病毒的作用，因此对病变局部有良好的抗感染作用。蛇床子、苦参、百部、土槿皮、山柰等中药，对真菌有杀灭或抑制作用，常被用于皮肤癣菌、念珠菌等感染性疾病的治疗。此外，研究还发现，此类药物尚可促进细胞增生分化与肉芽组织增长；促进巨噬细胞吞噬细菌、异物和坏死组织碎片，提高局部抗感染的能力；善创面血液循环，加快其新陈代谢，促进愈合。

## 二、创新及展望

随着时代的发展，药浴疗法在皮肤科的使用范围在不断扩大，并结合现代中药药理不断创新使用方法。首先是广泛被用于常见皮肤病的治疗，如病毒性皮肤病（风疹、传染性红斑、扁平疣等）、球菌性皮肤病（如红癣、腋毛癣等）、真菌性皮肤病（如头癣、体癣、手癣、足癣、癣菌疹、念珠菌病）等感染性皮肤病，以及湿疹、接触性皮炎、痱、皮肤瘙痒、痒疹、荨麻疹、银屑病、过敏性紫癜、鱼鳞病、毛囊角化病等；通过对中药的不断挖掘、整理，在医学美容领域也在不断有新的发展，如研制中药面浴——通过局部湿敷，皮肤组织得到滋润和营养，提供必要的新陈代谢环境，从而使得面部皮肤组织细胞直接获得营养物质而达到美容效果。此外，药物的剂型方面亦有较多创新，如将临时制备的中药煎剂改成颗粒、煮散剂或溶液剂，用时加开水冲即可，方便携带，利于临床使用。

# 参考文献

[1] 孙秀娟，周春祥. 药浴疗法作用机理探析 [J]. 江西中医学院学报，2007, 19（5）: 25-26.

[2] 孔筠，张宁，肖延龄，等. 中医药浴疗法的现代理论与应用研究 [J]. 中国医药，2009, 4（5）: 398-400.

# 2

第四章　常用药浴方法

技法篇

# 第四章 4 常用药浴方法

## 第一节 熏蒸疗法

### 一、材料与器具

中药汽疗仪一套（汽疗熏蒸舱体、底座、操作控制盒）、中药药浴方、特制药袋、专用衣裤、毛巾、冲淋室、冲淋物品一套、拖鞋、毛巾等。

### 二、治疗前准备

（1）评估患者病情及机体状况。

（2）将需煎煮的中药装入药袋，并用绳子把药袋口扎紧（防止药渣外漏，堵塞蒸汽孔），放入塑料盆内加温水浸泡半小时后，将药袋和水一同放入蒸锅内，再加适当的水，盖紧锅盖避免输气管扭曲。

（3）接通电源，打开总开关，根据要求在控制面板上设定各参数。

## 三、操作方法

（1）当听到电脑语音提示舱内温度达到37℃后，请患者脱去外衣，换上专用衣裤，将治疗舱体立姿，患者在立姿状态进入治疗熏蒸舱，双下肢放在舱体两侧，合上治疗舱盖，头部暴露于治疗舱外，颈部用毛巾围裹，以防气雾外漏。然后缓缓调节到自感舒适的卧姿状态下接受治疗。

（2）舱内温度应自动控制在39～42℃之间，治疗时间不宜超过30分钟。每日1次，两周为1个疗程。在治疗中，温度和时间可根据患者的体质、耐受程度而定。

（3）治疗完毕提示患者走出熏蒸舱，并及时冲淋清洗皮肤表面残留的药物，更换衣服，并适当饮用温水。

（4）关闭并清洁治疗舱，整理相关用物。

## 四、注意事项

（1）严格掌握适应证及禁忌证，对重症高血压、重症贫血、高热、结核病、大失血、精神病、某些传染病（如肝炎、性病等）、皮肤破溃、心血管疾病代偿功能障碍、青光眼、严重肝肾疾病、孕妇及经期妇女等均应禁用。

（2）治疗过程中要加强巡视，密切注意观察患者的身体状况，如有头晕、心慌、胸闷等不适感觉，应停止熏蒸，让患者卧床休息。对初次使用者，尤其是老人、体弱者，在治疗时间和温度上应循序渐进，护士要每隔5～10分钟观察询问一次，并在进出舱时注意保暖。

（3）注意操作安全。压力锅一定要放在加热器的中央，使锅底红灯亮。锅盖要拧紧，避免药液烧干及舱温不升。

（4）每次熏蒸治疗完毕后，均应按"消毒键"对治疗舱内腔进行喷淋消毒（一般常规用 1∶100 的 84 消毒液），再用清水和纱布擦去消毒液残留。

（5）嘱患者治疗结束后不可蓄意吹风，以免受寒。

# 第二节　浸浴疗法

## 一、材料与器具

木桶（局部药浴）或浴桶（全身药浴）、一次性塑胶袋、热水器、花洒、中药煎煮机。

## 二、治疗前准备

（1）评估患者病情及机体状况；根据需要选择全身浸浴或局部浸浴。

（2）将浴室温度调节于 20 ～ 22℃，根据患者病情，辨证选用中药并煎煮，把煎好的药液倒入套有一次性塑胶袋的木桶或浴桶内，加适量温开水，药液与水的比例为 3∶10。

（3）水量根据治疗需要制定：如局部的一般以没过皮损为宜；如全身浸浴则以患者坐入后，液平面大约齐腰部为宜。

## 三、操作方法

（1）全身浸浴：水温调至 38 ～ 40℃；使患者躯体及四肢浸泡于药液中，每日 1 次或隔日 1 次，每次 20 ～ 30 分钟。

（2）局部浸浴：将煎好的药液放至木桶或足盆内，再加入适量温热水，水温调至 38 ～ 40℃，将患处浸泡于药液中，每日 1 ～ 2 次，每次约 20 ～ 30 分钟。

（3）浴后全身或患部用毛巾擦干即可。

（4）整理物品，消毒木桶或浴桶。

## 四、注意事项

（1）严格掌握适应证及禁忌证。对于患有严重的心脑血管疾病、神经精神系统疾病、出血倾向及体质虚弱者，女性经期、孕期、饥饿、年老体弱、精神欠佳者等均应禁用。

（2）药浴室地面较为湿滑，注意防止跌倒；药浴过程中需控制室内温度与湿度，做好通风工作。

（3）加强巡视，密切观察患者治疗时的反应，尤其对于全身浸浴的患者，如有不适，则需立即停止。

（4）患者浴后皮肤表面发红，并持续 30 分钟至 1 小时的发汗均属正常的药效作用，但注意不可蓄意吹风，以免受寒；可适当涂抹润肤剂。

（5）有轻度高血压或低血压病史、心脏功能稍差者，应在家人陪伴下分次浸泡，每次浸泡时间不宜太长（约 3 ～ 6 分钟），如在浸泡过程中感到心跳加快或呼吸过于急促时，应起身于通风良好处稍作休息，待恢复后再次浸泡，一般分 2 ～ 3 次浸泡即可。

# 第三节　熏洗疗法

## 一、材料与器具

木桶、一次性塑胶袋、热水器、花洒、中药煎煮机。

## 二、治疗前准备

（1）评估患者病情，辨证选择方药，并将其煎煮至沸腾；

（2）将治疗室温度调节于 20 ~ 22℃。

## 三、操作方法

（1）将煮沸的药液倒入容器中，使药物蒸汽作用于患处，一般 5 ~ 10 分钟。

（2）待药液温度降至 38 ~ 40℃ 左右时，加入适量温水，药液与水的比例为 3:10，药液水量以没过患处即可（注1），再洗 20 ~ 30 分钟，以适当出汗为宜，每日 1 ~ 2 次。

（3）结束后局部用毛巾擦干即可。

（4）整理物品，消毒木桶。

## 四、注意事项

（1）此熏洗疗法一般适用于局部熏洗，如全身熏洗则后续一般按浸浴疗法步骤。

（2）严格掌握适应证及禁忌证，对于患有严重的心脑血管疾病、糖尿病出现神经损害、出血倾向、女性孕期、饥饿、年老体弱、精神欠佳、不配合者等均应禁用。

（3）熏洗过程中一定要根据患者的耐受程度调节适宜的药液温度，特别是老年患者，由于对温度的敏感性下降，在药液未降至合适温度时需注意与液面一定的距离，防止烫伤的发生。

（4）嘱患者治疗结束后不可蓄意吹风，以免受寒。

# 第四节　湿敷疗法

## 一、材料与器具

口罩、帽子、一次性无菌手套、托盘、无菌纱布、无菌镊子、无菌剪刀、无菌棉花、无菌缸、湿敷药液。

## 二、治疗前准备

1、确定湿敷的种类

（1）根据湿敷温度可分为冷湿敷（10℃左右）及热湿敷（40℃左右）。

（2）根据形式可分为开放性湿敷（纱布盖于患处，不包扎），闭合性湿敷（纱布盖于患处后再以油纸或塑料布等，并以绷带固定）。一般开放性湿敷用于渗液较多者，闭合性湿敷用于渗液较少者。

2、物品准备

（1）操作者带好口罩、帽子、无菌手套。

（2）用剪刀将纱布剪成和患处大小适宜的形状。

（3）将新鲜配制的药液置于无菌缸内；如需热湿敷的患者，将药液加热后使用。

（4）再将剪好的纱布放于盛有药液的无菌缸内。

（5）将准备好的物品放入托盘内。

## 三、操作方法

（1）将准备好的托盘携至床旁，向患者解释湿敷的作用，取得患者同意；并请患者施治前，解决好大小便。

（2）帮助患者选取舒适的体位便于操作。

（3）用无菌镊将消毒缸内充分浸透药液的纱布拧干，以不滴水为度；敷于患处，紧贴患处皮肤，以6～8层为宜。

（4）每10分钟更换一次纱布，更换时应将敷料取下重新浸泡于药液中，不可直接往敷料上滴水，更换2～3次即可；接触感染创面的纱布取下后，应更换新的纱布。

（5）湿敷结束后用无菌干棉球将患处药液擦干即可。


## 四、注意事项

（1）每次湿敷的药液必须新鲜配制。

（2）湿敷纱布应与患处皮肤紧密接触，大小一致。

（3）湿敷应按时更换纱布，如果湿敷时间长，纱布变为干时，可损伤表皮而起相反作用。

（4）湿敷面积不能超过全身体表面积的1/3。

（5）如果湿敷面部及外耳部，应将干棉球塞于外耳道，避免药液进入耳道。

（6）应密切观察患者湿敷时有无不良反应。

（7）湿敷时应注意保暖。


## 五、适应证和禁忌证

1.适应证

（1）开放性冷湿敷主要用于皮肤潮红、肿胀、糜烂、渗出明显者，如急性皮炎、急性湿疹、化脓性或感染性皮肤病等。

（2）闭合性热湿敷主要用于慢性肥厚性、角化性皮损，或仍有轻度糜烂、少量渗液者，如神经性皮炎、慢性湿疹等。

2. 禁忌证

年老体弱、恶病质者，或外感风寒发热者慎用。

# 第五节　淋洗疗法

## 一、材料与器具

口罩、帽子、一次性无菌手套、无菌缸、注射器 20ml、无菌干棉球、淋洗药液、容器。

## 二、治疗前准备

将新鲜配制的药液加热至适宜温度（37℃左右），置于无菌缸内备用。

## 三、操作方法

（1）将准备好的托盘携至床旁，向患者解释淋洗的作用，取得合作；并请患者施治前，解决好大小便。

（2）帮助患者选取舒适的体位便于操作。

（3）带好口罩、帽子、手套，用注射器抽取无菌缸内药液淋洗患处。

（4）淋洗时在下面放置容器，便于接药水。

（5）用注射器抽取药液淋洗患处，每次 10 ~ 15 分钟，2 ~ 3

遍即可；药液凉后可加热后再使用。

（6）结束后用无菌干棉球擦干即可。

## 四、注意事项

（1）药液应新鲜配制。

（2）药液温度要适宜，一般在37℃左右，以防烫伤皮肤。

（3）如果淋洗面部及外耳部，应将干棉球塞于外耳道，避免药液进入耳道。

（4）淋洗时，应注意保暖，治疗结束后应擦干局部皮肤。

（5）应密切观察患者湿敷时有无不良反应。

（6）切忌用过的药液再次使用，以防继发感染。

## 五、适应证和禁忌证

1. 适应证

（1）各种感染性皮肤病，如脓疱疮、疖疮、脓癣、足趾间糜烂型足癣、手足癣继发感染。

（2）慢性肥厚性、角化性皮肤病，如神经性皮炎、皮肤淀粉样变等。

（3）渗出、痂皮较多的皮肤病，如天疱疮、多形性红斑等。

2. 禁忌证

年老体弱、恶病质者慎用。

# 3

临床篇

# 5

## 第五章
# 细菌性
# 皮肤病

## 第一节　疖

### 一、定义

疖是一种生于肌肤浅表部位，以局部红、肿、热、痛，突起根浅，肿势限局，脓出即愈为主要表现的急性化脓性疾病。古代中医文献以形态特征、发病时令和部位分别命名，如"热疖""恶疖""软疖""时毒暑疖""蝼蛄疖""发际疮""坐板疮"等。本病相当于西医的"疖""皮肤脓肿""头皮穿凿性脓肿"及"疖病"。

### 二、病因病机

本病多因情志内伤，肝经郁热，或饮食不节，脾失健运，湿热内蕴，外溢肌肤而生；或感染毒邪，湿热火毒蕴结于肌肤而成。本病初期以湿热火毒为主，后期属正虚血瘀兼夹湿邪为患。

## 三、诊断要点

① 夏季多见。

② 好发于头面、颈项、背及臀部。

③ 皮损为发生于毛囊及毛囊周围的炎性丘疹或结节，鲜红色，圆锥状，中心有脓栓。

④ 局部常伴疼痛及压痛，临近淋巴结可肿大、压痛。

⑤ 如有发热等全身症状，常伴有白细胞总数及中性粒细胞增高。

## 四、药浴治疗

❖ 有头疖：皮损见红色结块，范围小于3cm，灼热疼痛，突起根浅，中心有脓头。

【常用中药】金银花、紫花地丁、蒲公英、黄柏等。

【处方】金银花、苦参、黄柏、紫花地丁、蒲公英、大风子各30g，连翘、丹皮、泽兰各24g，川军、黑豆各15g，荆芥、防风、白鲜皮、生杏仁、甘草各9g。

【治则】清热解毒。

【药浴方式】

① 中药湿敷：适用于皮损较少，且灼热疼痛较轻微者。

操作：将上述方药加入适量水蒸煮20～30分钟，待凉后用纱布4～8层置药汁中浸透，挤去多余药液，以不滴淋为度，敷在患处，每1～2小时换药1次。

② 中药熏蒸：适用于灼热疼痛较重，中心有脓头者，或湿敷不便者。

操作：将上述方药煎煮成汤剂，置于盆中或恒温加热器中，直接将盆或加热器置于患处熏蒸，使蒸汽直接与患处相接触。注意温度以湿热舒适为宜，以防烫伤皮肤。

❖ **无头疖**：皮损为红色结块，范围小于3cm，无脓头，灼热疼痛，2～3天化脓。

【常用中药】荆芥、防风、柴胡、黄芩、桑白皮等。

【处方】莶草、蜂房、白芷、桑白皮、甘草、防风、细辛各15g，垂柳枝、葱白各1握。

【治则】清热解毒止痛。

【药浴方式】同有头疖。

❖ **蝼蛄疖**：多发于头部，分为两型，一种为坚硬型，疮型肿势虽小，但根脚坚硬，溃破出脓后坚硬仍不退，常一处未愈，他处又生；一种为多发型，疮大如梅李，相连三五枚，时间日久，头皮会窜空，如蝼蛄串穴。

【常用中药】白芷、赤芍、黄柏、黄连、金银花、紫花地丁等。

【处方1】莞花、川椒各15g，黄柏30g。

【处方2】蒲公英30g，苦参、黄柏、连翘、木鳖子各12g，金银花、白芷、赤芍、丹皮、生甘草各9g。

【治则】清热解毒化脓。

【药浴方式】

❶ 中药熏洗：适应于皮肤较厚部位，且皮损坚硬者。

操作：将上述方药煎熬过滤去渣，得水剂，倒入容器先趁热使药物蒸汽于患部，待药液不烫时，再往里加入适量温水，淋浴或浸浴患部，每次熏洗20～30分钟，每日1～2次，以出汗为宜。

❷ 中药淋洗：适应于头皮部皮损，且头皮串空者。

操作：将上方药煎熬成水，煎煮出1000～2000ml浓度为

10% ～ 30% 的药液，可将药液装入带细眼的小喷壶内，淋洒于头皮患处，每天 1 ～ 2 次。

❸ 中药湿敷：适应于皮损较轻微者。

操作：将上述方药加入适量水蒸煮 20 ～ 30 分钟，待凉后，用纱布 4 ～ 8 层置药汁中浸透，挤去多余药液，以不滴淋为度，敷在患处，每 1 ～ 2 小时换药 1 次。

❖ **疖病**：在身体各处散发疖肿，几个到几十个，反复发作，缠绵难愈。

【**常用中药**】荆芥、防风、蒲公英、紫花地丁、黄柏、黄连等。

【**处方**】金银花、苦参、黄柏、紫花地丁、蒲公英、大风子各 30g，连翘、丹皮、泽兰各 24g，川军、黑豆各 15g，荆芥、防风、白鲜皮、生杏仁、甘草各 9g。

【**治则**】清热解毒。

【**药浴方法**】

❶ 中药浸浴：适用于皮损泛发者。

操作：上述方药加水煎煮，文火连续煎煮 2 次，滤出 5L 中药药液，将药液倒入浴桶或浴缸内，加 50L 左右温水，水温调至 38 ～ 40℃；使患者躯体及四肢浸泡于药液中，每日 1 次，每次 20 分钟左右，室温控制在 22℃以上。

❷ 中药熏洗：适应于皮损虽多，但症状较轻微者。

操作：将上述方药煎熬过滤去渣，得水剂，倒入容器，先趁热使药物蒸汽于患部，待药液不烫时，再往里加入适量温水，淋浴或浸浴患部，每次熏洗 20 ～ 30 分钟，每日 1 ～ 2 次，以出汗为宜。

❖ **小儿暑疖**：初起局部皮肤潮红或有针头大小密集红色丘疹，感瘙痒。

【常用中药】黄柏、金银花、荆芥、防风、蒲公英。

【处方】川黄柏30g，明矾1g，徐长卿30g，野菊花30g，地肤子30g。

【治则】清暑化湿解毒。

【药浴方法】

❶ 中药湿敷：适用于皮损潮红，痒感强者。

操作：将上述方药加入适量水蒸煮20～30分钟，待凉后，用纱布4～8层置药汁中浸透，挤去多余药液，以不滴淋为度，敷在患处，每1～2小时换药1次。

❷ 中药熏蒸：适用于小儿患者。

操作：将上述方药煎煮成汤剂，置于盆中或恒温加热器中，直接将盆或加热器置于患处熏蒸，使蒸汽直接与患处相接触。一定密切注意温度，以湿热舒适为宜，以防烫伤小儿稚嫩皮肤。


## 五、按语

疔是指发生在肌肤浅表部位、范围较小的急性化脓性疾病，可以分为有头疔、无头疔、蝼蛄疔、疔病，皮损表现为肿势局限，范围小于3cm，突起根浅，色红，灼热，疼痛，易脓、易溃、易敛。中医认为疔主要因内郁湿火，外感风邪，内外因素相互作用于肌肤所致，或因肌肤搔抓破溃，破伤染毒所致。故临床上常用中药内服配合中药药浴外用，内外同治，标本兼顾，疗效甚优。根据皮损表现、面积大小等不同，选择适宜的药浴方式及中药处方，将药水直接作用于肌肤，直达病所，而且通过热效应使药水可以更好地渗入肌肤，发挥作用。

## 六、注意事项

- 注意个人卫生，勤洗澡，勤理发，勤换衣服。
- 少食辛辣发物及肥甘厚腻之品。
- 平时经常锻炼身体，增强体质。

# 第二节　痈（急性化脓性淋巴结炎）

## 一、定义

痈是一种发生于体表皮肉之间的急性化脓性疾病。古代中医文献又称之为"外痈"。相当于西医的"皮肤浅表脓肿""急性化脓性淋巴结炎"等（彩插图1）。

## 二、病因病机

外感六淫邪毒，或皮肤受外来伤害感染毒邪，或过食膏粱厚味，聚湿生浊，邪毒湿浊留阻肌肤，郁结不散，可使营卫不和，气血凝滞，经络壅遏，化火成毒，而成痈肿。

## 三、诊断要点

 早期局部有红、肿、热、痛，浅表脓肿形成后有波动感。

**②** 一般无全身症状。

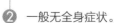 深部脓肿红、肿多不明显，波动感亦不明显，但有疼痛及压痛，且常伴有全身发热、头痛、食欲不振等全身症状。

④ 化验检查可见血白细胞增高。

⑤ 深部脓肿可借助B超、CT检查或诊断性穿刺来确定诊断。

## 四、药浴治疗

❖ 皮损表现为突然肿胀，光软无头，迅速结块，皮肤嫩红，灼热疼痛。

【处方1】猪蹄1具，川芎、甘草、大黄、黄芩各28g，芍药42g，当归14g。

【处方2】生大黄、黄连、黄柏各30g，乳香、没药各15g。

【治则】清热泻火，行瘀活血。

【药浴方法】

❶ 中药湿敷：适用于红肿疼痛较甚者。

操作：将上述方药加入适量水蒸煮20～30分钟，待凉后用纱布4～8层置药汁中浸透，挤去多余药液，以不滴淋为度敷在患处，每1～2小时换药1次。

❷ 中药熏蒸：适用于红肿疼痛轻微者。

操作：将上述方药煎煮成汤剂，置于盆中或恒温加热器中，直接将盆或加热器置于患处熏蒸，使蒸汽直接与患处相接触。注意温度以温热舒适为宜，以防烫伤皮肤。

❖ 皮损表现为红热明显，肿势高突，伴有多个脓头，按之有波动感，痛如鸡啄。

【处方】猪蹄1具，黄芩、甘草、当归、赤芍、白芷、蜂房、羌活各30g。

【治则】清热解毒排脓。

【药浴方法】

❶中药湿敷：适用于红肿明显，伴脓头者。

操作：将上述方药加入适量水蒸煮 20 ～ 30 分钟待凉后，用纱布 4 ～ 8 层置药汁中浸透，挤去多余药液以不滴淋为度，敷在患处，每 1 ～ 2 小时换药 1 次。

❷中药熏洗：适用于红肿范围较大，伴脓液渗出。

操作：将上述方药煎熬过滤去渣，得水剂，倒入容器，先趁热使药物蒸汽熏于患部，待药液不烫时，再往里加入适量温水，淋浴或浸浴患部，每次熏洗 20 ～ 30 分钟，每日 1 ～ 2 次，以出汗为宜。

## 五、按语

痈是指发生于体表皮肉之间的急性化脓性疾病，皮损表现为局部光软无头，红肿疼痛，结块范围在 6 ～ 9cm，发病迅速，易肿，易脓，易溃，易敛。中医认为痈因过食膏粱厚味，或外感六淫邪毒，或因皮肤破损染毒而致。故治疗上常用中药内服配合中药药浴外用，内服中药可以清解内之热毒，外浴可以使药物直达病所，消除局部炎症，减轻局部不适感，使痈更好更快消退。中药药浴同样遵循辨证论治的理论，根据不同证型选取不同中药，同时可以根据皮损的多样化、面积大小的区别，给予不同的药浴方式。

## 六、注意事项

- 平素少食肥甘厚味，多吃蔬菜水果。
- 注意皮肤清洁卫生。
- 注意休息，加强体育锻炼，增强体质。

# 第三节 丹毒（急性网状淋巴管炎）

## 一、定义

丹毒是皮肤突然发红、色如涂丹的一种急性感染性疾病。古代中医文献中又称之为"丹疹""丹熛""天火"。西医也称丹毒，又称急性网状淋巴管炎（彩插图2）。

## 二、病因病机

总由血热火毒为患。但因所发部位、经络不同，其火热和所兼挟之邪稍有差异。凡发于头面部者，多挟有风热；发于胸腹腰胯部者，多挟有肝脾湿火；发于下肢者，多挟有湿热；发于新生儿者，多由胎热火毒所致。

## 三、诊断要点

① 起病急骤，伴有畏寒、高热等全身症状。

② 好发于小腿及面部。

③ 皮损为界限清楚的水肿性鲜红色斑，局部皮温高，有疼痛及压痛，一般不化脓。所属淋巴结可肿大，有压痛。

④ 白细胞总数及中性粒细胞分数多升高，可出现核左移和中毒颗粒。

## 四、药浴治疗

❖ 皮损发于头面部，见片状红斑、肿胀、焮热疼痛。

【常用中药】黄连、黄芩、板蓝根、野菊花、牛蒡子等。

【处方】地丁、野菊花、蒲公英、大青叶、丹皮、芍药、板蓝根、牛蒡子、薄荷各30g。

【治则】散风清热解毒。

【药浴方法】

❶中药湿敷：适用于颜面部丹毒。

操作：将上述方药加入适量水蒸煮20～30分钟，待凉后，用纱布4～8层置药汁中浸透，挤去多余药液，以不滴淋为度，敷在患处，每隔1小时换1次。

❷中药熏蒸：适用于皮损红肿，焮热疼痛者。

操作：将上述方药煎煮成汤剂，置于盆中或恒温加热器中，直接将盆或加热器置于患处熏蒸，使蒸汽直接与患处相接触。因面部肌肤较柔嫩，需注意熏蒸时间不宜过长，且温度以温热舒适为宜，以防烫伤皮肤。

❖ 皮损发于胸肋腰胯部，见大片红斑肿胀疼痛，红肿边境清楚，重者出现瘀斑。

【常用中药】黄芩、生山栀、柴胡、生地、野菊花、龙胆草、车前子。

【处方】天花粉、飞芙蓉叶、黄柏、大黄、白芷、肉桂、苍术、厚朴、陈皮、龙胆草、野菊花各30g。

【治则】清热解毒利湿。

【药浴方法】

❶中药湿敷：适用于皮损大片红斑肿胀者。

操作：将上述方药加入适量水蒸煮20～30分钟，待凉后，用纱布4～8层置药中浸透，挤去多余药液，以不滴淋为度，敷在患处，每隔 1 小时换 1 次。

❷中药熏洗：适用于红斑基础上出现瘀斑者。

操作：将上述方药煎熬过滤去渣，得水剂，倒入容器，先趁热使药物蒸汽于患部，待药液不烫时，再往里加入适量温水，淋浴或浸浴患部，每次熏洗 20 ~ 30 分钟，每日 1 ~ 2 次，以出汗为宜。

❖ 中药熏蒸：适用于皮损发于腰腹部且大片红斑肿胀者。

操作：将上述方药煎煮成汤剂，置于盆中或恒温加热器中，直接将盆或加热器置于患处熏蒸，使蒸汽直接与患处相接触。注意药液温度应以温热湿润为宜，以免烫伤皮肤。

❖ 皮损发于下肢，见大片红斑肿胀，表面光亮，触之灼热，痛如火燎。

【常用中药】银花、地丁、赤芍、川牛膝、木通、黄柏等。

【处方】鲜樟叶、鲜松针、鲜乌桕叶各 60g，生姜 30g。

【治则】清热解毒。

【药浴方法】

❶中药浸浴：适用于皮损发于下肢者。

操作：上述药物加水煎煮，文火连续煎煮 2 次，滤出 5L 中药药液，将药液倒入浴桶或浴缸内，加 50L 左右温水，水温调至 38 ~ 40℃；将患肢浸泡于药液中，每日 1 次，每次 20 分钟左右；室温控制在 22℃以上。

❷中药湿敷：适用于大片红斑肿胀者。

操作：将上述方药加入适量水蒸煮 20 ~ 30 分钟，待凉后，用纱布 4 ~ 8 层置药中浸透，挤去多余药液，以不滴淋为度，敷在患处，每隔 1 小时换 1 次。

❸中药熏洗：适应于大片红肿，触之灼热疼痛。

操作：将上述方药煎熬过滤去渣，得水剂，倒入容器，先趁热使药物蒸汽熏于患部，待药液不烫时，再往里加入适量温水，浸浴患部，每次熏洗 20 ～ 30 分钟。

❖ 皮损见于初生儿，由脐腹部开始向四周蔓延，红斑肿胀处可出现坏疽。

【常用中药】生地、赤芍、丹皮、黄连、黄芩、连翘、白茅根。

【处方】鲜马齿苋 30g。

【治则】清热解毒。

【药浴方法】

❶ 中药浸浴：适用于初生儿。

操作：上述药物加水煎煮，文火连续煎煮 2 次，滤出 5L 中药药液，将药液倒入浴桶或浴缸内，加 50L 左右温水，水温调至 38 ～ 40℃；将婴儿浸泡于药液中，每日 1 次，每次 20 分钟左右；室温控制在 22℃以上。

❷ 中药湿敷：适用于见大片红斑肿胀的初生儿。

操作：将上述方药加入适量水蒸煮 20 ～ 30 分钟，待凉后，用纱布 4 ～ 8 层置药中浸透，挤去多余药液，以不滴淋为度，敷在患处，每隔 1 小时换 1 次。


## 五、按语

丹毒是一种皮肤突然鲜红成片，色如丹涂脂染，迅速蔓延成片的急性炎症。本病特点是发无定处，好发于头面部、腿足，任何年龄、季节均可发病。中医认为丹毒多由于素体血分有热，加之外受火毒搏结而成，如《圣济总录》曰："热毒之气，暴发于皮肤之间，不得外泄，则蓄热为丹毒。"故丹毒发病是由内外因素一起导致，发于皮肤，所以临床上常以中药内服联合中药药浴，内外同治，疗效甚好。中药药浴同中药内服一样，需要结合患者多方面的因素施行辨证论治，再根据皮损性质及部位不同，选择不同的药浴方式，使药效更好渗透肌肤，与内服中药一起达到标本兼治之功。

## 六、注意事项

- 多卧床休息，多饮水。

- 下肢丹毒，将患肢抬高30°～40°。

- 养成良好的卫生习惯，勿用手挖鼻、挖耳，以免黏膜破损。

- 如皮肤破损，及时处理；如有足癣，及时治疗，以免复发。

# 第四节　黄水疮（脓疱疮）

## 一、定义

黄水疮是一种常见的化脓性传染性皮肤病。古代中医文献又称为"滴脓疮""天疱疮"等。相当于西医的脓疱疮（彩插图3）。

## 二、病因病机

本病总因暑湿热邪客于肌肤或脾虚湿蕴，复感风热湿毒，引起气机不畅，疏泄障碍，熏蒸肌肤而发病。

## 三、诊断要点

① 好发于颜面，尤其是口鼻周围。

② 多在夏秋季节发病，以儿童多见。

③ 皮损以脓疱，疱壁易破，形成脓痂，呈污黄色或黑色为特征，脓痂边缘常有不完整的环形脓疱及红晕，痂下为糜烂面。

④ 具有传染性。

## 四、药浴治疗

❖ 皮损表现为红斑，伴水疱、脓疱者。

【常用中药】银花、连翘、滑石、泽泻、野菊花、萆薢。

【处方】黄连、黄芩、黄柏、生栀子、薄荷、桔梗、枳壳、甘草各15g，冰片1g，麝香0.6g。

【治则】清热解毒化湿。

【药浴方法】

中药熏蒸：适用于皮损见水疱、脓疱者，避免弄破皮损。

操作：将上述方药煎煮成汤剂，置于盆中或恒温加热器中，直接将盆或加热器置患处熏蒸，使蒸汽直接与患处相接触，注意药液温度应以温热为宜，以免烫伤皮肤。

❖ 皮损表现为大量脓疱，间有红色湿润糜烂面，痒痛难忍。

【常用中药】银花、野菊花、地丁、黄连、黄芩、白茅根等。

【处方】大黄、黄芩、黄连、黄柏、苦参、蛇床子各60g。

【治则】清热解毒，泻火化湿。

【药浴方法】

① 中药湿敷：适用于皮损糜烂者，特别是颜面部褶皱部位皮损。

操作：将上述方药加入适量水蒸煮20～30分钟，待凉后，用纱布 4 ~ 8 层置药中浸透，挤去多余药液，以不滴淋为度，敷在患处，每隔 1 小时换 1 次。

❷ 中药熏洗：适用于皮损湿润糜烂严重且较局限者。

操作：将上述方药煎煮的药液煮沸倒入容器，使药物蒸汽作用于患处，待药液温度降至 38 ~ 40℃左右时，加入适量温水，再浸泡患处，每次熏洗 20 ~ 30 分钟，以适度出汗为宜，每日 1 次。

❖ 皮损表现为淡红色糜烂面，伴脓痂形成，周围见少许水疱、脓疱者。

【常用中药】党参、茯苓、桔梗、萆薢、车前草等。

【处方】荆芥、苦参、防风、川芎、当归、白蒺藜、白芷、地榆、地骨皮、黄柏各 30g。

【治则】清热解毒渗湿。

【药浴方法】

中药熏蒸：适用于脓疱疮后期，见大部分水疱、脓疱已结痂者。

操作：将上述方药煎煮成汤剂，置于盆中或恒温加热器中，直接将盆或加热器置患处熏蒸，使蒸汽直接与患处相接触，注意药液温度应以温热湿润为宜，以免烫伤皮肤。

## 五、按语

脓疱疮是一种常见的化脓性传染性皮肤病，皮损表现为红斑、水疱、脓疱，脓水所到之处常出现新皮损，常发于夏秋季节，多见于儿童。正如《外科启玄》曰："黄水疮一名滴脓疮，疮水到处即成疮。"《医宗金鉴》曰："火赤疮由时气生……初起小如芡实，大如棋子，燎浆水疱，色赭为火赤疮，若顶白根，亦名天疱疮，俱延及遍身，焮热疼痛，未破不坚，疱破毒火津烂不臭。"中医认为由于夏秋季节，暑湿热毒外侵人体，熏蒸肌肤而致。临床常内外兼治，标本兼顾治疗本病，故除了中药内服外，常配合中药药浴外用，以期达到更好的疗效。中药药浴方同中药内服方一样，会根据患者皮损表现、体质等方面辨证论治。中药药浴根据处方不同，具有清热解毒、化湿、收敛等不同作用，而且药浴可以改善血液循环，增强机体的新陈代谢。

## 六、注意事项

- 病变部位避免搔抓，以免病情加重及传播。
- 幼儿园在夏季应对儿童作定期检查，发现患儿应立即隔离治疗。
- 炎夏季节每天洗澡1～2次，保持皮肤干燥。

# 第五节　甲沟炎

## 一、定义

甲沟炎是发生在指甲缘的急性化脓性疾病，相当于中医的蛇眼疔。

## 二、病因病机

本病内因脏腑火毒炽盛，外因手部外伤染毒，如针尖、竹、木、鱼骨等刺伤或修甲时刺破皮肤，或昆虫咬伤等，最终致火毒之邪阻塞经络，气血凝滞，热盛肉腐，甚则损筋伤骨。

## 三、诊断要点

① 发病部位多有受伤史。

② 初起有轻微红肿疼痛，2～3天成脓，可在指甲背面透视一点黄色或灰白色，脓出后，肿痛消退，迅速愈合。

③ 严重脓出不畅者，可见甲下溃空或胬肉突出，甚者指（趾）甲脱落。

④ 白细胞总数及中性粒细胞比例增高。

## 四、药浴治疗

❖ 皮损表现为指甲一侧边缘有红肿疼痛。

【常用中药】野菊花、蒲公英、黄连、黄柏。

【处方】红花 60g，白芥子、艾叶各 10g，透骨草 25g，陈皮 30g。

【治则】清热解毒。

【药浴方法】

① 中药湿敷：适用于轻微红肿，皮损局限者。

操作：将上述方药加入适量水蒸煮 20～30 分钟，待凉后，用纱布 4～8 层置药中浸透，挤去多余药液，以不滴淋为度，敷在患处，每隔 1 小时换 1 次。

② 中药浸浴：适用于中重度红肿疼痛者，操作方便。

操作：上述药物加水煎煮，文火连续煎煮 2 次，滤出约 500ml中药药液，将药液倒入盆内，待药液温度适宜后将患指浸入药液内，每日 1 次，每次 30 分钟，保留药液。夏季天气炎热，可在煎成的药液中加入 2g 冰片或等量的苯甲酸防止霉变，以便保存。

❖ 皮损表现为红肿明显，痛如鸡啄，可见黄色或灰白色脓点，按之有波动感。

【常用中药】野菊花、地丁、蒲公英、透骨草等。

【处方】黄连、黄芩、黄柏、生栀子、薄荷、桔梗、枳壳、甘草各 15g，冰片 1g，麝香 0.6g。

【治则】清热透脓解毒。

【药浴方法】

❶ 中药熏洗：适用于皮损见脓点者。

操作：先将皮损内的脓液挤出来，再将上述方药煎煮的药液煮沸倒入容器，使药物蒸汽作用于患处，待药液温度降至 38～40℃左右时，加入适量温水，再浸泡患处，每次熏洗 20～30 分钟，以适度出汗为宜，每日 1 次。

❷ 中药湿敷：适用于红肿明显，伴出脓者。

操作：先将皮损内脓液挤出，再将上述方药加入适量水蒸煮20～30 分钟，待凉后，用纱布 4～8 层置药中浸透，挤去多余药液，以不滴淋为度，敷在患处，每隔 1 小时换 1 次。

❖皮损表现为红肿明显，胬肉突出，甚者损筋蚀骨，指（趾）甲脱落。

【常用中药】黄连、黄芩、黄柏、透骨草、枯矾、伸筋草。

【处方】野菊花、花椒、芒硝、枯矾各 30g。

【治则】清热解毒。

【药浴方法】

❶ 中药浸浴：适用于胬肉突出，甲沟炎较重者。

操作：先修剪突出胬肉，再将上述药物加水煎煮，文火连续煎煮 2 次，滤出约 500ml 中药药液，将药液倒入盆内，待药液温度适宜后，将患指浸入药液内，每日 1 次，每次 30 分钟，保留药液。夏季天气炎热，可在煎成的药液中加入 2g 冰片或等量的苯甲酸防止霉变，以便保存。

❷ 中药湿敷：适用于红肿明显者。

操作：先修剪突出胬肉。再将上述方药加入适量水蒸煮20～30分钟，待凉后，用纱布4～8层置药中浸透，挤去多余药液，以不滴淋为度，敷在患处，每隔1小时换1次。

## 五、按语

甲沟炎是发生在手足部的急性化脓性疾病，初起多局限于指甲一侧，有轻微红肿疼痛，2～3天成脓，在指甲背面透视可见一点黄色或灰白色，严重者会脓出不畅，会出现胬肉突出，甚者指（趾）甲脱落。中医认为甲沟炎主要因手足部外伤染毒所致。故临床上常采用外治法治疗本病，尤其是中药药浴，药浴法根据皮损临床表现、所处时期的不同，选用不同的药浴处方和药浴方式，使药液直接作用于患部，达到消炎消肿，活血止痛等目的。

## 六、注意事项

● 注意劳动保护，防止手足皮肤受伤。

● 忌持重物或剧烈活动。

● 愈后影响手指屈伸功能者，加强功能锻炼。

## 参考文献

[1] 乔志恒编著.简易物理疗法（第1版），北京：人民卫生出版社，2010.

[2] 倪毓生.洗涤、敷贴法治小儿暑疖100例.上海中医药杂志[J]，2013，（10）

6：125-126.

[3] 陈奎铭，王小平，蔡惠群，等．传统中医外治法治疗丹毒的临床研究近况 [J]. 中国中医急症 . 2016，25（5）：860-863.

[4] 黄泰康，中医皮肤病性病学 [M]. 中国中医药出版社 .

[5] 许永楷 . 中医药治疗丹毒研究进展 [C]. 中华中医药学会周围血管病分会第三次学术论文集 .

[6] 李祥林 . 甲疽汤外洗治疗甲疽 . 四川中医 [J].2013（10）6：205-206.

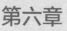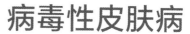

# 第六章　病毒性皮肤病

## 第一节　热疮（单纯疱疹）

### 一、定义

热疮是指发热后或高热过程中在皮肤黏膜交界处所发生的一种急性疱疹性皮肤病。古代中医文献又称为"热气疮""火燎疮""剪口疮"。相当于西医的单纯疱疹。

### 二、病因病机

总因外感风温热毒，阻于肺胃二经，蕴蒸皮肤而生；或肝经湿热下注，阻于阴部而成疮，或因反复发作，热邪伤津，阴虚内热所致。

### 三、诊断要点

 多发于热病（如猩红热、重感冒、疟疾等）过程中或发热之后。

❷ 好发于口角、唇缘、眼睑、鼻孔旁、外生殖器等处的皮肤与黏膜交界处。

**❸** 皮损呈针尖大小至绿豆大小成群的水疱，疱液先清后浊，周围红晕，自觉瘙痒灼热。数日后疱破露出糜烂面，渐结痂痊愈。病程约1周，易反复发作。

**❹** 水疱底部刮取物涂片可见细胞核内病毒包涵体。

## 四、药浴治疗

❖ **皮损表现为群集小疱，皮肤灼热刺痒者。**

【常用中药】马齿苋、败酱草、板蓝根、紫草。

【处方】马齿苋、败酱草、板蓝根、紫草各30g。

【治则】疏风清热解毒。

【药浴方法】

中药湿敷：适用于红斑基础上密集成簇的水疱，灼痛明显者，范围较小者。

操作：将上药研末，浓茶调敷，涂抹患处，每日3次。

❖ **皮损表现为水疱易破溃糜烂，皮肤灼热痛痒者。**

【常用中药】苦参、马齿苋、蒲公英、败酱草、龙胆草、大黄、土茯苓等。

【处方】苦参、马齿苋、蒲公英、败酱草各60g，龙胆草、大黄、土茯苓各30g。

【治则】清热利湿。

【药浴方法】

❶ 中药湿敷：适用于皮疹鲜红，水疱破溃糜烂而渗液较多者。

操作：用1层纱布（也可预先制成湿敷垫）浸入上药方熬制新

鲜的药液中，待吸透药液后取出，拧至不滴水为度，随即敷于患处，务必使其与皮损紧密接触，每隔 10 分钟更换 1 次湿敷纱布，每天 1 ～ 2 次。

❷ 中药浸浴：适用于皮损范围较大者。

操作：上述药物加水煎煮，文火连续煎煮 2 次，滤出 5L 中药药液，将药液倒入浴桶或浴缸内，加 50L 左右温水，水温调至 38 ～ 40℃；使患者躯体及四肢浸泡于药液中，每日 1 次，每次 20 分钟左右；室温控制在 22℃以上。

❖ **皮损表现为口干唇燥，反复不愈者。**

【常用中药】玄参、麦冬、细生地、板蓝根、马齿苋、紫草、石斛、薏苡仁。

【处方】玄参 20g，麦冬 10g，细生地 10g，板蓝根 10g，紫草 10g，石斛 6g，薏苡仁 10g。

【治则】养阴清热。

【药浴方法】

❶ 中药湿敷：适用于头面部等范围较小者。

操作：用 6 ～ 8 层纱布（也可预先制成湿敷垫）浸入上药方熬制新鲜的药液中，待吸透药液后取出，拧至不滴水为度，随即敷于患处，务必使其与皮损紧密接触，每隔 10 分钟更换 1 次湿敷纱布，每天 1 ～ 2 次。

❷ 中药浸浴：适用于皮损范围较大者。

操作：上述药物加水煎煮，文火连续煎煮 2 次，滤出 5L 中药药液，将药液倒入浴桶或浴缸内，加 50L 左右温水，水温调至 38 ～ 40℃；使患者躯体及四肢浸泡于药液中，每日 1 次，每次 20 分钟左右；室温控制在 22℃以上。

## 五、按语

单纯疱疹是发热后或高热过程中在皮肤黏膜交界处所发生的急性疱疹性皮肤病,皮损初起为红斑,灼热而痒,继而形成针头大小簇集成群的水疱,内含透明浆液,破裂后露出糜烂面,逐渐干燥,结痂脱落而愈,留有轻微色素沉着。病程1~2周,易反复发作。西医认为本病是由单纯疱疹病毒所致,中医认为本病多因外感风温,阻于肺胃二经,蕴蒸皮肤而生;或由肝经湿热下注,阻于阴部而成疮;或因反复发作,热邪伤津,阴虚内热所致。本病初期以风湿热邪为主,后期属阴虚内热为患,治则以清热利湿解毒为主。中药药浴疗法在本病的外治疗法中具有一定的优势。

## 六、注意事项

- 如合并严重的心脑血管疾病、神经精神系统疾病、出血倾向及体质较虚弱、饥饿者,或女性处于经期、孕期等均不宜选择浸浴疗法。
- 单纯疱疹患者药浴过程中需注意避免过度擦洗丘疹、水疱,防止继发感染。

# 第二节　蛇串疮（带状疱疹）

## 一、定义

蛇串疮是一种皮肤上出现成簇水疱、呈带状分布、痛如火燎的急性疱疹性皮肤病。古代中医文献又称为"蜘蛛疮""火带疮""腰缠火丹"等。本病相当于西医的带状疱疹（彩插图4）。

## 二、病因病机

本病多因情志内伤，肝经郁热，或饮食不节，脾失健运，湿热内蕴，外溢肌肤而生；或感染毒邪，湿热火毒蕴结于肌肤而成。本病初期以湿热火毒为主，后期属正虚血瘀兼夹湿邪为患。

## 三、诊断要点

① 发疹前可有疲倦、低热、全身不适、食欲不振等前驱症状。

② 患处有神经痛，皮肤感觉过敏。

③ 好发部位是一侧腰胁、胸背、头面、四肢等处，其他部位亦可发生。

④ 皮疹为红斑上簇集性粟粒至绿豆大水疱，疱液常澄清。

⑤ 皮疹常单侧分布，一般不超过躯体中线。

⑥ 病程有自限性，约2～3周，愈后可留色素改变，发生坏死溃疡者可留瘢痕。

⑦ 头面部带状疱疹可累及眼耳部，引起疱疹性角膜结膜炎或面瘫等。

# 四、药浴治疗

❖ 皮损表现为水疱密集成簇，皮肤焮红、灼热疼痛者。

【常用中药】大黄、黄连、黄柏、马齿苋等。

【处方】大黄15g，黄连15g，黄柏20g，马齿苋30g。

【治则】清热解毒燥湿。

【药浴方法】

中药外敷：适用于红斑基础上密集成簇的水疱，灼痛明显者，范围较小者。

操作：将上药研末，浓茶调敷，涂抹患处，每日3次。

❖ 皮损表现为水疱破溃糜烂者。

【常用中药】黄芩、黄柏、板蓝根、大青叶等。

【处方】黄芩、黄柏、板蓝根、大青叶各50g。

【治则】清热凉血，解毒燥湿。

【药浴方法】

❶ 中药湿敷：适用于皮疹鲜红，水疱破溃糜烂而渗液较多者。

操作：用4层纱布（也可预先制成湿敷垫）浸入上药方熬制新鲜的药液中，待吸透药液后取出，拧至不滴水为度，随即敷于患处，务必使其与皮损紧密接触，每隔10分钟更换1次湿敷纱布，每天1～2次。

❷ 中药浸浴：适用于皮损范围较大者。

操作：上述药物加水煎煮，文火连续煎煮2次，滤出5L中药药液，将药液倒入浴桶或浴缸内，加50L左右温水，水温调至38～40℃；使患者躯体及四肢浸泡于药液中，每日1次，每次20分钟左右；室温控制在22℃以上。

❖ 皮损表现为水疱结痂脱落，红斑基本消退，疼痛持续存在者。

【常用中药】徐长卿、肿节风、鱼腥草、重楼等。

【处方】徐长卿、肿节风、鱼腥草、重楼各30g。

【治则】活血通络止痛，清热解毒。

【药浴方法】

❶ 中药湿敷：适用于头面部等范围较小者。

操作：用4层纱布（也可预先制成湿敷垫）浸入上药方熬制新鲜的药液中，待吸透药液后取出，拧至不滴水为度，随即敷于患处，务必使其与皮损紧密接触，每隔10分钟更换1次湿敷纱布，每天1～2次。

❷ 中药浸浴：适用于皮损范围较大者。

操作：上述药物加水煎煮，文火连续煎煮2次，滤出5L中药药液，将药液倒入浴桶或浴缸内，加50L左右温水，水温调至38～40℃；使患者躯体及四肢浸泡于药液中，每日1次，每次20分钟左右；室温控制在22℃以上。

## 五、按语

带状疱疹是一种皮肤上出现成簇水疱、呈带状分布，痛如火燎的急性疱疹性皮肤病，由潜伏在体内的水痘－带状疱疹病毒再激活所致。中医认为本病多因情志内伤，肝经郁热，或饮食不节，脾失健运，湿热内蕴，外溢肌肤而生，或感染毒邪，湿热火毒蕴结于肌肤而成，本病初期以湿热火毒为主，后期属正虚血瘀兼夹湿邪为患，治则以清热解毒利湿、行气止痛为主。如果治疗不及时或不彻底，往往会留有神经痛，影响患者的生活质量，所以联合治疗是首选。药浴用药与内服中药一样，亦需遵循辨证论治的治疗原则，即根据患者的体质、病程、病情、皮损等多方面因素综合考虑，选用相应的中药方剂，煎汤浸浴外洗。

## 六、注意事项

- 如合并严重的心脑血管疾病、神经精神系统疾病、出血倾向及体质较虚弱、饥饿者，或女性处于经期、孕期等均不宜选择浸浴疗法。
- 带状疱疹患者药浴过程中需注意避免过度擦洗丘疹、水疱，防止继发感染。

# 第三节　疣目（寻常疣）

## 一、定义

疣目是一种多发于手背、手指、头面部等处的皮肤浅表的病毒性赘生物。古代中医文献又称之为"千日疮""枯筋箭"等。相当于西医的寻常疣（彩插图 5）。

## 二、病因病机

本病可由外感邪毒，肝旺血燥，肝失疏泄，气血失和，气滞血瘀结于皮肤所致，或由于气阴不足血虚风燥，时久致肾虚血燥，肌肤失润，加之腠理不密，复感邪毒，搏结于肌肤，而发为本病。

## 三、诊断要点

① 多见于青少年。

② 皮疹为米粒至豌豆大小的角质增生性突起，灰色或肤色。表面粗糙不平，呈乳头状增生，触之较硬。

③ 初起 1 ~ 2 个，可逐渐增至数个至数十个不等。

④ 一般无自觉症状。

## 四、药浴治疗

❖ 皮损表现为疣目结节如豆，坚硬粗糙者。

【常用中药】三棱、莪术、桃仁、川芎、红花、王不留、牡蛎、香附、木贼板蓝根、大青叶等。

【处方】三棱、莪术、桃仁、川芎、红花、王不留各 20g，牡蛎、香附、木贼、板蓝根、大青叶各 30g。

【治则】养血活血，清热解毒。

【药浴方法】

❶ 中药湿敷：适用于发疹迅速，皮疹密集而局限者；或者颜面部位皮疹颜色鲜红者。

操作：用 6 ~ 8 层纱布（也可预先制成湿敷垫）浸入上药方熬制新鲜的药液中，温度在 10 ~ 20℃为宜，待吸透药液后取出，拧至不滴水为度，随即敷于患处，务必使其与皮损紧密接触，每隔 10 分钟更换 1 次湿敷纱布，每天 3 ~ 4 次。

❷ 中药洗浴：适用于皮疹泛发全身者。

操作：上方中药加水 1000ml，煎 30 分钟后去渣，取汁再兑温水至 37℃～40℃左右温热水洗澡，每日 1 剂，每日 1～2 次。

❖ **皮损表现为疣目结节疏松，色灰或褐者。**

【常用中药】蜂房、板蓝根、透骨草、夏枯草、磁石、大青叶、枯矾、木贼。

【处方】蜂房 6g，板蓝根、透骨草、夏枯草、磁石、大青叶、枯矾、木贼各 30g。

【治则】清化湿热，活血化瘀。

【药浴方法】

❶ 中药湿敷：适用于颜面部位皮损颜色鲜红皮疹者。

操作：用 6～8 层纱布（也可预先制成湿敷垫）浸入上药方熬制新鲜的药液中，温度在 10～20℃为宜，待吸透药液后取出，拧至不滴水为度，随即敷于患处，务必使其与皮损紧密接触，每隔 10 分钟更换 1 次湿敷纱布，每天 3～4 次。

❷ 中药洗浴：适用于皮疹泛发全身者。

操作：上方中药加水 1000ml，煎 30 分钟后去渣，取汁再兑温水至 37℃～40℃左右温热水洗澡，每日 1 剂，每日 1～2 次。


## 五、按语

疣是一种发生于皮肤浅表的良性赘生物。西医认为疣是由人类乳头瘤病毒感染所引起。中医认为本病多由风热毒邪搏于肌肤而生；或怒动肝火，肝旺血燥，筋气不荣，肌肤不润所致。中医内服需遵循辨证论治的治疗原则，即根据患者的体质、病程、病情、皮损等多方面因素综合考虑，以调和气血、解毒软坚为法，选用相应的中药方剂。

## 六、注意事项

- 忌搔抓，以防抓破后损害加重；如合并严重的心脑血管疾病、神经精神系统疾病、出血倾向及体质较虚弱、饥饿者，或女性处于经期、孕期等均不宜选择浸浴疗法。

- 寻常疣患者药浴过程中需注意避免过度擦洗患处，防止继发感染。

- 可以配合激光、冷冻等治疗。

- 药浴后，将身体擦干后，可适当涂抹止痒药物；缩短病程。

# 第四节 鼠乳（传染性软疣）

## 一、定义

鼠乳是一种好发于胸背部有脐窝的病毒性赘生物。相当于西医的传染性软疣（彩插图6）。

## 二、病因病机

多由风热毒邪搏于肌肤而生；或怒动肝火，肝旺血燥，筋气不荣，气血凝滞，郁于肌肤所致；外伤、摩擦常为其诱因。

## 三、诊断要点

**①** 本病可发生于身体任何部位。

**②** 皮损为半球形黄豆大或更大隆起，中央有脐窝，蜡样光泽，常为数个一群，但不相互融合。

**③** 一般无自觉症状，可有轻微瘙痒，可自体接种传染。

## 四、药浴治疗

❖ 皮损表现为灰色或珍珠色的 3 ~ 5mm 大小的半球形丘疹，表面有蜡样光泽，中央有脐凹陷，内含乳白色干酪样物质。

【常用中药】木贼草、香附子、大青叶、板蓝根、夏枯草、茯苓、丹皮、桔梗、白鲜皮等。

【处方】木贼草、香附子、大青叶、板蓝根各20g，夏枯草10g，茯苓12g，丹皮10g，桔梗10g，白鲜皮15g。

【治则】解毒化瘀，行气散结。

【药浴方法】

中药洗浴：适用于皮疹泛发或皮疹继发感染时。

操作：适量加水，煮沸后文火煎煮20分钟，将熬制后的中药趁热搓洗患处，每天2次，2天1剂，3天为1个疗程，连用2个疗程。

## 五、按语

传染性软疣是由传染性软疣病毒感染所致的传染性皮肤病，西医认为可通过密切接触或性接触而感染；中医称为"鼠乳"，病机为肝火内炽，脾湿痰凝，复感风热毒邪，导致气血凝滞，瘀滞皮肤；治疗应清热解毒，活血化瘀，燥湿化痰，理气散结。中医内服需遵循辨证论治的治疗原则，即根据患者的体质、病程、病情、皮损等多方面因素综合考虑，以调和气血、解毒软坚为法，选用相应的中药方剂。

## 六、注意事项

- 忌搔抓，以防抓破后损害加重。
- 扁平疣患者药浴过程中需注意避免过度擦洗患处，防止继发感染。
- 可以配合挑刺，挤出白色软疣小体，缩短病程。

# 第五节 扁瘊（扁平疣）

## 一、定义

扁瘊是一种好发于颜面、手背、前臂等处的病毒性赘生物。相当于西医的扁平疣（彩插图7）。

## 二、病因病机

多因脾不健运，湿浊内生，复感外邪，凝聚肌肤所致，热客于肌表，风毒久留，郁久化热，气血凝滞而发；或肝火妄动，气血不和，阻于腠理而致病。

## 三、诊断要点

**①** 皮损常见于青年人的面部，手背及前臂、颈部也可发生。

**②** 皮损为正常皮色或浅褐色的帽针头大小或稍大的扁平丘疹。圆形、椭圆形或多角形，表面光滑，境界清楚，散在或密集，常由于搔抓而自体接种，沿抓痕呈串珠状排列。

**③** 无自觉症状或偶有痒感，经过缓慢，可自行消退。消退前常出现炎症反应，异常瘙痒，可能复发。

## 四、药浴治疗

❖ 皮损表现为淡红，数目较多，病程短者。

【常用中药】马齿苋、蜂房、陈皮、苍术、细辛、蛇床子、白芷、苦参。

【处方】马齿苋 60g，蜂房 9g，陈皮 15g，苍术 15g，细辛 9g，蛇床子 9g，白芷 9g，苦参 15g。

【治则】疏风清热，解毒散结。

【药浴方法】

❶ 中药湿敷：适用于发疹迅速，皮疹密集而局限者；或者颜面部位皮疹颜色鲜红者。

操作：用 6 ～ 8 层纱布（也可预先制成湿敷垫）浸入上药方熬制新鲜的药液中，温度在 10 ～ 20℃为宜，待吸透药液后取出，拧至不滴水为度，随即敷于患处，务必使其与皮损紧密接触，每隔 10 分钟更换 1 次湿敷纱布，每天 3 ～ 4 次。

❷ 中药洗浴：适用于皮疹泛发全身者。

操作：上方中药加水 1000ml，煎 30 分钟后去渣，取汁再兑温水至 37℃ ～ 40℃左右温热水洗澡，每日 1 剂，每日 1 ～ 2 次。

❖ 皮损表现为皮疹较硬，大小不一，色黄褐或暗红者。

【常用中药】桃仁、红花、熟地黄、当归、芍药、川芎、生黄芪、板蓝根、紫草、马齿苋、浙贝母、薏苡仁等。

【处方】桃仁 10g，红花 5g，熟地黄 10g，当归 10g，芍药 10g，川芎 10g，生黄芪 15g，板蓝根 10g，紫草 10g，马齿苋 10g，浙贝母 6g，薏苡仁 10g。

【治则】活血化瘀，清热散结。

【药浴方法】

❶ 中药湿敷：适用于颜面部位皮损颜色鲜红皮疹者。

操作：用 6 ～ 8 层纱布（也可预先制成湿敷垫）浸入上药方熬制新鲜的药液中，温度在 10 ～ 20℃为宜，待吸透药液后取出，拧至不滴水为度，随即敷于患处，务必使其与皮损紧密接触，每隔10分钟更换1次湿敷纱布，每天3～4次。

❷ 中药洗浴：适用于皮疹泛发全身者。

操作：上方中药加水1000ml，煎30分钟后去渣，取汁再兑温水至37℃～40℃左右温热水洗澡，每日1剂，每日1～2次。

## 五、按语

疣是一种发生于皮肤浅表的良性赘生物。西医认为疣是由人类乳头瘤病毒感染所引起。中医认为本病多由风热毒邪搏于肌肤而生；或怒动肝火，肝旺血燥，筋气不荣，肌肤不润所致。中医外洗需遵循辨证论治的治疗原则，即根据患者的体质、病程、病情、皮损等多方面因素综合考虑，以调和气血、解毒软坚为法，选用相应的中药方剂。药浴疗法借助浴水温热之力与药物本身的功效，使全身腠理疏通，毛窍开放，起到发汗退热、祛风除湿止痒、温经散寒、疏通经络、调和气血等作用；一方面药浴可以止痒，防止患者因搔抓而引起感染，且可以疏风退热；另一方面可改善血液循环、调节机体新陈代谢，达到缩短疗程的目的。

## 六、注意事项

● 忌搔抓，以防抓破后损害加重；如合并严重的心脑血管疾病、神经精神系统疾病、出血倾向及体质较虚弱、饥饿者，或女性处于经期、孕期等均不宜选择浸浴疗法。

● 扁平疣患者药浴过程中需注意避免过度擦洗患处，防止继发感染。

# 第六节　尖锐湿疣

## 一、定义

尖锐湿疣是由人类乳头瘤病毒所引起的一种病毒性赘生物，古代中医文献称之为"臊瘊""臊疣""瘙瘊"等（彩插图8）。

## 二、病因病机

感受秽浊湿热之毒，湿热郁蕴于肝胆经，下注阴部或外发皮肤所致，湿热与痰浊互结，郁热伤津，正虚邪恋，反复发作，缠绵难愈。其致病特点是染毒日久，蓄毒而发，湿热秽浊毒气于痰浊互结，久病伤正，正虚邪恋。

## 三、诊断要点

① 有性接触史、配偶感染史或间接接触史。

② 发于男女生殖器及肛周等皮肤黏膜交界处，亦可出现在腋窝、乳头、口唇及咽部等处。

③ 皮损为单个或散在成簇的细小丘疹样赘生物，具有重叠生成的特征，融合成乳头状、菜花状、鸡冠状，表面凹凸不平。伴有糜烂渗液，软脆易破，触之出血。

④ 可无明显不适感觉，或有瘙痒及压迫感，合并感染时会有疼痛。

⑤ 西医实验室检查醋酸白试验或聚合酶链反应对诊断有一定参考价值。

## 四、药浴治疗

❖ 皮损表现为疣状赘生物,色灰或褐或淡红,质软,表面秽浊潮湿,触之易出血者。

【常用中药】萆薢、归尾、丹皮、牛膝、防己、木瓜、薏苡仁、秦艽、马齿苋、土茯苓、大青叶等。

【处方】萆薢、归尾、丹皮、牛膝、防己、木瓜、薏苡仁、秦艽、马齿苋、土茯苓各 10g,大青叶 15g。

【治则】利湿化浊,清热解毒。

【药浴方法】

❶ 中药外敷:适用于皮疹色灰或褐或淡红,质软,表面秽浊潮湿,触之易出血者。

操作:将上药研末,浓茶调敷,涂抹患处,每日 3 次。

❖ 皮损表现为疣状赘生物,色淡红,易出血,表面有大量秽浊分泌物者。

【常用中药】大黄、黄柏、五倍子、香附、木贼、大青叶等。

【处方】大黄、黄柏、五倍子、香附、木贼、大青叶各 30g。

【治则】清热解毒,化浊利湿。

【药浴方法】

❶ 中药湿敷:适用于皮损色淡红,易出血,表面有大量秽浊分泌物。

操作:用 1 层纱布(也可预先制成湿敷垫)浸入上药方熬制新鲜的药液中,待吸透药液后取出,拧至不滴水为度,随即敷于患处,务必使其与皮损紧密接触,每隔 10 分钟更换 1 次湿敷纱布,每天 1 ~ 2 次。

❷ 中药浸浴:适用于皮损范围较大者。

操作:上述药物加水煎煮,文火连续煎煮 2 次,滤出 5L 中药药液，将药液倒入浴桶或浴缸内，加 50L 左右温水，水温调至 38 ～ 40℃；使患者躯体及四肢浸泡于药液中，每日 1 次，每次 20 分钟左右；室温控制在 22℃以上。

## 五、按语

尖锐湿疣又称生殖器疣、性病疣，是由人类乳头瘤病毒所引起的一种良性赘生物。属于中医"臊疣""瘙疣"的范畴。其特点是皮肤黏膜交界处，尤其是外阴、肛周出现淡红色或污秽色表皮赘生物。主要通过性接触传染，也可通过自身接种、接触污秽的内裤、浴巾、浴盆等方式间接传染。有一定的自限性，部分病例治愈后易复发，少数尖锐湿疣有癌变的可能。西医认为本病是由人类乳头瘤病毒所致，中医认为本病主要为性滥交或房室不洁，感受秽浊之毒，毒邪蕴聚，酿生湿热，湿热下注皮肤黏膜而产生赘生物。治则以清热利湿解毒为主。中药药浴疗法在本病的外治疗法中具有一定的优势，根据患者的体质、病程、病情、皮损等多方面因素综合考虑，选用相应的中药方剂，煎汤浸浴外洗。一方面可清热解毒，活血化瘀，减轻患者症状及预防感染；另一方面可改善血液循环、调节机体新陈代谢，达到缩短疗程的目的。

## 六、注意事项

- 如合并严重的心脑血管疾病、神经精神系统疾病、出血倾向及体质较虚弱、饥饿者，或女性处于经期、孕期等均不宜选择浸浴疗法。

- 患者药浴过程中需注意避免过度擦洗丘疹，防止继发感染。

! ● 可以配合激光、冷冻治疗，缩短病程。

# 参考文献

[1] 赵红梅.中医治疗单纯疱疹 170 例临床疗效观察 [J].云南中医杂志，2005，26（3）：14.

[2] 胡冰.中药湿敷联合阿昔洛韦治疗带状疱疹临床观察 [J].中国中医急症，2013，22（7）：1244-1245.

[3] 孙娟.火针联合中药湿敷治疗带状疱疹的疗效观察及护理体会 [J].中医特色治疗杂志，2016，25（2）：52-53.

[4] 何慧琼.寻常疣中医药治疗概况 [J].湖南中医杂志，2016，32（6）：202-203.

[5] 王晓丽.中药外洗治疗传染性软疣及感染的预防效果 [J].中华医院感染性杂志，2014，24（14）：3594-3595.

[6] 中国中医研究院广安门医院，朱仁康临床经验集——皮肤外科 [M].北京：人民卫生出版社.

[7] 张满刚，任占良，中药熏洗治疗尖锐湿疣 30 例疗效观察 [J].吉林医学，2001，32（22）：4650.

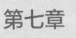

第七章　真菌性皮肤病

# 第一节　白秃疮（白癣）

## 一、定义

白秃疮是生于头部的真菌性皮肤病，因其头生白屑，发落而秃成疮而命名。中医又称"蛀毛癣"，俗称"白鼠痢"。本病相当于西医的白癣（彩插图9）。

## 二、病因病机

多由接触患者的理发用具、帽、枕等传染而得；或理发时腠理司开，外邪侵入，结聚不散，以致气血不潮，皮肤干枯而成；或由脾胃湿热内蕴，湿甚则痒流汁，热甚则生风生燥，肌肤失养，以致皮生白屑，发焦脱落。

## 三、诊断要点

❶ 好发于儿童，尤以卫生条件较差的农村儿童多见。

❷ 皮损为大小不等的圆斑，上覆灰白色鳞屑，逐渐扩大，可有轻痒。病发外围绕以白鞘，在距头皮2～3mm处折断。

**❸** 病程缠绵，但至青春期可自愈，愈后头发可再生。

## 四、药浴治疗

❖ 皮损表现为头皮圆形或不规则形融合斑片，灰白色糠样鳞屑，较干燥，残留毛干上有灰白色套状鳞屑包绕。

【**处方**】轻粉 3g，冰片 5g，硼砂、苦参各 30g，白鲜皮、土茯苓、黄柏、雄黄各 20g，蜈蚣 1 条。

【**治则**】清热化湿解毒。

【**药浴方法**】

中药熏洗：将后六味药加水 2500ml，煎至 2000ml 去火，再加入前三味药搅匀。将上述药液倒入容器，使药物蒸汽作用于患处；待药液温度降至 38 ～ 40℃左右时，清洗头皮，每次熏洗 30 分钟，每日 1 次。

❖ 皮损表现为头皮散在性灰白色脱屑斑，呈灰白色斑秃状脱发，部分毛发周围有脓疱疹，边缘清楚，大小不等，头发断面参差不齐，发外有白套。

【**处方**】川柏 20g，川椒 10g，川楝根皮 20g，川蚣 5 条，雄黄 10g，乌梅 20g，樟脑 10g，明矾 10g，皂刺 20g，大风子 20g，川槿皮 20g。

【**治则**】祛风除湿，散结解毒。

【**药浴方法**】

中药涂擦：上述药物用 95% 乙醇约 500ml 浸泡 24h，使用医用棉签外搽药酒，每日 3 次。

## 五、按语

白秃疮是生于头部的真菌性皮肤病；其皮损特征为头皮大小不等的圆斑，上覆灰白色鳞屑，皮损处头发在距头皮 2～3mm 处折断，病发外围绕以白鞘。现代中医多认为"血燥"为其主要发病病机。本病病程缠绵，使用中药药浴治疗可以避免耐药菌的出现，同时减少病情反复的可能。

## 六、注意事项

- 此病有传染性，告知患者避免交叉使用帽、枕等用具，切勿搔抓。
- 中药熏洗过程中，注意与蒸汽之间保持一定距离，避免烫伤。

# 第二节　肥疮（黄癣）

## 一、定义

肥疮是一种传染性较强的毛发真菌病。因其后可发展成秃，故又名秃疮，俗称"堆砂胡痢"。本病相当于西医的黄癣。

## 二、病因病机

本病多因腠理不密，感染风邪湿毒，蕴蒸上攻头皮，凝聚不散，以致气血不潮，皮肤干枯而成；或油手抓头，或枕头不洁，或理发工具不干净，接触传染而得。

## 三、诊断要点

① 儿童成人皆可发病，但以儿童多见。

② 皮损初起在毛发根部生成小脓疱，溃后逐渐形成大小不等的淡红色溃疡。脓液干后，结成蜜黄色脓痂，痂缘翘起，中央凹陷如碟状，有残发贯穿。痂质脆，捏之如豆渣，有鼠粪臭气。病发干燥无光泽，逐渐脱落。

③ 病程缠绵，如不及时治疗终生难愈。愈后形成萎缩性瘢痕，不再生发。

## 四、药浴治疗

❖ 皮损初起在毛发根部生成小脓疱，溃后逐渐形成大小不等的淡红色溃疡。

【处方】番木鳖 18g，当归、藜芦各 15g，黄柏、苦参、杏仁、狼毒、白附子各 9g，鲤鱼胆 2 个。

【治则】清热散风杀虫。

【药浴方法】

中药涂擦：香油 500g，将上述药物浸入，文火熬制黑黄色，去渣，加黄蜡 60g 融化尽，用布滤过，放置于药罐内，涂擦皮疹处，每日 3 次。

❖ 皮损表现为蜜黄色脓痂，痂缘翘起，中央凹陷如碟状，有残发贯穿。痂质脆，捏之如豆渣，有鼠粪臭气。

【处方】五倍子 40g，马桑树根皮 20g（鲜者更佳用 50g）。

【治则】清热收敛，杀虫祛腐。

【药浴方法】

中药冲洗：上述药物置于800ml水中浸泡20分钟后，用文火煎煮30分钟，取药液待温，徐徐冲洗患处，每剂煎4次，日冲2次。

## 五、按语

肥疮是生于头部的真菌性皮肤病。《医宗金鉴》中又称为秃疮，如"秃疮风热化生虫，瘙痒难堪却不疼，白痂如钱生发内，宜服通圣擦膏灵"，"由胃经积热生风而成"。多发于小儿。病程缠绵，如不及时治疗终生难愈。愈后形成萎缩性瘢痕，不再生发。及时使用中药药浴治疗可减少瘢痕产生的可能性。

## 六、注意事项

● 此病有传染性，告知患者避免交叉使用帽、枕等用具，切勿搔抓。

● 中药冲洗前，须剪短头发，裸露肥疮。

# 第三节　鹅掌风（手癣）

## 一、定义

鹅掌风是手部的浅表真菌病。因其手部粗糙干裂如鹅掌而得名。相当于西医的手癣（彩插图10）。

## 二、病因病机

多因外感风、湿、热毒，蕴积皮肤。病久则气血不能荣润，皮肤失养，以致皮肤肥厚燥裂，形如鹅掌；或由相互接触，毒邪相染，可沾染他人；亦可由脚湿气传染而得。

## 三、诊断要点

① 多见于成年人，好发于手掌及指缝间。

② 皮损初起为小水疱，甚痒，破溃后吸收出现脱屑，或伴有潮红，以后逐渐扩大或融合，形成不规则损害。

③ 病程缓慢，如不及时治疗，可多年不愈，以致皲裂或皮肤粗糙。

## 四、药浴治疗

❖ 皮损表现为手部皮下有小水疱，散在或密集，伴自觉瘙痒。

【处方】荆芥、防风、红花、地骨皮各 18g，皂角 30g，醋1500ml。

【治则】清热解毒，燥湿止痒。

【药浴方法】

中药浸浴：将全部药材浸泡于醋中，夏天浸泡 3 天，冬天浸泡 5天，常温下用醋汁药液浸泡手部，每次浸泡 30 分钟，治疗完毕后将醋汁倒回，以备下次再用。

❖ 皮损表现为皮纹宽深，肥厚粗糙，皲裂痒痛。

【处方】白矾、皂矾各 50g，儿茶 15g，侧柏叶 100g。

【治则】杀虫止痒。

【药浴方法】

中药熏洗：上述药物加入 2500ml 水，煮沸后将药液倒入容器，使药物蒸汽作用于患处；每次熏洗 30 分钟。

## 五、按语

鹅掌风是生于手部的真菌性皮肤病。《医宗金鉴》云："由脾胃有热，血燥生风，血不能荣养皮肤而成。"中药药浴疗法在本病的外治疗法中有一定的优势。对于有水疱的皮损，可以祛除皮损处的水疱，对于干燥皲裂的皮损，则可以祛除皮损处的鳞屑，同时荣养肌肤。

## 六、注意事项

● 此病有传染性，告知患者避免交叉使用毛巾等，切勿搔抓。

# 第四节　脚湿气（足癣）

## 一、定义

脚湿气是足部的浅表真菌病。因其脚趾间或足底部生小水疱，脱皮糜烂流汁而有特殊气味，故称脚湿气。文献中又有"脚气疮""烂脚丫""臭田螺""香港脚"之称。相当于西医的足癣（彩插图 11）。

## 二、病因病机

由脾胃二经湿热下注而成；或久居湿地，水中工作，水浆浸渍，感染湿毒所致，多由公用脚盆、拖鞋，水池洗脚相互侵染而得。

## 三、诊断要点

**①** 男女老少均可发病，但多见于青壮年男性，尤以长期从事潮湿环境工作者好发。

**②** 好发于足趾及 3～4 趾缝，可两侧发生。皮损初起为小水疱，痒甚，破溃或吸收后可出现脱屑。一般以水疱、糜烂多见，并有特殊的臭味。

**③** 病程缓慢，时好时发，夏重冬轻。

## 四、药浴治疗

❖ 皮损表现为趾间、足缘或足底出现米粒大小的深在性水疱，可疏散或成群分布。

【处方】苦参20g，地肤子20g，黄柏20g，黄精20g，藿香15g，百部15g，防风15g，白鲜皮20g，枯矾15g。

【治则】祛湿收敛，杀虫止痒。

【药浴方法】

中药浸浴：将上药加水2000ml，浸泡1小时后，用文火煎开20分钟，将药液倒出，加入食醋200ml，待温度降至38~40℃左右时泡洗足部，1天1次，每次30分钟，连用7天为1个疗程。

❖ 皮损表现为局部表皮角质层浸渍、发白，有时可见表皮露出鲜红色糜烂面。

【处方】黄柏 30g，苍术 30g，苦参 15g，地肤子 30g，马齿苋 30g，白鲜皮 30g，蒲公英 20g，明矾 15g。

【治则】清热燥湿。

【药浴方法】

中药湿敷：将上药按比例加水煎煮成水剂。放凉备用。用 6～8 层纱布浸透药液，稍拧干，以不滴水为度。紧贴于患处，每隔 10～15 分钟，重新蘸取药液。每次 30～40 分钟。每天 1～2 次。

❖ 皮损表现为足底、足缘和足跟部皮肤角质增厚、粗糙、脱屑，冬季易皲裂。

【处方】苦参 60g，白鲜皮 50g，蛇床子 40g，川花椒 30g，百部 40g，白芷 15g，黄柏 20g，苍耳子 40g，地肤子 30g，土荆皮 40g，白矾 20g。

【治则】燥湿祛风，解毒止痒。

【药浴方法】

中药浸浴：将上述中药饮片清洁混合，每剂加水 2000ml 浸泡，煎煮至 1500ml，待温度降至 38～40℃左右时泡洗足部，每日 2 次，每次 30 分钟。

# 五、按语

脚湿气是生于足部的真菌性皮肤病。《医宗金鉴》云："此证由胃经湿热下注而生。"中药药浴疗法在本病的外治疗法中有一定的优势。药浴可以杀虫止痒，同时破损渗出的皮损可以帮助其收湿敛疮。

## 六、注意事项

- 此病有传染性，告知患者避免交叉使用拖鞋、鞋子等，切勿搔抓。
- 中药浸浴时切忌温度太高，以免烫伤。
- 中药浸浴中皮损增厚粗糙使用的药浴方，勿用于皮损糜烂者。

# 第五节　鹅爪风（甲癣）

## 一、定义

鹅爪风是由真菌侵犯甲板所致的一种皮肤病。因其指（趾）甲失去光泽，增厚色灰，甲壳色似油煎，故中医又称之为油灰指（趾）甲。本病相当于西医的甲真菌病，又称甲癣（彩插图12）。

## 二、病因病机

本病是外因虫淫，内因肝虚，邪乘虚而患斯疾；原患鹅掌风或脚湿气，手抓趾缝，亦会染毒而生。

## 三、诊断要点

**1** 本病继发于鹅掌风、脚湿气、圆癣、阴癣等，中老年患者多见。

**2** 指（趾）甲变形，失去光泽而呈灰白色，状如油炸。出现高低不平，增厚或蛀空。

**3** 病程缠绵，一般无痛痒感。

## 四、药浴治疗

❖ 鹅爪风皮损表现为指（趾）甲变形，失去光泽而呈灰白色，状如油炸。出现高低不平，增厚或蛀空。

【处方】大风子 30g，海桐皮 25g，白鲜皮 25g，土槿皮 45g，蛇床子 25g，牙皂 15g，蜈蚣 3 条，蜂房 20g，浮萍 15g，明矾 15g，斑蝥 4 只。

【治则】清热解毒杀菌。

【药浴方法】

中药浸浴：将上药用醋两斤浸泡煎煮，烧开后用文火烧 10 分钟，过滤药渣，药液冷后将病手（足）放入装有药液的塑料袋内，将口扎好，每天要泡 7～10 小时，第二天将药液放到药渣内再煎，醋可酌情添加。每剂药可重复 3 次，每个疗程 7～10 天，连续两个疗程。

## 五、按语

鹅爪风是真菌侵犯甲板所致的皮肤病。既可因外伤直接侵犯甲板，又可继发于手足癣。由于甲板较厚，药难透入，感染常不易治愈。因此，此病中药药浴须长时间浸泡。

## 六、注意事项

● 此病有传染性，告知患者避免交叉使用拖鞋、鞋子等，切勿搔抓。

- 中药药液中不可加水。

- 在治疗期间患者不能下水，若洗澡可用橡皮手套扎好。

# 第六节　圆癣（体癣）

## 一、定义

圆癣是由致病性真菌寄生在人体的光滑皮肤上（除手、足、毛发、甲板以及阴股部以外的皮肤）所引起浅表皮肤真菌感染的统称。古代中医文献又称之为"环癣""笔管癣""荷叶癣"等。本病相当于西医的体癣（彩插图 13）。

## 二、病因病机

本病是由风、湿、热、虫侵袭皮肤而致。多发于夏季，缘于湿热之邪侵袭肌肤，或接触虫邪，或环境多热挟湿，或肤热多汗而致。

## 三、诊断要点

❶ 好发于面、颈、躯干等暴露部位。

❷ 境界清楚的环状红斑，表面有鳞屑，周边重，中心轻。

❸ 可伴瘙痒。

❹ 部分患者有足癣或指（趾）甲癣。

❺ 刮取皮损周边皮屑镜检可见菌丝，真菌培养可以确定病原菌。

## 四、药浴治疗

❖ 皮损表现为境界清楚的环状红斑,表面有鳞屑,周边重,中心轻。

【处方】苦参 60g,生百部 30g,艾叶 20g,白鲜皮 20g,土槿皮 20g,透骨草 30g,蛇床子 30g,白鲜皮小苏打粉 20g。

【治则】清热燥湿,祛风杀虫。

【药浴方法】

中药湿敷:将上药加水 1500ml,浸泡 30 分钟后,用文火煎开 20 分钟,将药液倒出,待温度适宜后可用毛巾湿敷,剩余药渣可重复使用 1 次。10 天为 1 个疗程。

## 五、按语

圆癣是生于光滑皮肤上的浅层真菌感染。其治疗主要以外治法为主。中药药浴在本病的治疗中有明显的优势,首先药物可以直接通过皮肤吸收,再者中药药液可以直接杀灭体表浅层的真菌。

## 六、注意事项

- 此病有传染性,告知患者内衣、裤、床单等要常换洗,暴晒,并宜煮沸消毒。
- 中药湿敷注意待药液温度下降后使用毛巾湿敷,避免烫伤。

# 第七节 阴癣（股癣）

## 一、定义

阴癣是一种由致病性真菌寄生在人体的阴股部皮肤（腹股沟、会阴部和肛周）所引起的浅表皮肤真菌感染。本病相当于西医的股癣（彩插图 14）。

## 二、病因病机

本病多由阴内多汗潮湿、难以蒸发，湿热久蕴，酿成虫毒，客于阴股而成，或由足湿气传播而发。

## 三、诊断要点

① 发于阴部，以中、青年男性多见。

② 皮损为圆形或椭圆形红斑，四周微隆起，中央有自愈倾向，有时可互相融合。

③ 自觉瘙痒，发病冬轻夏重。

## 四、药浴治疗

❖ 皮损表现为圆形或椭圆形红斑，四周微隆起，中央有自愈倾向，有时可互相融合。

【处方】苦参 30g，蛇床子、地肤子、黄柏各 20g，苍耳子、射干、白矾各 15g。

【治则】燥湿解毒，杀虫止痒。

【药浴方法】

中药湿敷：将上药加水 1500ml，浸泡 30 分钟后，用文火煎开 20 分钟，将药液倒出，待温度适宜后可用毛巾湿敷，每日 2 次，每次 15 分钟。

## 五、按语

股癣是生于腹股沟、会阴部和肛门周围的皮肤真菌感染。夏日炎热，股内多汗潮湿，湿热化虫，侵袭肌肤而发。临床多采用抗真菌药物，但部分患者效果不佳。中药药浴在治疗本病时，用药方便，安全性高，能取得较好的疗效。

## 六、注意事项

- 此病有传染性，告知患者内衣、裤、床单等要常换洗，暴晒，并宜煮沸消毒。
- 中药湿敷注意待药液温度下降后使用毛巾湿敷，避免烫伤。

# 第八节　紫白癜风（花斑癣）

## 一、定义

紫白癜风是由马拉色菌侵犯皮肤角质层引起的浅部真菌病。因皮疹形如花斑、紫（褐）斑或白斑交叉，古代中医文献多称之为"紫白癜风"，俗称"汗斑"，因夏季炎热季节多见，又俗名"夏日斑"；又因出汗时斑点明显易见，极似汗渍，故又称为"夏日汗斑"。本病相当于西医的花斑癣（彩插图 15）。

## 二、病因病机

本病多由体热被风湿所侵，郁于皮肤腠理所致，或因汗衣着体，复经日晒，暑湿侵滞毛窍而成。

## 三、诊断要点

**①** 好发于胸背、颈、肩及上臂等处，以成年男性多发。

**②** 为皮损大小不一、形状不规则的斑块，边界清楚，呈淡褐色、灰褐色至深褐色，可有轻度色素减退，可附少许细糠状鳞屑，无特殊不适。

**③** 病程经过缓慢，冬轻夏重。

**④** 一般诊断较易。遇有困难者，在真菌镜检中可见成群大小不一的孢子和菌丝体；或通过滤过性紫外线检查，可见到黄或棕黄的荧光，即可确诊。

## 四、药浴治疗

❖ 皮损表现为大小不一、形状不规则的色素减退斑，皮疹边界清楚，表面有细小糠状鳞屑。

【处方】诃子（打）、大风子（打）、乌梅、五味子、五倍子、黄精、甘草各 30g。

【治则】收敛止痒。

【药浴方法】

中药淋洗：上述药物置于1500ml水中浸泡20分钟后，用文火煎煮30分钟，取药液待温，徐徐冲洗患处，每剂煎2次，日冲2次。

❖ 皮损表现为淡红色、赤红色或棕黄色斑片，皮疹边界清楚，上有细小糠状鳞屑。

【处方】硫黄、蛇床子各6g，荆皮、百部、苦参各20g，枯矾3g。

【治则】清热利湿，杀虫止痒。

【药浴方法】

中药涂擦：上方诸药浸入200ml 75%乙醇中浸泡1周，过滤药渣，取药液外擦皮肤，每天2次，连用4周。

## 五、按语

紫白癜风是由马拉色菌侵犯皮肤角质层引起的浅部真菌病。由于夏季炎热，腠理开泄，易受湿热癣虫侵袭而发病。本病易复方，使用中药药浴疗法，可提高其治愈率，同时减少其复发率。

## 六、注意事项

● 此病有传染性，告知患者内衣、裤、床单等要常换洗，暴晒，并宜煮沸消毒。

● 皮疹面积较大者，中药冲洗基础方诸药可加至45g。

# 第九节　癣菌疹

## 一、定义

癣菌疹是由真菌及其代谢产物刺激机体发生变态反应而引起的多形性皮肤损害，常随原发癣病灶加重时发生。中医称之为脚丫毒，属"湿毒疮"范畴。

## 二、病因病机

本病是湿热内蕴，郁久化毒，循经流注于四肢或全身，凝结不散，毒溢于皮肤而成。

## 三、诊断要点

**①** 一般继发于有活动性的癣菌病灶，以手足癣患者为多见。

**②** 多发于掌跖及指（趾）缘，皮疹多种多样，但以类似湿疹的汗疱疹为多见。自觉有瘙痒感。

**③** 一般病程可自限，在原发病灶治愈后，本病可以自愈。

## 四、药浴治疗

❖ 皮损表现为丘疹、丘疱疹为主，疱破有糜烂、渗出现象。

【处方】马齿苋 100g（鲜马齿苋 250g）。

【治则】清热解毒，除湿止痒。

【药浴方法】

中药湿敷：上述药物用 4000ml 水煎煮 20 分钟，过滤去渣（鲜药煮 10 分钟）。用净纱布 6 ～ 7 层湿敷患处，每日 2 ～ 3 次，每次 20 ～ 40 分钟。

❖ 皮损表现为红斑，部分皮疹可有鳞屑。

【处方】苍耳子、地肤子、苦参、土槿皮、百部、蛇床子各15g，枯矾6g。

【治则】清热利湿，杀虫止痒。

【药浴方法】

中药浸浴：上方诸药碾成粗末，布袋装好，加水 3000ml，煮沸 20 分钟，待温浸泡，每次 15 分钟，每日 1 次。

## 五、按语

脚丫毒是由真菌及其代谢产物刺激机体发生变态反应而引起的多形性皮肤损害，常随原发癣病灶加重时发生。治疗上需积极治疗原发真菌感染部位。中药药浴可缓解局部症状，改善患者的瘙痒不适。

## 六、注意事项

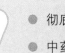

- 彻底治疗足癣等真菌性皮肤病。
- 中药湿敷注意待药液温度下降后使用纱布湿敷，避免烫伤。

# 第十节　胸背红痘疮（马拉色菌毛囊炎）

## 一、定义

胸背红痘疮是由于马拉色菌引起的毛囊炎，其多为好发于胸背部的散在红色毛囊小丘疹、丘疱疹，状如红豆，故名之。相当于西医的马拉色菌毛囊炎，又称为糠秕孢子菌毛囊炎（彩插图16）。

## 二、病因病机

本病多因湿热内蕴、外感风邪、蕴阻肌肤所致；或过食肥肉油腻、辛辣酒类刺激之物，致使肠胃运化失常，水湿停滞，郁而化热，湿热蕴积肌肤而成；或脾胃虚弱，不能运化水谷，水湿内停，日久成疾，湿郁化热，湿热挟痰，凝滞肌肤所致。

## 三、诊断要点

**①** 男性多于女性，发病年龄 14 ~ 45 岁。

**②** 皮损为半球形毛囊性红色丘疹，周围伴有红晕，常对称分布。

**③** 好发于胸、背、颈、肩、上臂及腰腹部。

**④** 毛囊角栓培养可分离出马拉色菌。

## 四、药浴治疗

❖ 皮损表现为毛囊红色小丘疹，间或有小脓疱。

【处方】蒲公英 20g，紫花地丁 20g，马齿苋 30g，藿香 20g，苦参 30g，大黄 20g，百部 20g，白鲜皮 25g，地肤子 20g。

【治则】清热解毒，杀虫止痒。

【药浴方法】

中药浸浴：上方诸药加水 3000ml，浸泡 2 小时左右，文火煎煮，煮沸 30 分钟，待药液稍冷却后，浸泡患处，反复搓洗以微热为度，每日 1 剂，每日晚上睡前 1 次，每次约 15 分钟。

## 五、按语

胸背红痘疮是由于马拉色菌引起的毛囊炎，其多为好发于胸背部的散在红色毛囊小丘疹、丘疱疹。病情易反复，病程缠绵。中药药浴可缓解局部症状，改善患者的瘙痒不适，同时减少疾病的复发率，缩短病程。

## 六、注意事项

● 平时注意个人卫生，勤洗澡，勤换衣物。
● 中药浸浴注意待药液温度下降后浸浴，避免烫伤。

### 参考文献

[1]  王绍贵 . 轻冰雄苦汤熏洗治疗头皮白癣 [J]. 四川中医，1988（10）：37.
[2]  曹长莉 . 中药外搽治疗头部白癣 [J]. 中医外治杂志，2000（1）：44.

[3]  卜宝云 . 五倍子佐马桑树根皮治疗肥疮 [J]. 中国民族民间医药，1995( 5 )：
     25.

[4]  刘敏 . 中药浸泡治疗手癣 56 例 [J]. 华北煤炭医学院学报，2007（3）：
     386.

[5]  朱旺琴 . 中药治疗足癣 180 例 [J]. 中医外治杂志，2007（3）：15.

[6]  杨素清，孙艺榕，王姗姗 . 止痒洗剂 1 号治疗角化过度型足癣临床研究 [J].
     河南中医，2017，37（12）：2136-2138.

[7]  何静岩 . 中药冷湿敷治疗糜烂型足癣疗效观察 [J]. 北京中医药，2011，30
     （4）：295-296.

[8]  冯克中 . 中药外治手足癣、甲癣、角化型湿疹疗效观察 [J]. 中国自然医
     学杂志，2000（2）：105.

[9]  吴栋华 . 治癣 2 号洗剂治疗慢性体癣、股癣 45 例 [J]. 中医外治杂志，
     1997（6）：38.

[10] 刘焕强，张学明，焦广端，等 . 苦柏洗剂治疗股癣疗效观察 [J]. 河北中
     医药学报，2001（3）：20.

[11] 林良才 . 中药外洗治疗花斑癣 32 例 [J]. 新中医，2005（8）：78-79.

[12] 邢继华，张广业，邢继霞 . 自制中药祛癣方治疗花斑癣的临床疗效观察 [J].
     中外医学研究，2011，9（18）：16-17.

[13] 北京中医医院 . 赵炳南临床经验集 [M]. 北京：人民卫生出版社 .

[14] 周涛，徐文俊，张镜，等 . 苍肤洗剂联合酮康唑乳膏治疗角化过度型足
     癣的疗效观察 [J]. 中医药导报，2018，24（6）：54-55.

[15] 谭锦辉，劳慧琴，张细妹，等 . 自拟蒲地苋洗液熏洗联合远红外线治疗
     糠秕孢子菌毛囊炎的临床疗效和安全性分析 [J]. 四川中医，2018，36( 2 )：
     146-149.

# 变应性皮肤病

## 第一节 湿疮（湿疹）

### 一、定义

湿疮是一种常见的由于禀赋不耐，因内外因素作用而引起的过敏性炎症性皮肤病。其临床特点为皮损形态多样，对称分布，剧烈瘙痒，有渗出倾向，反复发作，易成慢性等。根据湿疮的不同发病部位及皮损特点，中医又称之为"浸淫疮""血风疮""粟疮""旋耳疮""瘑疮""肾囊风""绣球风""脐疮""四弯风""乳头风"等。本病相当于西医的湿疹（彩插图 17）。

### 二、病因病机

湿疮病因复杂，可由多种内、外因素引起。常因禀赋不耐，饮食失节，或过食辛辣刺激荤腥动风之物，脾胃受损，失其健运，湿热内生，又兼外受风邪，内外两邪相搏，风湿热邪浸淫肌肤所致。其发生与心、肺、肝、脾四经关系密切。

# 三、诊断要点

❖ 急性湿疹

**1** 急性发病。

**2** 常对称分布。好发于面、耳、手、足、前臂、小腿等外露部位，严重时可延及全身。

**3** 皮损多形性，可在红斑基础上出现丘疹、丘疱疹及小水疱，集簇成片状，边缘不清。常因搔抓引起糜烂、渗出。如染毒，可有脓疱、脓液及脓痂，臖核肿大。

**4** 自觉剧痒及灼热感。

❖ 亚急性湿疹

**1** 急性湿疹经治疗，红肿及渗出减轻，进入亚急性阶段，或由慢性湿疹加重所致。

**2** 皮损以小丘疹、鳞屑和结痂为主，仅有少数丘疱疹和糜烂或有轻度浸润。

**3** 自觉瘙痒。

❖ 慢性湿疹

**1** 可由急性湿疹反复发作而致或开始即呈慢性。

**2** 好发于面部、耳后、肘、腘窝、小腿、外阴和肛门等部位，伴剧痒。

**3** 皮损较局限，肥厚浸润显著，境界清楚，多有色素沉着。

**4** 病程缓慢，常有急性发作。

# 四、药浴治疗

❖ 急性湿疹：潮红、丘疹或少数水疱而无渗液，或水疱、糜烂、渗出明显。

【常用中药】黄柏、苦参、地肤子、马齿苋、野菊花、金银花、地榆、蛇床子、地肤子、荆芥、白鲜皮等。

【处方】黄柏、地肤子、马齿苋各90g，金银花、野菊花、荆芥、地榆各60g。

【治则】清热解毒，燥湿止痒。

【药浴方法】

❶ 中药湿敷：适用于湿疹急性期，皮损表现为水疱、糜烂，渗出明显者。

操作：用6～8层纱布（也可预先制成湿敷垫）浸入上药方熬制新鲜的药液中，温度在10～20℃为宜，待吸透药液后取出，拧至不滴水为度，随即敷于患处，务必使其与皮损紧密接触，每隔10分钟更换1次湿敷纱布，每天1～2次。

❷ 中药浸浴：适用于湿疹急性期，皮损表现为潮红、丘疹或少数水疱而无渗液。

操作：上述药物加水煎煮，文火连续煎煮2次，滤出5L中药药液，将药液倒入浴桶或浴缸内，加50L左右温水，水温调至38～40℃；使患者躯体及四肢浸泡于药液中，每日1次，每次20分钟左右；室温控制在22℃以上。

❖ 慢性湿疹：皮损表现为丘疹、苔藓样变，干燥、脱屑。

【常用药物】当归、桃仁、鸡血藤、生地黄、蛇床子、地肤子、徐长卿等。

【处方】当归、桃仁、鸡血藤、蒺藜、透骨草、皂角刺、地肤子各60g，生艾叶30g。

【治则】养血活血，润燥止痒。

**【药浴方法】**

❶ 中药浸浴：适用于全身泛发暗红色丘疹，皮损干燥，无渗出倾向，或伴脱屑、苔藓样变。

操作：上述药物加水煎煮，文火连续煎煮2次，滤出5L中药药液，将药液倒入浴桶或浴缸内，加50L左右温水，水温调至38～40℃；使患者躯体及四肢浸泡于药液中，每日1次，每次20分钟左右；室温控制在22℃以上。

❷ 中药汽疗：适用于全身丘疹、干燥脱屑较多、面积较大者。

操作：治疗前30分钟预热舱温，取出煎药锅，加水1500～2000ml，再置于加热盘上，在控制器上按加热器，当温度显示33℃时患者进入治疗室；可按上述方药配置熏蒸药液；在控制器上设定治疗温度（37～42℃）、治疗时间（15～20分钟）；治疗到达设定时间，协助患者出舱，擦干皮肤，涂抹保湿剂后更衣休息片刻再到室外，治疗可每日1次或隔日1次。

❸ 中药熏蒸：适用于皮损较为局限者。

操作：治疗前将煎煮好的药液倒入中药熏蒸仪中，加清水1000～1200ml，预热，达治疗温度后设置治疗时间（15～30分钟），将熏蒸治疗头对准皮损，调整距离，以不烫为宜，治疗结束后擦干皮肤，涂抹保湿剂后休息片刻再到室外，治疗可每日1次或隔日1次。

## 五、按语

湿疹是一种常见的炎症性、变态反应性皮肤病，具有皮疹多形、渗出倾向、对称分布、瘙痒剧烈、易反复和慢性化等特点。临床上按病程及临床表现将湿疹分为急性、亚急性、慢性三种。本病中医称为湿疮，但根据发病特点和部位的不同而病名各异，如泛发型湿疹称为"浸淫疮""血风疮""粟疮"等；耳部湿疹，称为"旋耳疮"；阴囊湿疹称为"绣球风""肾囊风"；对称发于肘、腘窝部的称为"四弯风"；发于脐窝部的称为"脐疮"；发于乳头部的称为"乳头风"；发于下肢的称为"湿毒疮"等。

　　湿疹最早的见于《金匮要略》："浸淫疮，黄连粉主之。"《圣济总录·浸淫疮》载："其状初生甚微，痒痛汁出，渐以周体，若水之浸渍，淫跌不止，故曰浸淫疮。"《医宗金鉴·外科心法要诀》认为其病机"由湿热内搏，滞于肤腠，外为风乘，不得宣通"，"由心火脾湿受风而成"。现代中医认为湿疹多因禀赋不耐、正气不足，脾失健蕴，复感风湿热邪所致。急性期以湿热为主，亚急性期多因脾虚湿蕴，慢性期多因阴血亏虚、生风化燥。根据病情临床多分为湿热型、脾虚湿蕴型、血虚风燥型、阴虚血燥型。本病的治疗应遵循标本兼顾、内外并治、中西医结合的原则；中医外治方面，以中药药浴疗法治疗湿疹优势明显。根据皮损特点，渗出明显者可加苦参、大黄、明矾等，红肿明显者可加金银花、野菊花、蒲公英等；干燥明显者可加玉竹、白及；瘙痒明显，加蝉衣；伴有水疱者，加茵陈、黄柏等；肥厚、皲裂者，加王不留行、红花、透骨草、丹参、桃仁等。

# 六、注意事项

- 避免肥皂热水烫洗，剧烈摩擦抓搔和其他不良刺激。
- 如合并严重的心脑血管疾病、神经精神系统疾病、出血倾向及体质较虚弱、饥饿者，或女性处于经期、孕期等均不宜选择浸浴疗法。
- 对于需全身药浴治疗情况，注意保持环境通风，外界环境温度不能过低，避免受凉感冒；同时应注意补充液体，避免出现脱液现象。

● 注意药浴后，皮损处立即予以保湿剂，可保护及修复皮肤屏障，提高治疗效果。

# 第二节　瘾疹（荨麻疹）

## 一、定义

瘾疹是因皮肤上出现鲜红色或苍白色风团，时隐时现故名。本病以瘙痒性风团、突然发生、迅速消退、不留任何痕迹为特征。常分为急性、慢性两类。急性者，骤发速愈；慢性者，反复发作达数月或更久。相当于西医的荨麻疹（彩插图 18）。

## 二、病因病机

本病总因禀赋不耐，人对某些物质过敏所致。可因气血虚弱，卫气失固；或因饮食不慎，多吃鱼腥海味、辛辣刺激食物，或因药物、生物制品、慢性感染病灶、昆虫叮咬、肠道寄生虫，或因七情内伤、外受虚邪贼风侵袭等多种因素所诱发。

## 三、诊断要点

① 突然出现风团，大小不等，形态各异，境界清楚。

② 发无定处、定时，时隐时现，消退后不留痕迹。

③ 剧烈瘙痒，或有烧伤、刺痛感。　④ 部分病例可有腹痛腹泻，或气促胸闷，呼吸困难，甚则引起窒息。

⑤ 皮肤划痕试验阳性。

## 四、药浴治疗

❖ 皮肤上出现鲜红色或苍白色风团，骤发速愈。

【常用中药】黄柏、苦参、地肤子、马齿苋、野菊花、金银花、地榆、蛇床子、地肤子、荆芥、白鲜皮等。

【处方】冬瓜皮 100g，荆芥 20g，金银花 20g。风寒型去金银花加桂枝 20g。

【治则】清热疏风止痒，或疏风散寒止痒。

【药浴方法】

❶ 中药湿敷：适用于风热型荨麻疹，皮疹色鲜红。

操作：用 6 ~ 8 层纱布（也可预先制成湿敷垫），浸入上药方熬制新鲜的药液中，温度在 10 ~ 20℃为宜，待吸透药液后取出，拧至不滴水为度，随即敷于患处，务必使其与皮损紧密接触，每隔 10 分钟更换 1 次湿敷纱布，每天 1 ~ 2 次。

❷ 中药浸浴：适用于风热型或风寒型荨麻疹。

操作：上述药物加水煎煮，文火连续煎煮 2 次，滤出 5L 中药药液，将药液倒入浴桶或浴缸内，加 50L 左右温水，水温调至 38 ~ 40℃；使患者躯体及四肢浸泡于药液中，每日 1 次，每次 20 分钟左右；室温控制在 22℃以上。

❸ 中药汽疗：适用于风寒型荨麻疹。

操作：治疗前 30 分钟预热舱温，取出煎药锅，加水 1500 ~

2000ml，再置于加热盘上，在控制器上按加热器，当温度显示33℃时患者进入治疗室；可按上述方药配置熏蒸药液；在控制器上设定治疗温度（37～42℃）、治疗时间（15～20分钟）；治疗到达设定时间，协助患者出舱，擦干皮肤，涂抹保湿剂后更衣休息片刻再到室外，治疗可每日1次或隔日1次。

❹ 中药熏蒸：适用于风寒型荨麻疹。

操作：治疗前将煎煮好的药液倒入中药熏蒸仪中，加清水1000～1200ml，预热，达治疗温度后设置治疗时间（15～30分钟），将熏蒸治疗头对准皮损，调整距离，以不烫为宜，治疗结束后擦干皮肤，涂抹保湿剂后休息片刻再到室外，治疗可每日1次或隔日1次。

❖ 皮肤上出现鲜红色或苍白色风团，时隐时现，反复发作达数月或更久。

【常用中药】当归、荆芥、防风、川芎、苏叶、白鲜皮、蛇床子、乌蛇、黄芪、艾叶、地肤子、苍术、透骨草等。

【处方】防风20g，艾叶20g，苦参30g，荆芥20g，白鲜皮20g，蛇床子20g，乌蛇30g。

【治则】祛风止痒。

【药浴方法】

❶ 中药浸浴

操作：上述药物加水煎煮，文火连续煎煮2次，滤出5L中药药液，将药液倒入浴桶或浴缸内，加50L左右温水，水温调至38～40℃；使患者躯体及四肢浸泡于药液中，每日1次，每次20分钟左右；室温控制在22℃以上。

❷ 中药汽疗

操作：治疗前30分钟预热舱温，取出煎药锅，加水1500～

2000ml，再置于加热盘上，在控制器上按加热器，当温度显示 33℃ 时患者进入治疗室；可按上述方药配置熏蒸药液；在控制器上设定治疗温度（37 ~ 42℃）、治疗时间（15 ~ 20 分钟）；治疗到达设定时间，协助患者出舱，擦干皮肤，涂抹保湿剂后更衣休息片刻再到室外，治疗可每日 1 次或隔日 1 次。

**❸ 中药熏蒸**

操作：治疗前将煎煮好的药液倒入中药熏蒸仪中，加清水 1000 ~ 1200ml，预热，达治疗温度后设置治疗时间（15 ~ 30 分钟），将熏蒸治疗头对准皮损，调整距离，以不烫为宜，治疗结束后擦干皮肤，涂抹保湿剂后休息片刻再到室外，治疗可每日 1 次或隔日 1 次。

# 五、按语

荨麻疹是一种以风团时隐时现为主的瘙痒性过敏性皮肤病。根据病程，一般可分为急性荨麻疹和慢性荨麻疹。皮疹为发作性的皮肤黏膜潮红或风团，风团形态不一、大小不等，颜色苍白或鲜红，时起时消，反复发作，单个风团持续时间不超过 24 ~ 36 小时，消退后不留痕迹。自觉瘙痒剧烈和灼热，部位不定，少数伴发热、关节肿痛、头痛、恶心、呕吐、腹痛、腹泻、胸闷、气憋、呼吸困难、心悸等全身症状。中医称本病为瘾疹、风疹、赤疹、白疹、赤白游风、风丹等。《诸病源候论》就有对此病的记载："……解脱衣裳，风入腠理，与气血相搏，结聚起，相连成瘾疹"，"邪气客于肌肤，复风寒相折，则起风骚瘾疹"。中医认为本病是由于禀赋不足，卫外不固；或因风寒、风热之邪客于肌肤皮毛腠理之间，营卫不和、毛窍阻滞；或因过食膏粱厚味、鱼腥发物、肠中有虫、肠胃不和、蕴湿生热、郁于肌肤；或因平素体弱、气血不足，或情志不遂、肝郁气滞、肝肾失于濡养，生风生燥，阻于肌肤而生风团。急性发作大多属于正盛邪实，邪退则病解；若病久气血亏虚，常呈慢性易复发之势。

荨麻疹的外治方法主要有针灸、拔罐、刺络放血、耳针、穴位埋线、药物熏蒸等。外治疗法直接作用于体表，在治疗荨麻疹方面有着良好而确切的临床疗效和优势。《理瀹骈文》曰："外治之理，即内治之理，外治之药，即内治之药，所异者法耳。"无论内治外治遵循辨证论治的原则。在预防调理方面，荨麻疹患者平时需要注意皮肤护理、避免接触诱发本病的外界刺激、注意饮食、注意气温变化、注意卫生、加强锻炼。

## 六、注意事项

- 避免滥用外用药物，切忌热水、肥皂水湿敷以加重病情。

- 注意合理饮食，疾病进展期忌食辛辣刺激性食物，适当多吃碱性食物，忌吃海鲜、牛肉等易过敏的食物。

- 中药熏洗过程中，注意与蒸汽之间保持一定距离，避免烫伤。

- 如合并严重的心脑血管疾病、神经精神系统疾病、出血倾向及体质较虚弱、饥饿者，或女性处于经期、孕期等均不宜选择浸浴疗法。

- 对于需全身药浴治疗情况，注意保持环境通风，外界环境温度不能过低，避免受凉感冒；同时应注意补充液体，避免出现脱液现象。

# 第三节　水疥（丘疹性荨麻疹）

## 一、定义

水疥是一种好发于儿童及幼儿的瘙痒性皮肤病。以皮损为纺锤形风团样丘疹，中央有针头至豆大水疱，剧烈瘙痒为特征。古代中医文献又称本病为"土风疮""细皮风疹""水疱湿疡"等。相当于西医的"丘疹性荨麻疹"（彩插图 19）。

## 二、病因病机

本病主要是由于先天禀赋不耐，加之外感风热之邪，脾胃运化失调，昆虫叮咬，虫毒湿热诸邪聚结于皮肤所致。

## 三、诊断要点

① 多见于儿童及婴幼儿。

② 好发于四肢伸侧及躯干部。

③ 皮损为纺锤形风团样丘疹，中央有水疱。

④ 自觉剧烈瘙痒。

## 四、药浴治疗

❖ 皮损为纺锤形风团样丘疹，中央有水疱。

【常用中药】苦参、明矾、大黄、百部、生地黄、千里光、苍术、蛇床子、地肤子、白芷、黄柏、防风、金银花、野菊花、透骨草、一见喜、荆芥等。

【处方】大黄、千里光、苦参、地肤子、野菊花、一见喜各 20g。

【治则】燥湿解毒，祛风止痒。

【药浴方法】

❶ 中药浸浴：适用于各种丘疹性荨麻疹。

操作：上述药物加水煎煮，文火连续煎煮2次，滤出5L中药药液，将药液倒入浴桶或浴缸内，加50L左右温水，水温调至38～40℃；使患者躯体及四肢浸泡于药液中，每日1次，每次20分钟左右；室温控制在22℃以上。

❷ 中药湿敷：适用于皮损表现为丘疱疹、水疱或继发糜烂渗出者。

操作：用6～8层纱布（也可预先制成湿敷垫），浸入上药方熬制新鲜的药液中，温度在10～20℃为宜，待吸透药液后取出，拧至不滴水为度，随即敷于患处，务必使其与皮损紧密接触，每隔10分钟更换1次湿敷纱布，每天1～2次。


## 五、按语

丘疹性荨麻疹又称荨麻疹性苔藓，该病是婴幼儿比较常见的过敏性皮肤疾病，好发于学龄前儿童，幼儿，成年人和老人也可患病。以散在性、质稍坚硬、顶端有小疱的丘疹、周缘有纺锤形红晕、自觉瘙痒为主要临床表现。该病多发于夏季和秋季，且反复发作，迁延难愈，瘙痒剧烈，严重影响患儿睡眠，进而影响小儿的生长发育。中医称本病为土风疮，水疥，风丹，细皮风疹，水疱湿疡。本病与昆虫叮咬有关，如臭虫、跳蚤、虱、蚊、螨、恙虫等叮咬所致的过敏反应。

也有人认为本病与胃肠道功能紊乱，食用鱼虾、蛋、牛奶等和出牙有关。刘巧教授认为本病主要是由于禀赋不耐，外受虫毒或食入腥发动风助火之物，脾胃运化失调，湿热郁阻，复感风热之邪而发于肌肤而成。考虑发病人群一般为婴幼儿，口服药物治疗依从能力差，为到达较好的治疗效果，他主张使用外治法辅助治疗：①中药外用：大黄、千里光、苦参、地肤子、野菊花、一见喜等煎水外洗或湿敷。②炉甘石洗剂或三黄洗剂外搽。③糖皮质激素软膏外用。④局部感染者，外用莫匹罗星软膏，绿药膏及红霉素软膏。并指出本病以预防为主：①注意个人卫生，勤洗澡，勤换衣。②搞好环境卫生，清除垃圾及污水、消灭虱、跳蚤、螨、蚊等昆虫。③卧具保持干燥清洁，草席、床单经常洗晒和消毒。④避免食鱼腥发物及牛奶、鸡蛋等；多食蔬菜、水果，保持大便通畅。⑤避免搔抓，防止继发感染。

## 六、注意事项

- 注意衣物、被褥和住房环境卫生。
- 如合并严重的心脑血管疾病、神经精神系统疾病、出血倾向及体质较虚弱、饥饿者，或女性处于经期、孕期等均不宜选择浸浴疗法。
- 对于需全身药浴治疗情况，注意保持环境通风，外界环境温度不能过低，避免受凉感冒；同时应注意补充液体，避免出现脱液现象。

# 第四节 四弯风（特应性皮炎）

## 一、定义

四弯风是指发生于四肢弯曲处的瘙痒性皮肤病。以多形性皮损，反复发作，时轻时重，自觉剧烈瘙痒为特征。中医根据皮损形态不同又有"奶癣""浸淫疮""血风疮"之称。本病相当于西医的特应性皮炎，又称异位性皮炎或先天过敏性湿疹（彩插图 20）。

## 二、病因病机

由于先天不足，禀性不耐，脾失健运，湿热内生，复感风湿热邪，蕴聚肌肤而成；或反复发作，病久不愈，耗伤阴液，营血不足，血虚风燥，肌肤失养所致。久病常累及于肾，故在病程中可出现脾肾亏损的证候。

## 三、诊断要点

**1** 个人或家庭中有遗传过敏史（如哮喘、过敏性鼻炎、遗传过敏性皮炎）。

**2** 婴儿和儿童期皮损多见于面部及四肢伸侧或肘及腘窝，为红斑、丘疹及渗出等多形性损害。

**3** 青年和成人的皮损常为肢体伸侧或屈侧的苔藓样的皮损。瘙痒剧烈，呈慢性复发性过程。

**4** 血嗜酸性粒细胞计数升高，血清中 IgE 增高可作为辅助诊断。

## 四、药浴治疗

❖ **特应性皮炎渗出型，婴儿患者，皮损见糜烂、渗出。**

【常用中药】黄柏、苦参、地肤子、马齿苋、野菊花、金银花、地榆、蛇床子、地肤子、荆芥、白鲜皮等。

【处方】金银花、野菊花各30g，五倍子、紫草各20g，甘草10g。

【治则】清热解毒，燥湿止痒。

【药浴方法】

❶ 中药湿敷

操作：用6～8层纱布（也可预先制成湿敷垫）浸入上药方熬制新鲜的药液中，温度在10～20℃为宜，待吸透药液后取出，拧至不滴水为度，随即敷于患处，务必使其与皮损紧密接触，每隔10分钟更换1次湿敷纱布，每天1～2次。

❷ 中药外洗

操作：上述药物纱布包裹煮沸30分钟，取中药药液3000ml，药液放凉后外洗患部，每次外洗10～20分钟，每天1～2次。注意室温维持在22℃以上，防止着凉。

❖ **特应性皮炎干燥型，皮损表现为干燥、肥厚、苔藓样变。**

【常用药物】土茯苓、当归、桃仁、金银花、艾叶、野菊花、鸡血藤、生地黄、蛇床子、地肤子、徐长卿、荆芥、防风等。

【处方】土茯苓、当归、鸡血藤、荆芥、透骨草、地肤子、艾叶各20g。

【治则】养血解毒，润燥止痒。

【药浴方法】

❶ 中药熏蒸：适用于皮损肥厚、苔藓样变，面积较为局限者。

操作：治疗前将煎煮好的药液倒入中药熏蒸仪中，加清水1000 ~ 1200ml，预热，达治疗温度后设置治疗时间（15 ~ 30分钟），将熏蒸治疗头对准皮损，调整距离，以不烫为宜，治疗结束后擦干皮肤，涂抹保湿剂后休息片刻再到室外，治疗可每日1次或隔日1次。

❷ 中药浸浴：皮损局限及泛发均可采用。

操作：上述药物加水煎煮，文火连续煎煮2次，滤出5L中药药液，将药液倒入浴桶或浴缸内，加50L左右温水，水温调至38 ~ 40℃；使患者躯体及四肢浸泡于药液中，每日1次，每次20分钟左右；室温控制在22℃以上。

❸ 中药汽疗：适用于皮损泛发者。

操作：治疗前30分钟预热舱温，取出煎药锅，加水1500 ~ 2000ml，再置于加热盘上，在控制器上按加热器，当温度显示33℃时患者进入治疗室；可按上述方药配置熏蒸药液；在控制器上设定治疗温度（37 ~ 42℃）、治疗时间（15 ~ 20分钟）；治疗到达设定时间，协助患者出舱，擦干皮肤，涂抹保湿剂后更衣休息片刻再到室外，治疗可每日1次或隔日1次。

## 五、按语

特应性皮炎是一种慢性、复发性、瘙痒剧烈的变态反应性疾病。自幼发病，由儿童期延续到成年人，皮疹在不同的年龄有不同的表现。具有产生高IgE倾向，易伴发哮喘、过敏性鼻炎，易成慢性，反复发作，瘙痒剧烈。中医认为本病与"浸淫疮"（《金匮要略》和《诸病源候论》）、"乳癣"（《诸病源候论》）、"奶癣"（《圣济总录》《外科正宗》《外科真诠》）、"胎敛疮"（《医宗金鉴》）、

"血风疮"（《医宗金鉴》《疡科捷径》）、"四弯风"（《医宗金鉴》）类似。

中医认为本病是由于先天禀赋不耐，脾失健运，湿热内生，复感风湿热邪，郁于肌肤腠理而发病。反复发作，缠绵日久，致使脾虚血燥，肌肤失养。其临床表现多种多样，不同的年龄组在临床上有其特殊的表现。一般分为婴儿期、儿童期和成年期。在治疗上，婴儿期多见心脾积热证，治宜清心导赤，方用三心导赤散加减，在药物用量上要参照年龄和体重酌情加减；儿童期反复发作的急性期，临床多表现为心火脾湿症状，治宜清心培土，方用清心培土方加减；婴儿期和儿童反复发作的稳定期以脾虚有湿症状为主，治宜健脾渗湿，可选用小儿化湿汤，并酌情加减药物；病情日久易耗伤阴血，所以青少年或成人期反复发作的稳定期多表现为皮肤干燥，肘窝、腘窝常见苔藓样变等血虚风燥症状，治疗则以养血祛风为主旨，方用当归饮子加减。

在外用药的使用上，急性期皮肤潮红，丘疹无明显渗出者，可选用炉甘石洗剂、三黄洗剂外搽；渗出明显者，可选用艾大洗剂（艾叶、大黄、千里光、马齿苋、苦参等）或三黄洗剂湿敷；慢性期常用霜剂、膏剂，如青黛散用麻油调成糊状外搽，润肤膏等，协助治疗。

此外，应嘱托患者在日常生活上尽量避免接触致病和诱发因子，可进行有抗原的皮肤过敏试验协助寻找，也可采用"日记法"寻找易过敏物质。着装要清洁、舒适、宽松、柔软，最好采用纯棉材质，尽量少使用各种洗涤液。注意平素洗澡次数不宜过频，每天1～2次，洗澡时间不宜过长，3～5分钟即可，水温不宜过高，且浴后要搽润肤剂保湿。慢性期一定要多搽润肤剂或护肤霜，夏季多选用水包油型，冬季多选用油包水型，全身涂抹，每天至少2次。

另外要注意饮食的致敏作用，如鱼、虾、蛋、牛奶等，急性发作期避免食用，待病情稳定一段时间或儿童逐渐成长后可由少到多尝试食用。

## 六、注意事项

- 衣服要清洁、柔软、宽大，不宜穿毛、丝、化纤内衣裤，穿着不宜过暖，以免加剧瘙痒。

- 如合并严重的心脑血管疾病、神经精神系统疾病、出血倾向及体质较虚弱、饥饿者，或女性处于经期、孕期等均不宜选择浸浴疗法。

- 对于需全身药浴治疗的情况，注意保持环境通风，外界环境温度不能过低，避免受凉感冒；同时应注意补充液体，避免出现脱液现象。

# 第五节　接触性皮炎

## 一、定义

接触性皮炎是由于接触某些外源性物质后，在皮肤黏膜接触部位发生的急性或慢性炎症反应，又称毒性皮炎。本病在中医文献中没有一个统一的病名，而是根据接触物质的不同及其引起的症状特点而有不同的名称，如因漆刺激而引起者，称为"漆疮"；因贴膏药引起者，称为"膏药风"；接触马桶引起者，称为"马桶癣"；有因使用化妆品而引起者，称"粉花疮"等（彩插图21）。

## 二、病因病机

本病多由于患者禀赋不耐，皮肤腠理不密，接触某些物质（漆、药物、塑料等），使毒邪侵入皮肤，蕴郁化热，邪热与气血相搏而发病。

## 三、诊断要点

**1** 发病前有明显接触史。

**2** 在接触部位发生境界清楚的急性或慢性皮炎改变，皮损有潮红肿胀、水疱、糜烂、渗出等，边界清楚，形态大小与接触物一致。

**3** 自觉瘙痒或灼热，一般无全身症状。

**4** 斑贴试验是诊断接触性皮炎最简单可靠的方法。

## 四、药浴治疗

❖ **急性接触性皮炎**：皮损表现为红斑、丘疹、潮红、肿胀、水疱、糜烂、渗出。

【常用中药】荆芥、大黄、地榆、马齿苋、苦参、蛇床子、苍术、黄柏、地肤子、蒲公英、野菊花等。

【处方】苦参、地肤子、蛇床子、枯矾、大黄、地榆各20g，荆芥10g。

【治则】清热解毒，燥湿止痒。

【药浴方法】

❶ 中药湿敷：适用于急性接触性皮炎，皮损表现为潮红、肿胀或水疱、糜烂，渗出明显者。

操作：用6～8层纱布浸入上药方熬制新鲜的药液中，温度在

10～20℃为宜，待吸透药液后取出，拧至不滴水为度，随即敷于患处，每隔10分钟更换1次湿敷纱布，每天1～2次。

❷ 中药浸浴：适用于急性接触性皮炎，皮损表现为红斑、丘疹。

操作：上述药物加水煎煮，文火连续煎煮2次，滤出5L中药药液，将药液倒入浴桶或浴缸内，加50L左右温水，水温调至38～40℃；使患者躯体及四肢浸泡于药液中，每日1次，每次20分钟左右。

❖ **慢性变应性接触性皮炎**：皮损暗红，粗糙，增厚，脱屑，色素沉着，苔藓样变。

【常用药物】当归、桃仁、鸡血藤、生地黄、蛇床子、地肤子、徐长卿等。

【处方】当归、桃仁、鸡血藤、蒺藜、透骨草、皂角刺、地肤子各60g，生艾叶30g。

【治则】养血活血，润燥止痒。

【药浴方法】

❶ 中药浸浴：适用于皮损面积较大或皮损泛发者。

操作：上述药物加水煎煮，文火连续煎煮2次，滤出5L中药药液，将药液倒入浴桶或浴缸内，加50L左右温水，水温调至38～40℃；使患者躯体及四肢浸泡于药液中，每日1次，每次20分钟左右；室温控制在22℃以上。

❷ 中药熏蒸：适用于皮损较为局限者，如膏药风等。

操作：治疗前将煎煮好的药液倒入中药熏蒸仪中，加清水1000～1200ml，预热，达治疗温度后设置治疗时间（15～30分钟），将熏蒸治疗头对准皮损，调整距离，以不烫为宜，治疗结束后擦干皮肤，涂抹保湿剂后休息片刻再到室外，治疗可每日 1 次或隔日 1 次。

## 五、按语

接触性皮炎是指由于接触某种外界物质后，在皮肤及黏膜接触部位发生的炎症性反应。病程多呈急性过程，祛除接触物质后，损害很快消退，若再接触，皮炎可再发，长期反复接触，可转成慢性。现代中医认为本病是由于禀赋不耐，皮肤腠理不密，接触某些物质后，毒邪侵入皮肤，蕴郁化热，邪热与气血相搏而发病。故临床以湿热毒盛型多见，临床主要表现为起病急骤，皮肤潮红，肿胀，其上有群集丘疹、水疱、糜烂渗出，自觉瘙痒灼痛，口渴不欲饮，大便干结，小便黄短，舌质红，苔黄腻，脉滑数。治以清热解毒，除湿止痒，方用五味消毒饮合萆薢渗湿汤加减。五味消毒饮清热解毒，萆薢渗湿汤利水渗湿，合方使热毒得解，湿邪消除，皮疹自退。此外，局部治疗十分重要。外用药时，应尽量避免外用刺激性较强或易致敏的药物。急性期只有红肿，水疱无渗出时，可选用炉甘石洗剂、三黄洗剂、丁酸氢化的可的松、糠酸莫米松等；有水疱、大疱、糜烂渗出者，可用大黄、千里光、野菊花、一见喜煎水冷湿敷；亚急性期及慢性期则以霜剂及油膏外用为主。

## 六、注意事项

 ● 在日常生活上，要避免再次接触可能的过敏原，不要刺激皮损如避免搔抓、摩擦、热水等，如发病与职业有关，应加强防护措施，改进供需及操作过程，必要时调换工作岗位。

# 第六节　激素依赖性皮炎

## 一、定义

激素依赖性皮炎是由于长期外用皮质类固醇制剂，患处皮肤对
该药产生依赖性，从而导致的皮肤非化脓性炎症。本病归属于中医
文献中"药毒""热毒""面游风"等范畴。西医多称之为激素依赖
性皮炎或激素性皮炎（彩插图 22 ）。

## 二、病因病机

中医认为本病是外受药毒之邪，日久郁而化热蕴毒所致，火、
热、毒是其主要致病因素。日久热毒伤阴化燥，则皮肤失养。

## 三、诊断要点

❶ 半月以上的外用皮质类固醇的长期用药史，即在同一部位长期使用激素外用制剂，特别是强效制剂并形成依赖性。

❷ 有明显的激素依赖性症状及反跳现象，即停药后发病反跳加重，皮肤发红，灼热和瘙痒严重者出现水肿，重复用药后症状减轻。

❸ 皮损以红斑、丘疹、干燥及脱屑为基本损害的多样性皮损，难以用其他皮肤病解释者。

## 四、药浴治疗

❖ 激素依赖性皮炎主要采用中药湿敷和中药熏蒸等药浴方式。皮损表现为皮肤发红，灼热和瘙痒。

【常用中药】荆芥、大黄、地榆、马齿苋、苦参、蛇床子、苍术、黄柏、地肤子、蒲公英、野菊花等。

【处方】野菊花、白鲜皮、蛇床子、大黄、苦参、马齿苋、鱼腥草各20g。

【治则】清热解毒，祛风燥湿。

【药浴方法】

❶ 中药湿敷

操作：用6～8层纱布浸入上药方熬制新鲜的药液中，温度在10～20℃为宜，待吸透药液后取出，拧至不滴水为度，随即敷于患处，每隔10分钟更换1次湿敷纱布，每天1～2次。湿敷完后用清水洗脸，轻轻擦干皮肤后涂抹他克莫司乳膏等药膏或保湿剂。

❷ 中药熏蒸

操作：治疗前将煎煮好的药液倒入中药熏蒸仪中，加清水1000～1200ml，预热，达治疗温度后设置治疗时间（15～30分钟），将熏蒸治疗头对准皮损，调整距离，以不烫为宜，治疗结束后擦干皮肤，涂抹他克莫司乳膏等药膏或保湿剂后休息片刻再到室外，治疗可每日1次或隔日1次。

## 五、按语

激素依赖性皮炎，又称皮质类固醇激素依赖性皮炎，是指间断或长期滥用糖皮质激素或使用非法添加激素的化妆品所致的皮炎。属中医"药毒"范畴，其病因病机为风、热、毒邪阻滞面部，浸淫血脉。面部为诸阳之会，风为阳邪，易袭阳位。药毒之邪久滞留于面部，风邪与毒邪相结合为患，郁而化热，浸淫血脉，面部则出现潮红、毛细血管扩张；毒热之邪阻于面部，气血凝滞，故出现丘疹、脓疱；血热化燥伤津则见皮肤干燥脱屑及瘙痒。

糖皮质激素依赖性皮炎临床治疗上，首先要迅速改善其面部不适症状，即"治其标"，如红肿、瘙痒、干燥，减轻患者心理压力，不仅能树立治病的信心，大大提高患者的配合度，也有利于病情的恢复。其次是"求其本"，常用经验方为皮炎方，该方由丹皮、赤芍、知母、金银花、连翘、竹叶、生石膏、生地黄、甘草组成，具有清热凉血、泄热解毒之功效。本方凉血稍弱，根据患者病情可配伍凉血五花汤增强其凉血解毒之效。本病后期，患者多表现为面部红斑颜色暗红，额部、鼻部、两颊处可见明显的毛细血管扩张，皮肤变薄，毳毛增多，此时在治疗上，不仅要清热凉血解毒，还要注意养护阴液，常加入玄参、麦冬等助阴液恢复。

日常调理上，要注意避免过冷或过热的环境，用温水洗脸，洗脸毛巾要柔软，使用保湿修复的面霜，冬天戴口罩，夏天注意防晒。要保持良好的心态。

## 六、注意事项

- 治疗期间一定要注意忌口，如喝酒、辛辣食品、鱼、虾、蟹、牛肉、羊肉等。
- 避免外用含有激素的化妆品、药物等。
- 中药熏洗过程中，注意与蒸汽之间保持一定距离，避免烫伤。

# 第七节 胎敛疮（婴儿湿疹）

## 一、定义

胎敛疮是指发于 1～2 岁婴儿的过敏性皮肤病。以发生在头面部，皮损呈多形性，剧烈瘙痒，反复发作等为特征。中医又称之为"奶癣""乳癣""恋眉疮"。相当于西医的婴儿湿疹。

## 二、病因病机

本病多由于禀赋不耐，脾胃运化失职，内有胎火湿热，外受风湿热邪，两者蕴阻肌肤而成，或因消化不良、食物过敏、衣服摩擦、肥皂水洗涤刺激等而诱发。

## 三、诊断要点

❶ 好发于颜面、眉间、头皮等处。

❷ 皮损为多形性，以糜烂、渗出、结痂为主者，为渗出型；以红斑、丘疹、鳞屑为主者，为干燥型。

❸ 自觉阵发性剧痒，病程较长。

## 四、药浴治疗

❖ 皮损为多形性，如糜烂、渗出、结痂、红斑、丘疹、鳞屑。

【常用中药】黄柏、苦参、地肤子、马齿苋、野菊花、金银花、地榆、蛇床子、地肤子、荆芥、白鲜皮等。

【处方】马齿苋 30g，黄柏 20g，甘草 15g。

【治则】清热解毒，燥湿止痒。

【药浴方法】

❶ 中药浸浴：适用于皮损表现为红斑丘疹，无渗出倾向者。

操作：上述药物加水煎煮，文火连续煎煮 2 次，滤出 5L 中药药液，将药液倒入浴桶或浴缸内，加 50L 左右温水，水温调至 38 ~ 40℃；使患者躯体及四肢浸泡于药液中，每日 1 次，每次 20 分钟左右；室温控制在 22℃以上。浸浴完毕后擦干皮肤，立即涂抹他克莫司乳膏或大量涂抹保湿剂。

❷ 中药湿敷：适用于皮损潮红或有糜烂渗出者。

操作：用 6 ~ 8 层纱布（也可预先制成湿敷垫）浸入新鲜配制的药液中（药方同上加减），温度在 30 ~ 40℃为宜，待吸透药液后取出，拧至不滴水为度，随即敷于患处，务必使其与皮损紧密接触，大小与皮损相当，再加盖油纸或塑料布等，每隔 20 分钟取下湿敷垫，再浸入药液中，重复 2 次。根据皮损情况，每天可进行 1 ~ 2 次。湿敷完毕后擦干皮肤，立即涂抹他克莫司乳膏或大量涂抹保湿剂。

❸ 中药熏蒸：适用于干性及湿性婴儿湿疹。

操作：治疗前将煎煮好的药液倒入中药熏蒸仪中，加清水 1000 ~ 1200ml，预热，达治疗温度后设置治疗时间（15 ~ 30 分钟），将熏蒸治疗头对准皮损，调整距离，以不烫为宜，治疗结束后擦干皮肤，涂抹保湿剂后休息片刻再到室外，治疗可每日 1 次或隔日 1 次。熏蒸完毕后擦干皮肤，立即涂抹他克莫司乳膏或大量涂抹保湿剂。

## 五、按语

婴儿湿疹是由多种内外因素引起的婴儿常见的过敏性炎性皮肤病，皮损主要发生在两颊、额及头皮部，个别病例可发展至躯干、四肢。临床主要分渗出型和干燥型。中医称之为"奶癣""胎潋疮"。《外科正宗》记载："头面遍身发为奶癣，流滋成片，睡卧不安，瘙痒不绝。"《医宗金鉴》中称"胎潋疮"，又云"生婴儿头顶，或生眉端，痒起白屑，形如癣疥，由胎中血热，落草受风"而成；冯楚瞻在《锦囊》中说"此疮乃脏腑不和之气上冲，血热之毒上注，小儿阴气未足，阳火有余"所致。

婴儿湿疹病因复杂，目前国内外尚无根治方法，西医治疗仍以皮质类固醇激素外用制剂为主，但本病容易复发，而且皮损分散，面积往往较大，反复使用糖皮质激素类药膏，容易导致皮肤变薄、萎缩以及其他副作用出现，容易造成激素依赖，不适合婴幼儿使用，尤其是面部。为了减少不良反应，临床上多选用 0.03% 他克莫司乳膏。中医外治如中药外用、中药药浴等，在治疗婴儿湿疹方面，具有安全性高、不良反应少的优势。婴儿皮肤娇嫩，特别是父母双方有过敏体质者，更要注意婴儿皮肤的日常护理，如洗澡后涂抹大量保湿剂，穿宽松棉质衣物，保持皮肤清洁干燥，家长做好"饮食日记"，查找可能过敏的食物等。

## 六、注意事项

- 避免肥皂热水烫洗，剧烈摩擦抓搔和其他不良刺激。
- 中药熏洗过程中，注意与蒸汽之间保持一定距离，避免烫伤。

# 第八节 药毒（药物性皮炎）

## 一、定义

药毒是药物通过口服、注射、吸入、外用等途径进入人体后所引起的皮肤黏膜急性炎症反应。其临床特点是发病前有用药史，具有一定的潜伏期，常突然发病，除固定性药疹以外，皮损呈多形性、对称性、广泛性，多数伴有一定的全身症状，重者伴有内脏损害，发病与患者的过敏体质有关。本病归属于"中药毒"范畴。相当于西医的药疹，亦称药物性皮炎（彩插图23）。

## 二、病因病机

药毒发疹，必源于内外因相互作用而发病。只有内在禀赋不耐，而无误食药物病史，则不致于发病；只有草石火毒或辛温燥烈之品，而不通过机体作用，病亦无从而生。因此总由禀赋不耐，药毒内侵所致。

## 三、诊断要点

**❶** 有用药史。

**❷** 有一定的潜伏期，首次用药多在 4～20 天内发病，重复用药常在 1 天内发病。

**❸** 皮损突然发生，色泽鲜明、一致，除固定药疹外，多为对称性或广泛性分布，进展较快。

**❹** 自觉症状一般常有灼热、瘙痒，多数伴有发热，严重者可伴有肝、肾、心脏等内脏损害。

## 四、药浴治疗

❖ 药物性皮炎可根据皮损特点采取不同的药浴方式，皮疹表现红斑、丘疹、斑丘疹，感瘙痒、灼热，大便干、小便赤，舌红、苔黄、脉数。

【常用中药】黄柏、苦参、地肤子、马齿苋、野菊花、金银花、紫草、地榆、五倍子、蛇床子、地肤子、荆芥、白鲜皮、枯矾等。

【处方】大黄、苦参、地榆、五倍子、紫草各30g，枯矾20g。

【治则】清热利湿，凉血解毒。

【药浴方法】

❶ 中药湿敷：适用于皮损表现为潮红肿胀或糜烂渗出者。

操作：用6～8层纱布（也可预先制成湿敷垫）浸入新鲜配制的药液中（药方同上加减），温度在30～40℃为宜，待吸透药液后取出，拧至不滴水为度，随即敷于患处，务必使其与皮损紧密接触，大小与皮损相当，再加盖油纸或塑料布等，每隔20分钟取下湿敷垫，再浸入药液中，重复2次。根据皮损情况，每天可进行1～2次。

❷ 中药浸浴：适用于各型药物性皮炎，尤其是重症药疹。

操作：上述药物加水煎煮，文火连续煎煮2次，滤出5L中药药液，将药液倒入浴桶或浴缸内，加50L左右温水，水温调至38～40℃；使患者躯体及四肢浸泡于药液中，每日1次，每次20分钟左右；室温控制在22℃以上。可于中药药液中加入医用淀粉，安抚神经、滋润皮肤。剥脱性药疹浸浴完毕后擦干皮肤，立即涂大量涂抹保湿剂。

❸ 中药熏蒸：适用于固定型药疹等皮损范围相对局限者。

操作：治疗前将煎煮好的药液倒入中药熏蒸仪中，加清水1000～1200ml，预热，达治疗温度后设置治疗时间（15～30分钟），将熏蒸治疗头对准皮损，调整距离，以不烫为宜，治疗结束后擦干皮肤，涂抹保湿剂后休息片刻再到室外，治疗可每日1次或隔日1次。熏蒸完毕后擦干皮肤，立即涂保湿剂。

## 五、按语

药物性皮炎，是药物通过口服、注射、吸入等途径进入人体后而引起的皮肤黏膜急性炎症或非炎症性反应。中医文献把由药物引起的内脏或皮肤反应统称为"药毒"，《诸病源候论》《千金方》等书均有"解诸药毒篇"。中医称药疹为"药毒"。中医认为药疹总由机体禀赋不耐，药物毒邪内侵脏腑，化湿、化热、化火，入血伤营，外发于皮肤所致。药物性皮炎的临床表现多种多样，包括麻疹样或猩红热样型、荨麻疹和血管性水肿型、固定红斑型、多形红斑型、大疱表皮松解型、剥脱性皮炎型、湿疹型、紫癜型、痤疮痒型、光感型等。可累及黏膜，重者伴有发热、电解质紊乱等全身症状。

根据药疹的病因病机，本病的治疗总则是：初中期以清热祛风、凉血利湿、泻火解毒为主，后期宜养阴清热、清解余毒。应内外合治，标本兼顾，以提高疗效。中医内治方面，本病分风湿热毒、湿毒血热、火毒炽盛、气阴两伤四型辨证治疗，可配合口服防风通圣散、清开灵、安宫牛黄丸、参脉注射液等中成药。中医外治方面，包括中药外洗、中药外搽、中药湿敷、粉散剂外吹等。此外还可应用针灸等疗法。药疹的临床表现有轻有重，轻型药疹可采用纯中医内外治相结合治疗，但对于大疱性表皮松解型、剥脱性皮炎型及重症多形红斑型等重型药疹，目前国内采用中西医结合的方法进行治疗，取得了比较好的疗效。一般采用的方法是早、中期中西医治疗并用，待病情控制好转后，减停类固醇激素等西药，继续用中医中药治疗善后。重型药疹中医治疗总的原则是：早、中期火毒炽盛时用泻火清热、凉血解毒或利湿清热解毒之法；后期热邪损伤气阴时多用养阴清热之法。我们在临床中体会到，采用中西医结合方法治疗重型药疹，可以明显缩短疗程，加快类固醇激素的减量和停用，并可有效减轻大量应用类固醇激素引起的副作用。

## 六、注意事项

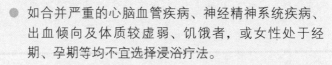

- 如合并严重的心脑血管疾病、神经精神系统疾病、出血倾向及体质较虚弱、饥饿者，或女性处于经期、孕期等均不宜选择浸浴疗法。

- 对于需全身药浴治疗情况，注意保持环境通风，外界环境温度不能过低，避免受凉感冒；同时应注意补充液体，避免出现脱液现象。

# 第九节  肛周湿疮（肛周湿疹）

## 一、定义

肛周湿疮是指局限于肛门周围皮肤的过敏性皮肤病。急性者以潮湿、糜烂、浸润为主；慢性者皮损肥厚、浸润，往往发生辐射状皲裂，伴有色素减退或疼痛。本病属于中医学"湿疮"的范畴。相当于西医的肛周湿疹。

## 二、病因病机

急性者以湿热为主，常因饮食失节、嗜酒或过食辛辣之品，伤及脾胃，脾失健运，致使湿热下注，浸淫肌肤而发病；慢性者因湿热蕴久，病久伤血，血虚生风生燥，肌肤失去濡养而成。

## 三、诊断要点

**①** 发生于肛门和肛周。　　**②** 局部皮肤浸渍、潮红、肥厚，可发生皲裂。

**③** 瘙痒剧烈，或有疼痛感。

## 四、药浴治疗

❖ 肛周药浴疗法需根据患者皮损特点采用中药湿敷、中药浸洗或中药熏洗。

【常用中药】金银花、野菊花、地榆、苦参、百部、马齿苋、木鳖子、蛇床子、土茯苓、地肤子、荆芥、白鲜皮、白芷、大风子、明矾等。

【处方】大风子 15g，木鳖子 15g，地肤子 50g，明矾 15g，白芷 30g，蛇床子 30g。

【治则】利湿解毒，祛风止痒。

【药浴方法】

**①** 中药湿敷：适用于皮损表现为糜烂、渗出明显者。

操作：用 6～8 层纱布（也可预先制成湿敷垫）浸入以上药方熬制新鲜的药液中，温度在 10～20℃为宜，待吸透药液后取出，拧至不滴水为度，随即敷于患处，务必使其与皮损紧密接触，每隔10分钟更换1次湿敷纱布，每天1～2次。

❷ 中药熏蒸：适用于皮损表现为红斑丘疹或干燥脱屑，无渗出倾向者。

操作：治疗前将煎煮好的药液倒入中药熏蒸仪中，加清水1000～1200ml，预热，达治疗温度后设置治疗时间（15～30分钟），将熏蒸治疗头对准皮损，调整距离，以不烫为宜，熏蒸完后擦干皮肤，外用保湿剂或药膏。治疗可每日1次或隔日1次。

❸ 中药熏洗：适用于肛门，无论有无渗出。

操作：将上述治疗药物，加清水2500ml，煎煮，去渣存液，先趁热熏蒸肛周，待水变温后进行坐浴，每次熏洗20～30分钟，每日1～2次。熏洗完后擦干皮肤，外涂保湿剂或治疗药膏。

## 五、按语

肛周湿疹是由各种原因引起的肛门周围皮肤的过敏性炎症性皮肤病。以局部皮肤潮红、丘疹、渗液、糜烂、瘙痒剧烈或皮损表面粗糙、肥厚、苔藓样变、色素脱失、皲裂等为主要临床表现。目前，临床治疗方法颇多，大致有内服中药兼外治、熏洗治疗、药物封闭、外用药、微波激光、针灸及手术等。急性期容易治愈，但慢性期反复发作，难以治愈，治疗较为棘手。在中医学中肛周湿疹属"湿疮"范畴，又称"肛门淫疮""肛门湿疮""肛周血风疮"等。《医宗金鉴·外科心法要诀》云："风湿客于谷道，形如风癣作痒，破流黄水浸淫，遍体微痛……此症初如粟米，而痒兼痛，破流黄水，浸淫成片，随处可生。由脾胃湿热、外受风邪，相搏而成。"表明其发病多与风、湿、热等因素有关，外感风邪，风、湿、热邪相搏，浸淫肌肤而成，其中"湿热"是主要发病因素。注意对审因论治，及时治疗痔疮、肛瘘、肛裂及结肠炎、过敏性疾病等其他原发病证。充分发挥中医特色，重视局部与整体的辨证关系，扶正祛邪、标本兼治，内治与外治兼顾，中医与西医结合，规范中医临床辨证分型统一的标准，达到治愈疾病及减少复发的目的。

肛周湿疹外治疗法，包括中药外治、西药外治、物理疗法、肛周封闭、穴位埋线等。外治法应用较为灵活，可单用，也可以多种疗法联合应用，方法较多且各有侧重，其中中药药浴疗法具有方药灵活、可进行辨证加减、个体化治疗优势突出、安全性高、痛苦较少等优点。

## 六、注意事项

- 避免肥皂热水烫洗，剧烈摩擦抓搔和其他不良刺激。
- 中药熏洗过程中，注意与蒸汽之间保持一定距离，避免烫伤。

# 第十节　粉花疮（颜面再发性皮炎）

## 一、定义

粉花疮是发生在面部的一种轻度红斑鳞屑性皮炎。古代中医文献中"桃花癣""吹花癣""面游风"等疾病的论述与本病相似。相当于西医的颜面再发性皮炎（彩插图 24）。

## 二、病因病机

素体禀赋不耐是本病发生的根本因素，患者肌肤腠理不密，外感风热，平素水湿内停，夹热不得泄，湿热内蕴，上泛肌表而发本病；或由精血亏虚，血虚生风，不能濡养面部皮肤，同时又外感风热之邪而致病。

## 三、诊断要点

① 多发于 20 ~ 40 岁女性，春秋多发。

② 初起发于眼睑周围，渐次扩展至颊部、耳前。

③ 皮损为轻度局限性红斑，表面有细小鳞屑。

④ 发病突然，自觉瘙痒。

⑤ 易反复发生，迁延难愈。

## 四、药浴治疗

❖ 皮损为轻度局限性红斑，表面有细小鳞屑。

【常用中药】黄柏、苦参、苍术等。

【处方】黄柏、苦参、北苍术、生地榆、五倍子、藏青果各15g。

【治则】清热利湿，祛风止痒。

【药浴方法】

中药湿敷：用 6 ~ 8 层纱布（也可预先制成湿敷垫）浸入以上药方熬制新鲜的药液中，温度在 10 ~ 20℃为宜，待吸透药液后取出，拧至不滴水为度，随即敷于患处，务必使其与皮损紧密接触，每隔 10 分钟更换 1 次湿敷纱布，每天 1 ~ 2 次。

## 五、按语

粉花疮是发生在面部的一种轻度红斑鳞屑性皮炎，春秋季节多发，突然发病。病因尚不清楚，可能与化妆品或花粉过敏，日光照射，温热及灰尘刺激或内分泌功能紊乱、自主神经功能紊乱等有关。中药药浴的优势在于可以避免使用激素药膏而发生副作用的可能性，同时可以缓解局部症状不适。

## 六、注意事项

- 避免化妆品、温热、光线、尘埃、花粉等刺激。
- 饮食上注意不吃海鲜、牛肉、辣椒等易过敏和有刺激的食物。

## 参考文献

[1] 范瑞强，邓丙戌，杨志波. 中医皮肤性病学（临床版）[M]. 北京. 科学技术文献出版社，2010.

[2] 黄建华. 冬瓜皮汤治疗急性荨麻疹 50 例 [J]. 山东中医杂志，1995（6）：252-253.

[3] 刘燕婷，刘妍妍，沈敏娟. 中药全身熏蒸治疗慢性荨麻疹 42 例 [J]. 中医外治杂志，2009，18（1）：38.

[4] 张明，赵晓广. 当代中医皮肤科临床家丛书（第三辑）·刘巧 [M]. 中国医药科技出版社，2016.

[5] 李金娥，吕曹华，吴志华，张琴，程仕萍. 中药湿敷合他克莫司软膏外用治疗面部激素依赖性皮炎 56 例 [J]. 新中医，2008（9）：87-88.

[6] 吕海鹏. 复方马齿苋洗剂治疗婴儿湿疹 60 例 [J]. 光明中医，2011，26（6）：1156-1157.

[7] 隋楠，田振国. 攻毒杀虫外利汤熏洗治疗肛门湿疹临床研究 [J]. 中华中医

药杂志，2017，32（2）：878-880.

[8] 任建文，王香兰，李俊杰.六味洗剂湿敷治疗颜面再发性皮炎的临床研究[J].中国中西医结合皮肤性病学杂志，2006（1）：33-35.

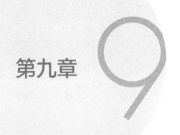

第九章 **9** 神经精神功能
障碍性皮肤病

# 第一节　风瘙痒（皮肤瘙痒症）

## 一、定义

风瘙痒是一种无原发性皮肤损害，仅以皮肤瘙痒为临床表现的皮肤病。临床上一般分为局限性和泛发性两种，局限性以阴部、肛门周围多见，泛发性可泛发全身。中医学又称之为"痒风""血风疮"等。本病相当于西医的皮肤瘙痒症。

## 二、病因病机

本病可由多种内外因素所致。凡禀赋不耐，素体血热，外感风邪侵袭；久病体虚，气血不足，血虚生风；饮食及情志失调；皮毛、羽绒等衣物接触、摩擦等原因均可导致本病的发生。

## 三、诊断要点

**❶** 无原发性皮肤损害。　**❷** 全身性或局限性阵发性剧烈瘙痒，夜间尤甚。

③ 患处可出现继发性皮肤损害，如抓痕、血痂、色素沉着以及皮肤肥厚粗糙甚至苔藓样变等。

④ 慢性病程，部分患者与季节气候变化、精神紧张、饮食刺激、衣物摩擦等关系明显。

⑤ 长期顽固性瘙痒患者，应作进一步全身检查，注意排除肿瘤、糖尿病等疾病。

## 四、药浴治疗

❖ 皮肤无原发性皮损，出现继发性皮肤损害，如抓痕、血痂、色素沉着以及皮肤肥厚粗糙甚至苔藓样变等。

【常用中药】苦参、白鲜皮、百部、蛇床子、地肤子、地骨皮、荆芥、薄荷、徐长卿、花椒等。

【处方】苦参、百部、地肤子、地骨皮、徐长卿各 20g，荆芥、防风、花椒各 10g。

【治则】燥湿解毒，祛风止痒。

【药浴方法】

❶ 中药浸浴：上述药物加水煎煮，文火连续煎煮 2 次，滤出 5L 中药药液，将药液倒入浴桶或浴缸内，加 50L 左右温水，水温调至 38 ~ 40℃；使患者躯体及四肢浸泡于药液中，每日 1 次，每次 20 分钟左右；室温控制在 22℃以上。可加入适量淀粉。

❷ 中药熏蒸：治疗前将煎煮好的药液倒入中药熏蒸仪中，加清水 1000 ~ 1200ml，预热，达治疗温度后设置治疗时间（15 ~ 30 分钟），将熏蒸治疗头对准皮损，调整距离，以不烫为宜，治疗结束后擦干皮肤，涂抹保湿剂后休息片刻再到室外，治疗可每日 1 次或隔日 1 次。

❸ 中药湿敷：用 6 ~ 8 层纱布（也可预先制成湿敷垫）浸入上

药方熬制新鲜的药液中，温度在 10 ～ 20℃为宜，待吸透药液后取出，拧至不滴水为度，随即敷于患处，务必使其与皮损紧密接触，每隔 10 分钟更换 1 次湿敷纱布，每天 1 ～ 2 次。

## 五、按语

瘙痒症是一种临床上无原发皮损，而以瘙痒为主的感觉神经功能异常性皮肤病。以各种继发性皮肤变化如抓痕、血痂、皮肤肥厚、苔藓样变为主要表现，临床有局限型和泛发型两种。中医认为本病多因禀赋不耐，血热内蕴，年老体弱或久病体虚所致，因气血不足以运化，肌肤长时间得不到气血的滋养，导致皮肤干燥如旱地，血不足内生风热致瘙痒难忍。或因过度劳累导致卫气不能固护肌表，兼外感风热之邪，耗伤营卫之气，致皮肤异常瘙痒。

瘙痒症药物外治疗法可根据皮损特点及外用药物使用原则，辨证使用不同的方药及剂型。溶液：皮损搔抓后渗液结痂、局部潮湿瘙痒，常用苦参、茵陈、马齿苋、蒲公英、地丁、黄柏、蛇床子等药物煎汤外洗，可选用复方黄柏液涂剂、皮肤康洗液等。皮损干燥瘙痒，肥厚，苔藓样变，常用大皂角、苍术、杏仁、桃仁、当归、地肤子、白鲜皮等药物煎汤外洗。洗剂：适用于各型皮肤瘙痒症，如甘霖洗剂、川百止痒洗剂等。霜剂：适用于皮损干燥瘙痒，可选用羌月乳膏、肤舒止痒膏等。软膏：适用于皮损干燥瘙痒，甚至肥厚、苔藓样变，可选用青鹏软膏、冰黄肤乐软膏、丹皮酚软膏。非药物外治疗法有药浴、针刺、刺络拔罐等。

瘙痒症容易诊断，但其治疗关键在于寻找病因，祛除诱因。积极治疗原发病，有利于本病的缓解和痊愈。糖尿病、肝肾疾病等均可引起皮肤瘙痒，对于反复发作的瘙痒症，应做相关检查排外原发病。外阴、肛周的瘙痒也应排查真菌、寄生虫。瘙痒症的日常调护应注意保湿润肤，忌用强碱性皂液清洁，避免搔抓和热水烫洗等，贴身穿纯棉内衣，忌食辛辣发物，调畅情志，避免劳累等。

## 六、注意事项

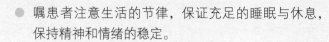

- 嘱患者注意生活的节律，保证充足的睡眠与休息，保持精神和情绪的稳定。
- 中药熏洗过程中，注意与蒸汽之间保持一定距离，避免烫伤。

# 第二节　牛皮癣（神经性皮炎）

## 一、定义

牛皮癣是一种患部皮肤状如牛项之皮，肥厚而且坚硬的慢性瘙痒性皮肤病。在古代中医文献中，因其好发于颈项部，称之为"摄领疮"；因其缠绵顽固，亦称为"顽癣"。相当于西医的神经性皮炎（彩插图 25）。

## 二、病因病机

本病初起为风湿热邪阻滞肌肤，以致营血失和，经气失疏，日久血虚风燥，肌肤失养，以致本病发生。再者情志郁闷，衣领拂着，搔抓，嗜食辛辣、醇酒、鱼腥发物等皆可诱发或使本病病情加重。

## 三、诊断要点

**①** 限局性，好发于项部及骶尾部、四弯，而播散性分布较广泛，以头面、四肢、腰部为多见。

**②** 局部皮肤先有痒感，因搔抓局部出现发亮的扁平丘疹，并迅速融合发展为苔藓样变。

**③** 病变处通常无色素沉着，多对称分布、剧痒。

**④** 本病常呈慢性反复发作。

## 四、药浴治疗

❖ 皮肤局部出现发亮的扁平丘疹，并迅速融合发展为苔藓样变，皮损周围常见抓痕或血痂。

【常用中药】苦参、百部、苍耳子、蛇床子、地肤子、大风子、当归、桃仁、徐长卿、艾叶、野菊花、花椒、茵草、防风、荆芥等。

【处方】苦参20g，苍耳子20g，蛇床子20g，大风子20g，当归20g，徐长卿15g，艾叶20g，花椒20g，茵草30g。

【治则】清热燥湿，祛风止痒。

【药浴方法】

❶ 中药浸浴：适用于泛发性神经性皮炎及部分局限性神经性皮炎。

操作：上述药物加水煎煮，文火连续煎煮2次，滤出5L中药药液，将药液倒入浴桶或浴缸内，加50L左右温水，水温调至38～40℃；使患者躯体及四肢浸泡于药液中，每日1次，每次20分钟左右；室温控制在22℃以上。

❷ **中药汽疗**：适用于泛发性神经性皮炎。

操作：治疗前30分钟预热舱温，取出煎药锅，加水1500～2000ml，再置于加热盘上，在控制器上按加热器，当温度显示33℃时患者进入治疗室；可按上述方药配置熏蒸药液；在控制器上设定治疗温度（37～42℃）、治疗时间（15～20分钟）；治疗到达设定时间，协助患者出舱，擦干皮肤，涂抹保湿剂后更衣休息片刻再到室外，治疗可每日1次或隔日1次。

❸ **中药熏蒸**：适用于局限性神经性皮炎。

操作：治疗前将煎煮好的药液倒入中药熏蒸仪中，加清水1000～1200ml，预热，达治疗温度后设置治疗时间（15～30分钟），将熏蒸治疗头对准皮损，调整距离，以不烫为宜，治疗结束后擦干皮肤，涂抹保湿剂后休息片刻再到室外，治疗可每日1次或隔日1次。

## 五、按语

神经性皮炎是一种常见的慢性皮肤神经功能障碍性皮肤病，中医因其"如牛项之皮，顽硬且坚，抓之如朽木"而称之为"牛皮癣"，又因其好发于颈项部，故又名"摄领疮"，还有"顽癣""干癣"等称谓。中医认为本病初起多与风湿热邪郁滞经络，使气血不能上达肌肤，郁而化热生风；或与七情内伤导致气机郁结而化火；或与局部刺激有关，或血虚肝旺，情绪过度紧张，思虑、忧愁、烦恼而致；或外感风邪，内脾胃湿热，风湿热蕴阻肌肤而发，病程多缠绵难愈，反复发作。本病在临床治疗中可分风湿热型和血虚风燥型两型辨证治疗。风湿热型辨证要点为皮损成片，淡褐色或者红色，皮损粗糙，间断性剧烈瘙痒，夜间尤甚，舌脉多倾向于湿热证，治法以清热利湿，祛风止痒法拟方，用药消风散加减；血虚风燥型辨证要点为局部肥厚干燥的皮损、脱屑状如牛皮，色淡或灰白，乏力气短，心悸失眠，舌脉偏于血虚证，治法以养血祛风润燥法拟方，用药当归饮子加减。

神经性皮炎中医外治法包括火针、梅花针、针灸、拔罐、中药封包，药浴等。这些疗法可单用，亦可联合应用。其主要治疗机制有温经通络、行气活血、软坚散结，达到改善局部微循环，促进炎症消退等作用。中药药浴治疗完毕，肥厚性皮损软化，皮肤腠理扩张，此时给予药物封包或药物外涂，有利于药物吸收，提高疗效。

神经性皮炎是慢性皮肤神经功能障碍性皮肤病，本病除了精神因素引起以外，还需避免过度劳累，经云"烦劳则张"，过度消损阳气会导致人体气机升降失常，病理物质堆积成病。同时因忌食烟酒，辛辣食品及浓茶、咖啡等。避免搔抓，热水烫洗，多汗及日光照射。

## 六、注意事项

- 嘱患者注意生活的节律，保证充足的睡眠与休息，保持精神和情绪的稳定。

- 中药熏洗过程中，注意与蒸汽之间保持一定距离，避免烫伤。

- 如合并严重的心脑血管疾病、神经精神系统疾病、出血倾向及体质较虚弱、饥饿者，或女性处于经期、孕期等均不宜选择浸浴疗法。

- 对于需全身药浴治疗的情况，注意保持环境通风，外界环境温度不能过低，避免受凉感冒；同时应注意补充液体，避免出现脱液现象。

# 第三节　顽湿聚结（结节性痒疹）

## 一、定义

顽湿聚结是一种以皮肤结节损害、剧烈瘙痒为特征的慢性、炎症性、瘙痒性皮肤病。以皮肤结节损害，剧烈瘙痒为特征。古代中医文献亦称之为"马疥"。本病相当于西医的结节性痒疹（彩插图26）。

## 二、病因病机

本病多因体内蕴湿，兼感外邪风毒，或昆虫叮咬，毒汁内侵，湿邪内毒凝聚，经络阻隔，气血凝滞，形成结节而作痒。少数或因忧思郁怒，七情所伤，冲任不调，营血不足，脉络瘀阻，肌肤失养所致。

## 三、诊断要点

**1** 多见于中老年，又以妇女多见。

**2** 好发于四肢伸侧，且小腿伸侧最为常见。

**3** 典型皮损为疣状结节性损害，周围皮肤有色素沉着或增厚，成苔藓样变。且结节一般不相融合，孤立存在。

**4** 自觉剧烈瘙痒，夜间及精神紧张尤甚。

**5** 可伴有昆虫叮咬史。

## 四、药浴治疗

❖ 顽湿聚结药浴疗法根据患者皮损特点、病程、病情及体质不同而选取相应的治疗方法和相对应的方药。

【常用中药】苦参、徐长卿、两面针、川楝子、槟榔、蛇床子、野菊花、紫花地丁、桑白皮、夏枯草、大黄、甘草。

【处方】苦参、徐长卿、两面针、川楝子、槟榔、蛇床子、野菊花、紫花地丁、桑白皮、夏枯草、大黄各10g，甘草6g。

【治则】清热解毒，消肿散结，杀虫止痒。

【药浴方法】

❶ 中药浸浴：适用于皮损局限或泛发者。

操作：上述药物加水煎煮，文火连续煎煮2次，滤出5L中药药液，将药液倒入浴桶或浴缸内，加50L左右温水，水温调至38～40℃；使患者躯体及四肢浸泡于药液中，每日1次，每次20分钟左右；室温控制在22℃以上。

❷ 中药汽疗：适用于皮损泛发于躯干、四肢者。

操作：治疗前30分钟预热舱温，取出煎药锅，加水1500～2000 ml，再置于加热盘上，在控制器上按加热器，当温度显示33℃时患者进入治疗室；可按上述方药配置熏蒸药液；在控制器上设定治疗温度（37～42℃）、治疗时间（15～20分钟）；治疗到达设定时间，协助患者出舱，擦干皮肤，涂抹保湿剂后更衣休息片刻再到室外，治疗可每日1次或隔日1次。

❸ 中药熏蒸：适用于皮损较为局限者。

操作：治疗前将煎煮好的药液倒入中药熏蒸仪中，加清水1000～1200ml，预热，达治疗温度后设置治疗时间（15～30分钟），将熏蒸治疗头对准皮损，调整距离，以不烫为宜，治疗结束后擦干皮肤，涂抹保湿剂后休息片刻再到室外，治疗可每日 1 次或隔日 1 次。

## 五、按语

结节性痒疹，是一种慢性、炎症性、瘙痒性皮肤病，以皮肤剧烈瘙痒和结节性损害为主要临床表现。结节性痒疹好发于四肢伸侧，尤以小腿伸面多见，表现为疣状结节性损害，伴剧烈瘙痒，严重影响患者生活质量，临床治疗困难。本病病因多与昆虫叮咬，胃肠功能紊乱，内分泌代谢障碍及神经、精神因素有关。中医称"马疥"或"顽湿聚结"。中医认为本病多是风邪外侵皮肤，湿邪内蕴，致使风湿之邪凝聚成毒，气血凝滞运行不畅，形成结节作痒或被毒虫叮咬，毒汁蕴结为毒所致。中医辨证为风湿毒蕴证和气滞血瘀证。风湿毒蕴证辨证要点为皮损表面粗糙，色暗红，瘙痒剧烈，部分抓破结痂，舌淡红，苔白或白腻，脉滑，以全蝎方合乌蛇祛风汤加减。气滞血瘀证皮损表面肥厚，色紫暗，瘙痒剧烈，夜间较重，舌暗红或淡紫，苔薄白或白腻，脉弦或涩，以加味逍遥丸合桂枝茯苓丸加减。若皮损肥厚，明显色沉，可加用当归、丹参，严重者可加大黄䗪虫丸；若大便干燥者加大黄。

结节性痒疹病情顽固，中西医结合，内外并治，有利于提高疗效。中医外治疗法包括火针、火罐、走罐、中药熏蒸、中药汽疗、中药封包等。其中，中药熏蒸仪产生的药物蒸汽作用于皮肤，使药物迅速透过皮肤直达病灶。汽疗或熏蒸的温热刺激引起人体血管扩张，促进血液循环和淋巴循环，加速腠理发泄，使气血运行通畅，机体代谢和组织再生能力增强，有利于药物的吸收。中药药浴治疗完毕后，给予外用药膏、中药封包、窄谱中波紫外线照射等治疗，有利于提高治疗效果。

## 六、注意事项

- 忌食各种辛辣刺激性食物和肥甘厚腻食物，禁酒，不进食浓茶、浓咖啡等饮料。
- 中药熏洗过程中，注意与蒸汽之间保持一定距离，避免烫伤。
- 如合并严重的心脑血管疾病、神经精神系统疾病、出血倾向及体质较虚弱、饥饿者，或女性处于经期、孕期等均不宜选择浸浴疗法。
- 对于需全身药浴治疗情况，注意保持环境通风，外界环境温度不能过低，避免受凉感冒；同时应注意补充液体，避免出现脱液现象。
- 防止蚊虫叮咬。

# 第四节　痒疹

## 一、定义

痒疹是一组急性或慢性炎症性皮肤病的总称。其主要损害为风团样丘疹、结节和继发性皮疹，奇痒难忍。本病与古代中医文献中"粟疮"的论述相似。西医称痒疹。

## 二、病因病机

本病或因外感风、湿、热等外邪，聚结于肌肤；或因饮食不节，脏腑功能失调，湿热内生，日久则生热化火，伤阴耗血，血燥生风，肌肤失养，而致本病。

## 三、诊断要点

① 皮疹多为红斑、丘疹、结节损害。

② 对称孤立发生，好发四肢伸侧，尤以上肢明显。

③ 伴剧烈瘙痒。痒疹初期，皮损表现为多发红色丘疹，或搔抓糜烂。

## 四、药浴治疗

❖ **淡红色样丘疹为主，剧痒抓痕多，血痂或伴有水疱、脓疱。**

【常用中药】黄柏、苦参、地肤子、蛇床子、金银花、地榆、地骨皮、荆芥、白鲜皮等。

【处方】苦参 60g，地肤子 30g，白鲜皮 40g，蛇床子 40g，鹤虱 30g，大风子 20g，露蜂房 15g，川大黄 20g，生杏仁 15g，枯矾 15g，黄柏 15g。

【治则】清热除湿，祛风止痒。

【药浴方法】

中药熏蒸：治疗前将煎煮好的药液倒入中药熏蒸仪中，加清水 1000 ~ 1200ml，预热，达治疗温度后设置治疗时间 30 分钟，将熏蒸治疗头对准皮损，调整距离，以不烫为宜，治疗结束后擦干皮肤，涂抹保湿剂后休息片刻再到室外，治疗可每日 1 次或隔日 1 次。

❖ **痒疹病程日久，皮疹为坚实的丘疹，皮肤粗糙肥厚，苔藓样变。**

【常用中药】红花、三棱、莪术、鸡血藤、楮桃叶、徐长卿、紫草、侧柏叶、透骨草等。

【处方】土茯苓 50g，苦参 50g，萆薢 50g，地肤子 50g，蛇床子 30g，黄柏 50g，萹蓄 30g，白鲜皮 50g，白蒺藜 30g，皂角刺 30g，三棱 30g，莪术 30g。

【治则】活血化瘀除湿，疏风散结止痒。

【药浴方法】

中药熏蒸：治疗前将煎煮好的药液倒入中药熏蒸仪中，加清水 1000～1200ml，预热，达治疗温度后设置治疗时间 20 分钟，将熏蒸治疗头对准皮损，调整距离，以不烫为宜，治疗可每日 2～3 次。

## 五、按语

痒疹是一组伴有瘙痒的炎症性皮肤病，以风团样丘疹、结节，自觉剧烈瘙痒为临床特征。好发于四肢伸侧，可泛发全身，以儿童及中年妇女多见。临床分为小儿痒疹和成人痒疹。本病病因病机包括外邪侵袭，饮食不节，情志内伤及禀赋不耐。中医按风湿热、阴虚血燥、血瘀生风三证辨证论治。治疗上，初期多属风湿热证，治以清热燥湿、祛风止痒；病程日久，辨证为阴虚血燥或血瘀生风，则治以滋阴养血或活血化瘀，兼祛风止痒。治疗上应注意寻找可能的病因，治疗原发疾病。西医治疗通常采用口服抗组胺药物，外用糖皮质激素乳膏及止痒剂，病情较重者可系统应用糖皮质激素。痒疹中医外治法包括药浴疗法、中药外用、针灸、拔罐、梅花针等。内治与外治相结合，有利于提高治疗效果。

## 六、注意事项

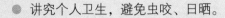

- 讲究个人卫生，避免虫咬、日晒。
- 嘱患者注意生活的节律，保证充足的睡眠与休息，保持精神和情绪的稳定。避免搔抓。
- 中药熏洗过程中，注意与蒸汽之间保持一定距离，避免烫伤。

## 参考文献

[1] 李元文，李楠.皮肤瘙痒症中医治疗专家共识[J].中国中西医结合皮肤性病学杂志，2017，16（2）：189-190.

[2] 邵佳，章莉，高宜云，等.自拟中药熏蒸方联合盐酸多塞平乳膏治疗外阴神经性皮炎疗效观察[J].中医临床研究，2017，9（16）：68-69.

[3] 吴波,程孝顶,夏丹,等.参卿止痒方汽疗联合西药治疗结节性痒疹70例[J].中国中西医结合皮肤性病学杂志，2014，13（2）：106-107.

[4] 蒲晓英，王尚兰，陈晓霞，等.中药熏蒸治疗痒疹46例疗效观察[J].四川医学，2006（12）：1289-1290.

[5] 马建国.外洗治结节性痒疹[N].中国中医药报，2013.

# 第十章 10 物理性皮肤病

## 第一节　冻疮（冻伤）

### 一、定义

冻疮是指人体受寒邪侵袭所引起的损伤。本病多见儿童、妇女及末梢血液循环不良者，经常在寒冷环境工作的人员容易患本病。古代中医文献中有"冻风""冻裂"等名称，好发于体表暴露的部位，如手、足、耳、鼻、颜面等，又称为"水浸手""水浸足""战壕足""冻烂疮"等。相当于西医的冻伤。

### 二、病因病机

本病乃因素体气血虚弱，复感外寒，导致寒凝肌肤，经脉阻塞，气血凝滞而成。本病轻浅者，仅为皮肤络脉气血凝滞，成肿为斑；重者，肌肉脉络气血凝滞不通，复感邪毒，寒极化热，热盛肉腐而溃。

### 三、诊断要点

① 发病季节明显，有受冻与寒冷史。

**②** 皮损为局限性紫红色水肿性斑，好发于身体末梢部位，对称分布。

**③** 局部胀痒，遇热后加重，溃烂后疼痛。

**④** 经过缓慢，天暖自愈，易于复发。

## 四、药浴治疗

❖ 皮损表现为局部瘀阻性充血性紫红色水肿性红斑，境界不清，中央青紫色，边缘呈鲜红色，触之冰冷，压之褪色，去压后缓缓恢复红色。严重者可见水疱、血疱，破溃后形成溃疡。自觉麻木、胀感、瘙痒，遇热加重。舌质淡，脉细。

【常用中药】桂枝、川椒、艾叶、朴硝、干姜、乌梅、丝瓜络、冰片等。

【处方】桂枝、川椒、艾叶、朴硝（冲）各15g，干姜、乌梅、丝瓜络各12g，冰片（冲）3g。手指冰冷者，加细辛；痒痛者或红肿甚者，加白芷、明矾；溃破、脓痂者，加白芷；皲裂者加醋。

【治则】温经散寒通络。

【药浴方法】

先将朴硝、冰片放入面盆内，余药用水煎15分钟，取药汁1500ml左右（具体视冻疮面积、部位定）冲倒入面盆中，将朴硝、冰片溶化搅匀，然后将药渣中的丝瓜络取出，用药液趁热浸泡冻疮患处，至药液凉却为度。每日1剂，可反复加热使用2～4次。

❖ 皮损表现为溃烂渗液或紫暗干塌，久不收口。素体阳虚，形寒肢冷，畏寒神倦。受寒邪外侵后，更是肢末厥冷，麻木疼痛，舌暗淡，脉细。

【常用中药】红花、川椒、桂枝、生地黄等。

【处方】红花 15g，川椒、桂枝、生地黄各 30g。溃烂渗出者，加五倍子 30g，白及 25g，地榆 20g。

【治则】散寒止痛，活血通经。

【药浴方法】

将药物水煎 20 分钟，取液，趁热熏蒸，再浸泡（药温约 37℃）患处，每次 20 分钟，每日 3 次，9 日为 1 个疗程。破溃成脓者清创后，仅用药液清洗患处。每 3 日 1 次。

❖ **皮损表现创面溃烂流脓血，红赤肿痛。兼见身热、口干、小便黄，大便干。舌红苔黄，脉数。**

【常用中药】马齿苋等。

【处方】马齿苋 60g。痛甚加乳香、没药各 10g；溃烂加地丁、蒲公英各 15g。

【治则】清热解毒，凉血止痛。

【药浴方法】

将药物水煎 20 分钟，取液熏洗浸泡患处，每日 3 ～ 4 次，每日 1 剂。


## 五、按语

冻疮是机体受到寒冷侵袭后，发生在末梢部位的局限性红斑炎症性疾病。临床表现以四肢末梢及暴露部位出现的紫红色肿块、水疱、溃疡等为特征，皮温低。由于本病发生主要是受寒邪侵袭，有冷冻史，故中医谓之"冻疮"。现代中医认为本病总因寒冷伤于皮肉，结于血脉，阳气失却温通，以致气血凝滞所致。易反复发作，中药药浴可减少疾病的复发。

## 六、注意事项

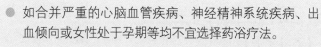

- 如合并严重的心脑血管疾病、神经精神系统疾病、出血倾向或女性处于孕期等均不宜选择药浴疗法。
- 患者在药浴过程中需注意避免过度擦洗皮损，防止出血继发感染。
- 破溃成脓的患者应先清创后再用药液泡洗。
- 药浴过程中应注意水温，避免烫伤。

# 第二节　肉刺（鸡眼）

## 一、定义

肉刺是足部皮肤长期受挤压或摩擦而致的角质增生物，皮损淡黄色或深黄色，根陷肉里，顶起硬凸，中褐边淡，形似鸡的眼珠，故名。本病好发于跖部或趾侧，多见于穿着紧窄鞋靴，长期行路或足部畸形者。相当于西医的鸡眼（彩插图 27）。

## 二、病因病机

本病多因穿着紧窄鞋靴长期站立或远行，或足骨高突，使局部长时间受压或摩擦而致气血运行不畅，瘀阻日久，皮肤失养而成。

## 三、诊断要点

**①** 好发于跖部或趾侧，多见于穿着紧窄鞋靴、长期行走或站立，或足部畸形者。

**②** 皮损为境界清晰的淡黄色、深黄色圆形、椭圆形角化过度，绿豆至蚕豆大，平于皮面或略高于皮面，表面光滑有皮纹，质坚实，削去外层则可见到致密的核心向下楔入真皮，恰似倒置的圆锥。

**③** 局部受压时可引起明显的疼痛，甚至呈切割样、顶撞样锐痛。

**④** 发生于两趾间的损害由于汗浸渍，表面变软呈白色，故又称软鸡眼；而发生在趾背、趾侧的损害表面角化明显的称硬鸡眼；在有骨刺的部位常出现顽固性鸡眼。

## 四、药浴治疗

❖ 皮损表现为境界清楚的淡黄色、深黄色圆锥形角质增生。表面光滑有皮纹，削去外层角质，可见致密核心尖端向内成鸡眼状。行走及压迫时可伴有剧烈疼痛。

【常用中药】陈皮、金毛狗脊、威灵仙、地肤子、红花等。

【处方】陈皮 15g，金毛狗脊、威灵仙、地肤子各 30g，红花10g。

【治则】理气通络。

【药浴方法】

药物煎水，每天热泡患处 30 分钟，每日 2 次，每剂药可浸泡4 次。

## 五、按语

鸡眼是皮肤局部长期受压或摩擦而引起的局限性圆锥状角质增

生性损害。临床上以倒圆锥状嵌入真皮的淡黄色角质栓为特征，行走时可发生顶撞样痛。历代中医对本病均有描述，《外台秘要》首先提出本病的外治法："好薄刮之……以黑木耳取贴之，自消烂。"《证治准绳》记载："肉刺者，生于足趾间，形如硬胝，与肉相附，隐痛成刺，由鞋履急窄，相磨而成。"中药药浴疗法在本病的外治疗法中具有一定的优势：一方面可软化角质；另一方面可改善血液循环、调节机体新陈代谢。

## 六、注意事项

- 如合并严重的心脑血管疾病、神经精神系统疾病、出血倾向及女性处于孕期等均不宜选择浸浴疗法。
- 药浴时应注意水温，避免烫伤。

# 第三节　席疮（压疮）

## 一、定义

席疮是一种因长期卧床，躯体长期受压或摩擦，导致皮肤破损而形成的难愈性溃疡。好发于尾骶、足跟、肩胛等骨骼突出，容易受压和摩擦的部位，皮肤破损，创口经久不愈。古代中医文献又称之为"压疮""恶肉""腐肉"等。相当于西医的压疮（彩插图28）。

## 二、病因病机

本病多因素体气血虚弱，运行不畅，不能濡养肌肤，加之局部长期受压、摩擦，日久缺血坏死破溃成疮。

## 三、诊断要点

**①** 多见于久病卧床患者，如外伤性瘫痪、中风后遗症等。

**②** 好发于骶骨、坐骨结节、肩胛等骨骼突出，容易受压和摩擦部位。

**③** 初期（红斑期）：局部受压出现红斑，初起为淡红色，逐渐变为暗紫；中期（水疱期）：局部出现水疱或皮损，皮下组织肿胀，出现硬结；后期（溃疡期）：局部受压部位变为暗褐色坏死皮肤，继则溃烂渗出少许脓液，疮面逐渐扩大，久不收口。

**④** 疼痛不明显甚至麻木不仁。

## 四、药浴治疗

❖ 皮损表现为局部色黑腐肉或溃烂，四周平塌晦暗。

【常用中药】黄柏、蒲公英、甘草等。

【处方】黄柏、蒲公英、甘草各 30g。

【治则】清热利湿解毒。

【药浴方法】

将药物水煎 20 分钟，外洗患处，每日 2 次，每日 1 剂。

## 五、按语

压疮是指因局部长期受压后影响血液循环，皮肤组织营养障碍而致的组织坏死。临床上以皮肤破溃、疮口经久不愈为特征。由于本病因久坐引起，故中医谓之"席疮"。《疡医大全》载："席疮乃久病着床之人，挨擦磨破而成。上而背脊，下而尾闾。"中医认为本病多因气血虚弱，运行不畅，不能营养肌肤，复以损擦摩破感染而成。本病病程较长，中药药浴疗法在本病的外治疗法中具有一定的优势，可改善血液循环、调节机体新陈代谢。

## 六、注意事项

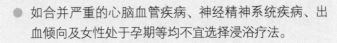

- 如合并严重的心脑血管疾病、神经精神系统疾病、出血倾向及女性处于孕期等均不宜选择浸浴疗法。
- 在治疗时应注意药液温度，避免烫伤。
- 如形成溃疡应先清创后再淋洗。

# 第四节　日光性皮炎

## 一、定义

日光性皮炎是由于强烈日光照射后在照射部位出现红斑、水肿、水疱和色素沉着、脱屑的一种急性炎症性皮肤病。属于古代中医文献中"日晒疮"范畴。本病相当于西医的日光性皮炎，又称日晒伤、晒斑、日光红斑、日光水肿（彩插图 29）。

## 二、病因病机

本病多因禀赋不耐，皮肤腠理不密，又遇阳光曝晒，毒热蕴结于皮肤，不得外泄而发。

## 三、诊断要点

① 多发于春夏季节。

② 有日光曝晒史。

③ 局部皮肤于日晒后出现境界清楚的红斑，颜色鲜红，严重者可出现水疱、破裂、糜烂；随后红斑颜色逐渐变暗、脱屑，留有色素沉着或减退。

④ 自觉烧灼感或刺痛感，常影响睡眠。

⑤ 个别患者可伴发眼结膜充血、眼睑水肿；日晒面积广时，可引起发热、畏寒、头痛、乏力、恶心等全身症状。

## 四、药浴治疗

❖ 皮损表现为局部皮肤红斑、少数细小丘疹。自觉灼热、疼痛感。重者伴身热、头痛、乏力、口干渴、溲短赤、舌红苔薄，脉数。

【常用中药】紫花地丁、金银花等。

【处方】紫花地丁、金银花各 30g。伴有目赤红肿者加野菊花；伴有身热口渴者加桑叶、天花粉、芦根。

【治则】解毒消肿。

【药浴方法】

将药物水煎 20 分钟，外洗患处，每日 2 次，每日 1 剂。

❖ 皮损表现为局部皮肤红斑或水疱，或糜烂渗液。烧灼疼痛，恶心纳差、头晕乏力、舌红苔黄或黄腻，脉滑数。

【常用中药】生地黄、地榆、马齿苋等。

【处方】生地黄、地榆、马齿苋各 30g。伴糜烂渗出明显者加苍术、大腹皮；热盛加黄连、黄芩、紫花地丁。

【治则】清热除湿，凉血解毒。

【药浴方法】

加水 2000ml，浸泡 20 分钟后煎汁 1000ml，待药汁温度降至 50℃左右时，先熏后洗患处 30 分钟，每日 3 次，每日 1 剂。

## 五、按语

日光性皮炎是由于强烈日光照射局部而出现的急性光毒性皮肤病。本病以暴晒部位出现红斑、水肿、水疱为临床特征，自觉灼热、瘙痒、刺痛。《外科启玄》记载："二伏炎天，勤苦之人，劳于工作，不惜身命，受酷日晒曝，先疼后破而成疮者，非血气所生也。"中医认为本病因禀赋不耐，血热内蕴，皮毛腠理失固，复因阳光暴晒，毒热蕴郁肌肤，不得宣泄而发。而中药药浴疗法在本病的外治疗法中具有一定的优势，可减少疾病的复发。

## 六、注意事项

- 如合并严重的心脑血管疾病、神经精神系统疾病、出血倾向，或女性处于经期、孕期等均不宜选择浸浴疗法。
- 治疗过程中需注意避免因瘙痒过度擦洗，防止出血继发感染。
- 全身药浴时应避免药液没过心脏导致胸闷等不适症状。
- 年老体弱的患者药浴时需有人陪护。

# 第五节　多形性日光疹

## 一、定义

多形性日光疹为反复发作的慢性多形性光感性皮肤疾病。以红斑、丘疹、结节、水疱、糜烂、结痂、落屑或苔藓样变等多形损害为特征。本病与日光性皮炎均归属于中医学"日晒疮"范畴（彩插图30）。

## 二、病因病机

本病多由素体禀赋不耐，腠理不密，不能耐受日光暴晒，阳毒外侵，灼伤皮肤而发。

## 三、诊断要点

**①** 青年女性易发。发病与季节有关，春夏症状加重，秋冬自行减退或消退，次年又可复发。

**②** 好发于暴露部位，受累部位依次为颈下 V 形区、前臂伸侧和手背、上肢、面部、肩胛、股和下肢。

**③** 皮疹多形性，常于日晒后 2 小时 ~ 5 天间局部皮肤烧灼感或瘙痒，数日后发疹，损害有红斑、丘疹、结节、水疱、糜烂、结痂、落屑或苔藓样变等。

**④** 一般反复发作数月乃至数十年。

## 四、药浴治疗

❖ 皮损表现为红色或暗红色斑或稍隆起的浸润性斑块，浸润肥厚呈苔藓化，消退后遗留色素沉着，自觉剧痒。舌红，苔薄黄，脉弦数。

【常用中药】马齿苋、黄柏、生地榆等。

【处方】马齿苋、黄柏、生地榆各 60g。斑块红甚者加野菊花、生地黄各 15g。

【治则】凉血解毒。

【药浴方法】

用纱布袋装封以上诸药，加水 2000ml，先浸泡 1 小时，再煎煮 20 分钟，先熏后洗，每次 30 分钟，每日 3 次，10 天为 1 个疗程，每剂外用药可使用 2～3 天，次日再用前药，须加温煮沸冷却后方可使用。

❖ 皮损表现为大小不等境界清楚的红色、暗红色浮肿性斑丘疹，似虹膜样，消退后遗留色素沉着。舌红，苔薄黄，脉浮数。

【常用中药】金银花、蒲公英、防风、牛蒡子、薄荷、白鲜皮、地肤子、苦参、紫草、牡丹皮、生甘草等。

【处方】金银花 30g，蒲公英、牛蒡子、白鲜皮、地肤子、紫草各 15g，防风 12g，苦参、牡丹皮各 10g，薄荷、生甘草各 6g。

【治则】清热解毒，祛风止痒。

【药浴方法】

上药加水 1500ml，煎 15 分钟，待温后洗患处，每日 1 剂，5 剂为 1 个疗程。

❖ 皮损表现为局部浮肿明显，其表面可见密集的丘疹水疱糜烂、结痂及脱屑，如湿疹样外观，自觉瘙痒。

【常用中药】蒲公英、野菊花、黄连、黄柏等。

【处方】蒲公英、野菊花各 50g，黄连、黄柏各 30g。

【治则】清热除湿。

【药浴方法】

将药物水煎 20 分钟，外洗患处，每日 2 次，每日 1 剂。

## 五、按语

多形性日光疹，是一种因日光照晒后所引起的慢性光感性皮肤病。临床上以暴露部位出现多形性皮疹为特点，自觉瘙痒、灼热、易反复发作。《外科启玄》记载："三伏炎天，勤苦之人，劳于工作，不惜身命，受酷日晒曝，先疼后破而成疮者，非血气所生也。"中医认为本病因禀赋不耐，血热内蕴，皮毛腠理失固，复因阳光暴晒，毒热蕴郁肌肤，不得宣泄而发。本病病程易反复发作，中药药浴法在本病的外治疗法中具有一定的优势。可减少疾病的复发。

## 六、注意事项

- 如合并严重的心脑血管疾病、神经精神系统疾病、出血倾向或女性处于经期、孕期等均不宜选择浸浴疗法。
- 治疗过程中需注意避免因瘙痒过度擦洗，防止出血继发感染。
- 对于需全身药浴治疗的情况，注意保持环境通风，外界环境温度不能过低，避免受凉感冒；同时应主要补充液体，避免出现脱液现象。
- 全身药浴时应避免药液没过心脏导致胸闷等不适症状。
- 年老体弱的患者药浴时需有人陪护。

# 第六节  皲裂疮（手足皲裂）

## 一、定义

皲裂疮是一种主要发生于秋冬季的手足干燥和裂开的常见皮肤疾病。主要表现为手掌、足跖部皮肤增厚、干燥、粗糙、皲裂等。中医学又称之为"皴裂疮""裂口疮""干裂疮"等。相当于西医的手足皲裂（彩插图 31）。

## 二、病因病机

本病主要是由于素体肌热，而骤被风寒燥冷所伤，导致血脉阻滞，肌肤失于濡养，燥胜枯槁而成；或素体血虚，复因局部经常摩擦，致肌肤破裂，或水湿、外毒浸渍而成。

## 三、诊断要点

**①** 多发于秋冬之季。

**②** 常见于成人，尤其好发于工人、农民、渔民及某些行业（如饮食、理发等）的服务员等。

**③** 皮损发生于手掌、足跖部。

**④** 表现为皮肤粗糙、干燥，甚者出现皲裂，或出血、疼痛。

## 四、药浴治疗

❖ 皮损表现为皮肤干燥，掌跖角化过度，增厚，皲裂疼痛，出血，舌质暗红，苔薄白，脉细缓涩。

【常用中药】黄芪、生地黄、熟地黄、当归、川芎、麦冬、刺蒺藜、首乌藤、白芍、桂枝、甘草等。

【处方】黄芪、生地黄、熟地黄各15g，当归、川芎、麦冬各12g，刺蒺藜、首乌藤各30g，白芍、桂枝各10g，甘草9g。伴浅表真菌感染者加地肤子、皂角刺各30g。

【治则】调和气血，养血润肤。

【药浴方法】

水煎，用第3煎，取液，浸泡患处20～30分钟。每日2次，10日为1个疗程，每日1剂。

## 五、按语

手足皲裂是多种原因引起的手足部皮肤干燥粗糙，继而出现裂口的一种皮肤病。临床上以手足部皮肤干燥、肥厚、出现裂口为特征，自觉疼痛。《诸病源候论》称"手足皲裂"，"皲裂者，肌肉破也，言冬时触冒风寒，手足破，故谓之皲裂"。中医认为本病多因风寒燥冻，热肌腠受所逼，以致血脉阻滞，肌肤失养所致。本病病程多慢性，中药药浴可起到养血润肤的作用。

## 六、注意事项

- 如合并严重的心脑血管疾病、神经精神系统疾病、或女性处于孕期等均不宜选择浸泡疗法。
- 患者浸泡治疗过程中需注意避免过度擦洗皮屑，防止出血继发感染。
- 注意药液温度，避免引起烫伤。

# 第七节　胼胝

## 一、定义

胼胝是皮肤局部长期受压或摩擦而引起的局限性扁平状角质增生性损害。本病好发于掌跖，临床上以局限性黄色片状角质增厚的斑块为特征，自觉症状不明显，严重时有压痛。中医又谓之"牛程蹇"。相当于西医的胼胝。

## 二、病因病机

本病主要是由局部皮肤长期受压、摩擦，以致气血运行不畅，肌肤失养，渐致涩厚而成。

## 三、诊断要点

**①** 皮损为境界不清、黄色、扁平或丘状隆起、局限性增厚的角质板，中央较厚，边缘较薄，质硬，光滑，半透明，严重者有皲裂形成。

**②** 本病常对称发生于手足，足畸形者、有咬指癣的儿童及体力劳动者多见。

**③** 一般起病缓慢，无自觉症状，严重时可有压痛。

## 四、药浴治疗

❖皮损表现为蜡黄色限局性扁平增生性斑块。中央略厚隆起皮面，边缘较薄，质硬，稍透明，皮纹明显。

【常用中药】金毛狗脊、白鲜皮、地肤子、紫草等。

【处方】金毛狗脊、白鲜皮、地肤子各30g，紫草10g。

【治则】清热解毒通络。

【药浴方法】

煎水，每日热泡患处30分钟，每日2次，每剂药可浸泡3～4次。

【常用中药】狗脊、陈皮、细辛、香附等。

【处方】狗脊、香附各15g，陈皮10g，细辛3g。

【治则】理气祛风通络。

【药浴方法】

将上药加入300ml水中煎汁，待药汁温度降至50℃左右时，泡洗患处20～30分钟，每日2次。


## 五、按语

胼胝是皮肤局部长期受压或摩擦而引起的局限性扁平状角质增生性损害。本病好发于掌跖，临床上以局限性黄色片状角质增厚的斑块为特征，自觉症状不明显，严重时有压痛。中医又谓之"牛程蹇"。相当于西医的胼胝。中医认为本病主要是由局部皮肤长期受压、摩擦，以致气血运行不畅，肌肤失养，渐致涩厚而成。本病病程缓慢，中药药浴可缩短疗程。


## 六、注意事项

● 如合并严重的心脑血管疾病、神经精神系统疾病、出血倾向或女性处于孕期等均不宜选择药浴疗法。

● 药浴过程中应注意水温避免烫伤。

# 参考文献

[1] 马绍尧，现代中医皮肤性病学 [M]. 上海：上海浦江教育出版社，2004.

[2] 范瑞强，邓丙戌，杨志波 . 中医皮肤性病学（临床版）[M]. 北京：科学技术文献出版社，2010.

[3] 刘巧 . 中西医结合皮肤病治疗学 [M]，北京：人民军医出版社，2014.

[4] 敏涛，时序 . 皮肤性病验方精编 [M]，广东：广东科技出版社 .

[5] 马绍尧 . 现代中医皮肤性病学 [M]. 上海：上海浦江教育出版社，2004.

# 第十一章 11 动物性皮肤病

## 第一节　疥疮

### 一、定义

疥疮是由疥虫（疥螨）寄生在人体皮肤所引起的一种接触传染性皮肤病。其特点是皮肤皱褶处隧道、丘疹、水疱、结节，夜间剧痒，可找到疥虫，其传染性很强。古代中医文献称之为"湿疥""脓窝疥""干疤疥""虫疥""癞疥"等。本病西医亦称为疥疮（彩插图 32）。

### 二、病因病机

本病多因湿热内蕴，虫毒侵袭，郁于皮肤所致。

### 三、诊断要点

❶ 有与疥疮患者接触史，常在家庭或在集体生活的人群中传播。

❷ 好发于皮肤薄嫩或褶皱处。

❸ 皮疹主要为散在分布的红色小丘疹、丘疱疹、隧道、结节。

④ 自觉剧痒，遇热或夜晚加剧。　⑤ 镜检可查出疥虫或虫卵。

## 四、药浴治疗

❖ 皮损表现为散在分布的红色丘疹，丘疱疹，针头大小水疱，渗液，结痂，痒甚。伴口干思饮，心烦易怒，便干溲赤，舌质红，苔黄腻，脉滑数。

① 疥疮，有红色丘疱疹，水疱，伴渗出者

【常用中药】百部、蛇床子、川楝子、草乌等。

【处方】百部 100g，蛇床子、川楝子各 60g，草乌 30g。

【治则】清热燥湿，杀虫止痒。

【药浴方法】

将药物加水 2L，先浸泡 30 分钟，后用文火煎沸 20 分钟，取汁 800ml，加入开水适量，待水温适宜后浸泡全身 30 分钟，拭干即可。每天 1 剂，每天 1 次，连用 3 天为 1 个疗程。

② 疥疮，红色丘疱疹未破损者。

【常用中药】苦楝皮、百部、枯矾等。

【处方】苦楝皮 50g，百部 30g，枯矾 15g。

【治则】清热解毒，杀虫止痒。

【药浴方法】

将药物煎取浓汁，先熏蒸患处，水稍温后，再直接外洗患处，热度以耐受力而定。每日 2 次，每次 15 分钟。

③ 疥疮见糜烂面者

【常用中药】防风、防己、钩藤、地肤子、川楝皮、苦参、黄柏、百部、白鲜皮、川椒、皂刺等。

【处方】防风、防己、钩藤、地肤子、川楝皮各 15g，苦参、黄柏、百部、白鲜皮各 30g，川椒 6g，皂刺 5g。

【治则】清热除湿，杀虫止痒。

【药浴方法】

将药物加水 2500g，浸泡 6 小时，小火煎 30 分钟，滤液熏洗 20 分钟，在熏洗后再进行局部湿热敷，每次 20 分钟，连续进行 5～6 次，5 天为 1 个疗程。

❖ 皮损表现为外阴或腋窝、腹股沟等部位伴有黄豆大小，暗红色小结节、口干口苦、烦躁，舌红苔薄黄，脉弦。

【常用中药】藜芦、大风子、蛇床子、硫黄、川椒、皂刺、刺蒺藜等。

【处方】藜芦、大风子、蛇床子、硫黄、皂刺、刺蒺藜各 30g，川椒 10g。

【治则】杀虫止痒，消肿托毒。

【药浴方法】

将药物加水 4000ml，煎至 3000ml，将药液外洗患处，温度适宜，每次 20 分钟，每日 2 次。

❖ 皮损表现为针头大小丘疹、脱屑、抓痕，瘙痒明显，全身皮肤干燥。伴气短乏力、面色苍白，舌质淡苔白，脉细无力，辨证为疥疮血虚证。

【常用中药】川椒、牙皂、大风子、艾叶、百部等。

【处方】川椒、艾叶各 20g，牙皂、大风子、百部各 30g。

【治则】养血润燥，祛风杀虫。

【药浴方法】

将药加清水煎煮，过滤去渣洗浴患处。每日 2 次，每次 15 分钟。

## 五、按语

疥疮是一种由疥螨引起的接触性传染性皮肤病。临床以皮肤皱褶部位发生丘疱疹、水疱伴奇痒，夜间尤盛，传染性大，易造成家庭集体流行为特征。中医认为疥疮的形成除接触"虫"外，与风湿热蕴结有关。为虫毒湿热相搏，结聚肌肤而成。本病病程慢性，中药药浴可起到杀虫止痒的功效，缩短病程。

## 六、注意事项

- 如合并严重的心脑血管疾病、神经精神系统疾病、出血倾向及体质较虚弱、饥饿者，或女性处于经期、孕期等均不宜选择浸浴疗法。

- 患者药浴过程中需注意因瘙痒过度擦洗，防止出血继发感染。

- 对于需全身药浴治疗情况，注意保持环境通风，外界环境温度不能过低，避免受凉感冒；同时应主要补充液体，避免出现脱液现象。

- 全身药浴应注意药液不应没过心脏，防止胸闷。

- 老年患者药浴应有家属陪同。

- 有家人一起感染的要同时治疗。

# 第二节 隐翅虫皮炎

## 一、定义

隐翅虫皮炎是一种由于隐翅虫的虫体内强酸性毒液或分泌物刺激皮肤引起的皮炎。当隐翅虫附着人体皮肤，被拍打或压碎后，其体内的强酸性毒液黏附皮肤产生损害，以水肿性红斑、丘疹、水疱等损害为主。本病属于中医学"虫毒"或"毒虫咬伤"范畴（彩插图33）。

## 二、病因病机

本病多因虫毒侵袭，滞留肌肤，郁而化湿生热，湿热蕴结于肌肤所致。

## 三、诊断要点

❶ 本病好发于夏秋季，以面、颈、躯干、四肢等暴露部位多见。

❷ 皮损为条索状、点状或斑片状的水肿性红斑、丘疹、水疱或脓疱，常伴附近淋巴结肿大。

❸ 自觉瘙痒、灼痛，重者可出现剧痛。

❹ 反应剧烈或范围较大者可出现发热等全身症状。

❺ 1周左右逐渐干燥，结痂脱落而愈，留有暂时性色素沉着斑。

## 四、药浴治疗

❖ 皮损表现为暴露部位皮肤见条状水肿红斑，上有密集针尖大小脓疱，自觉灼热疼痛。伴发热，溲赤，便秘，舌红苔黄，脉数。

（1）隐翅虫皮炎局部出现红斑皮炎反应者

【常用中药】鱼腥草、蒲公英、野菊花、紫草等。

【处方】鱼腥草、蒲公英、野菊花、紫草各30g。

【治则】清热解毒利湿。

【药浴方法】

将四味药物加水煮成药液，过滤取药汁倒入盆内，待温局部洗浴，每日2次，每次15～20分钟。

（2）隐翅虫皮炎见红肿灼痛甚者

【常用中药】黄柏、半枝莲、半边莲、野菊花、鲜马齿苋等。

【处方①】黄柏、半枝莲、野菊花各15g，鲜马齿苋60g。

【治则】清热除湿解毒。

【药浴方法】

将上药浓煎，过滤去渣洗浴患处，每次20分钟，每日1～2次。

【处方②】半边莲60g，黄柏9g。

【治则】清热解毒，燥湿止痒。

【药浴方法】

将药物煎水1000ml，过滤取药汁倒入盆内，待温局部洗浴后，另取6～8层纱布，蘸取药液，稍稍拧干，以拿起不滴水为度，敷于皮损处，每日2～3次。


## 五、按语

隐翅虫皮炎是皮肤接触隐翅虫毒素引起的一种皮肤炎症反应。临床主要表现为在身体露出部位突然发生的条索状、斑片状或点状红斑，表面水肿糜烂，上有密集性水疱、丘疹或脓疱，灼热，疼痛。中医认为本病主要是感受虫毒，郁而化热、生湿，湿热郁于肌肤所致。中药药浴可起到清热解毒的作用，联合使用可提高疗效，缩短病程。

## 六、注意事项

- 如合并严重的心脑血管疾病、神经精神系统疾病、出血倾向及体质较虚弱患者，或女性处于孕期等均不宜选择药浴疗法。
- 洗浴时应注意避免擦破皮损，防止继发感染。

# 第三节　虫咬皮炎

## 一、定义

虫咬皮炎是被致病虫类叮咬，接触其毒液或虫体的毒毛而引起的皮炎的总称。较常见的致病虫有蠓、螨、隐翅虫、刺毛虫、跳蚤、虱类、臭虫、蜂等。其临床特点因致病虫不同而各有差异，主要表现为皮肤上呈丘疹样风团，上覆针尖大小瘀点、丘疹或水疱，呈散在性分布。本病属于中医学"虫毒"范畴。西医亦称之为虫咬皮炎。

## 二、病因病机

本病多因夏、秋之季，诸虫繁生，虫喜叮咬人皮肤或以毒刺刺入，虫毒乘隙而入，郁而化热、生湿，郁阻于肌肤而发病。甚者入于营血，侵及脏腑而病情危重。

## 三、诊断要点

① 多发于夏秋季节。  ② 好发于暴露部位。

③ 皮损以丘疹、风团或瘀点为多见，亦可出现红斑、丘疱疹或水疱，皮损中央可见有刺吮点，散在分布或密集成片。  ④ 自觉有不同程度的瘙痒。

## 四、药浴治疗

❖ 螨虫皮炎：皮损表现为丘疹如粟，风团如云，瘙痒剧烈，夜不得寐。舌尖红，苔薄白，脉浮数或滑数。

【常用中药】苍耳子、透骨草、百部、白鲜皮、苦参、艾叶、薄荷、花椒等。

【处方】苍耳子、透骨草、百部、白鲜皮、苦参各 30g，艾叶、薄荷各 15g，花椒 10g。

【治则】清热解毒，杀虫止痒。

【药浴方法】

将药物加水 3L 煎煮，煮沸 20 分钟后，过滤取汁，将药液倒入浴盆内，然后洗浴全身 15 ~ 30 分钟，每日治疗 1 次。

❖ 桑毛虫皮炎：皮损表现为水肿性红斑、斑丘疹或风团，皮疹中心可见水疱或黑点，剧烈瘙痒，夜间尤甚。舌红，苔薄白微腻，脉滑数。

【常用中药】公丁香、薄荷脑等。

【处方】公丁香 30g，薄荷脑 5g。

【治则】除湿杀虫，止痒。

【药浴方法】

将公丁香研碎，加入95%乙醇750ml中浸泡3天，时常搅动，使药汁浸出为宜，然后用纱布过滤去渣，加入薄荷脑，装瓶密封。用橡皮胶布粘出刺入皮肤内的毒毛，然后用此药液局部外洗，每日2～3次。

❖ 松毛虫皮炎：皮损表现为水肿性红斑，或见风团，或见水疱、大疱，关节周围软组织肿胀、发红，疼痛剧烈，活动受限。低热，头痛，全身不适。舌质红，苔黄腻，脉滑数。

【常用中药】野菊花、蒲公英、苦参、百部、蛇床子、黄柏等。

【处方】野菊花、蒲公英、苦参、百部各30g，蛇床子、黄柏各15g。

【治则】清热除湿，通络止痛。

【药浴方法】

将药物加清水煎煮，过滤去渣洗浴患处。每次20分钟，每日两次。

❖ 钩虫皮炎：皮损表现为红色斑丘疹或风团，瘙痒剧烈，有的形成水疱或脓疱。若同时钻入的钩蚴较多，3～8天后可出现咳嗽、哮喘、发热等症状。哮喘发作时，痰内易找到钩蚴。1月后，可在大便中查到虫卵。舌红，苔黄或腻，脉数。

【常用中药】九里香、一枝黄花、丰蹄草、半边莲、毛麝香、漆大姑、了哥王、三桠苦、入地金牛、蛇总管等。

【处方】九里香、一枝黄花、丰蹄草、半边莲、毛麝香、漆大姑、了哥王、三桠苦、入地金牛、蛇总管各25g。

【治则】止痒消炎。

【药浴方法】

将以上 10 味药物研成粉末，混匀，置容器中，加入 60 度白酒 1000g，密封，浸泡 7 天后去渣。以瘙痒、糜烂和渗液为主的患者可用药酒外洗患处，每日 3～4 次；以肿痛为主的患者可用药渣外敷患处，每日 1 次。

❖ **虱病**：皮损表现为虱咬伤处有红斑、丘疹，瘙痒剧烈，伴抓痕、血痂、渗液，可出现在头部、四肢、躯干和阴部。

【常用中药】黄连、黄柏、大黄、苦参等。

【基本方药】黄连、黄柏、大黄、苦参各 30g。

【治则】解毒杀虫止痒。

【药浴方法】

将四味药物研末后加石碳酸 10ml，再加蒸馏水至 100ml，直接用药液外洗患处，每日 3～5 次。

## 五、按语

虫咬皮炎是被致病虫类叮咬，接触其毒液或虫体的毒毛而引起的皮炎的总称。临床特点因致病虫不同而各有差异，主要表现为皮肤上呈丘疹样风团，上覆针尖大小瘀点、丘疹或水疱，呈散在性分布。本病属于中医学"虫毒"范畴。中医认为本病多因夏、秋之季，诸虫繁生，虫喜叮咬人皮肤或以毒刺刺入，虫毒乘隙而入，郁而化热、生湿，郁阻于肌肤而发病。甚者入于营血，侵及脏腑而病情危重。中药药浴疗法在本病的外治疗法中具有一定的优势。可达到清热解毒，杀虫止痒等功效，并可调节机体新陈代谢。

## 六、注意事项

- 如合并严重的心脑血管疾病、神经精神系统疾病、出血倾向，或女性处于孕期等均不宜选择药浴疗法。
- 洗浴时应注意避免擦破皮损，防止继发感染。
- 洗浴时应注意药液温度适宜。

## 参考文献

[1] 刘巧.中西医结合皮肤病治疗学[M].北京：人民军医出版社，2014.
[2] 范瑞强，邓丙戌，杨志波.中医皮肤性病学（临床版）[M].北京：科学技术文献出版社，2010.
[3] 敏涛，时序.皮肤性病验方精编[M].广东：广东科技出版社.

# 第十二章 12 红斑鳞屑性皮肤病

## 第一节 白疕（银屑病）

### 一、定义

白疕是一种以红斑、丘疹、鳞屑为主要表现的慢性复发性炎症性皮肤病。其临床特点是在红斑基础上覆以多层银白色鳞屑，刮去鳞屑有薄膜及点状出血点。古代中医文献记载有"松皮癣""干癣""蛇虱""白壳疮"等病名。本病相当于西医的银屑病（彩插图34）。

### 二、病因病机

本病总因营血亏损，血热内蕴，化燥生风，肌肤失于濡养所致。初期多为风寒或风热之邪侵袭肌肤，以致营卫失和，气血不畅，阻于肌表；或兼湿热蕴积，外不能宣泄，内不能利导，阻于肌表而发。病久多为气血耗伤，血虚风燥，肌肤失养；或因营血不足，气血循行受阻，以致瘀阻肌表；或因禀赋不足，肝肾亏虚，冲任失调，营血亏损，而致本病。

## 三、诊断要点

**①** 红斑或丘疹上覆有厚层银白色鳞屑，抓之脱落，露出薄膜，刮之有出血点，即可诊断为寻常型银屑病。

**②** 有寻常型银屑病的皮疹，兼有密集米粒大小的脓疱，脓液培养无细菌生长，或伴有发热等全身症状，即为脓疱型银屑病。

**③** 有银屑病史或有皮疹，伴有关节炎症状，远端小关节症状明显，但类风湿因子阴性者，可诊断为关节病型银屑病。

**④** 全身皮肤弥漫性潮红、浸润肿胀，伴有大量脱屑，可见片状正常皮肤（皮岛），表浅淋巴结肿大，血白细胞计数增高，全身症状明显者，可诊断为红皮病型银屑病。

## 四、药浴治疗

❖ 皮损表现为颜色鲜红丘疹、斑丘疹或斑块，表面少许鳞屑者。

【常用中药】黄柏、苦参、虎杖、野菊花、蛇床子、蒲公英、千里光、白鲜皮等。

【处方】黄柏、苦参、虎杖各100g，野菊花、蛇床子、蒲公英、千里光各60g。

【治则】清热凉血，燥湿解毒。

【药浴方法】

**①** 中药湿敷：适用于皮疹鲜红，发疹迅速，皮疹较多者；或者颜面部、褶皱部位颜色鲜红皮疹者；也可适用于弥漫性潮红斑者，如红皮病型银屑病早期。

操作：用6～8层纱布（也可预先制成湿敷垫）浸入上药方熬制新鲜的药液中，温度在10～20℃为宜，待吸透药液后取出，拧至不滴水为度，随即敷于患处，务必使其与皮损紧密接触，每隔10

分钟更换 1 次湿敷纱布，每天 1 ~ 2 次。

❷ 中药浸浴：适用于皮疹鲜红且泛发，发疹速度较缓。

操作：上述药物加水煎煮，文火连续煎煮 2 次，滤出 5L 中药药液，将药液倒入浴桶或浴缸内，加 50L 左右温水，水温调至 38 ~ 40℃；使患者躯体及四肢浸泡于药液中，每日 1 次，每次 20 分钟左右；室温控制在 22℃以上。

❖ **皮损表现为淡红斑，干燥、脱屑或脱皮者。**

【常用药物】生地黄、当归、鸡血藤、地骨皮、徐长卿、刺蒺藜等。

【处方①】丹参、当归、赤芍、地肤子、蛇床子、白鲜皮、苦参各 30g。

【处方②】当归、鸡血藤、首乌藤、白蒺藜、透骨草、白鲜皮、地肤子、大皂角、楮桃叶各 60g，生艾叶 30g。

【治则】养血活血，润燥止痒。

【药浴方法】

❶ 中药浸浴：适用于全身弥漫性淡红斑，伴或不伴大片脱皮者，如红皮病型银屑病后期或泛发性脓疱型银屑病后期；也可适用于部分局部红斑伴大片脱皮者，如掌跖脓疱病后期。

操作：上述药物加水煎煮，文火连续煎煮 2 次，滤出 5L 中药药液，将药液倒入浴桶或浴缸内，加 50L 左右温水，水温调至 38 ~ 40℃；使患者躯体及四肢浸泡于药液中，每日 1 次，每次 20 分钟左右；室温控制在 22℃以上。

❷ 中药熏蒸：适用于全身干燥脱屑较多、面积较大者。

操作：治疗前 30 分钟预热舱温，取出煎药锅，加水 1500 ~ 2000ml，再置于加热盘上，在控制器上按加热器，当温度显示 33℃

时患者进入治疗室；可按上述方药配置熏蒸药液；在控制器上设定治疗温度（37～42℃）、治疗时间（15～20分钟）；治疗到达设定时间，协助患者出舱，擦干皮肤，涂抹保湿剂后更衣休息片刻再到室外，治疗可每日1次或隔日1次。

❸ 中药熏洗：适用于皮损干燥、脱屑但较为局限者。

操作：将上述方药煎煮的药液煮沸倒入容器，使药物蒸汽作用于患处；待药液温度降至38～40℃左右时，加入适量温水，再浸泡患处，每次熏洗20～30分钟，以适度出汗为宜，每日1次。

### ❖ 皮损表现为肥厚性斑块、鳞屑较多者。

【常用中药】红花、三棱、莪术、鸡血藤、楮桃叶、徐长卿、紫草、侧柏叶等。

【处方】楮桃叶、侧柏叶各150g，徐长卿100g，红花、槐花、紫草各30g。

【治则】活血化瘀，解毒通络。

【药浴方法】

❶ 中药浸浴：适用于皮损肥厚且泛发，鳞屑较多者。

操作：上述药物加水煎煮，文火连续煎煮2次，滤出5L中药药液，将药液倒入浴桶或浴缸内，加50L左右温水，水温调至38～40℃；使患者躯体及四肢浸泡于药液中，每日1次，每次20分钟左右；室温控制在22℃以上。

❷ 中药熏蒸：适用于皮损肥厚浸润明显，呈大斑块或蛎壳状；皮损泛发者可采用中药汽疗仪进行治疗。

操作：治疗前30分钟预热舱温，取出煎药锅，加水1500～2000 ml，再置于加热盘上，在控制器上按加热器，当温度显示33℃时患者进入治疗室；可按上述方药配置熏蒸药液；在控制器上设定治疗温度（37～42℃）、治疗时间（15～20分钟）；治疗到达设定时间，协助患者出舱，擦干皮肤，涂抹保湿剂后更衣休息片刻再到室外，治疗可每日1次或隔日1次。

❸ 中药熏洗：适用于皮损肥厚浸润明显，但皮损较为局限者，如面部肥厚皮损。

操作：将上述方药煎煮的药液煮沸倒入容器，使药物蒸汽作用于患处；待药液温度降至38～40℃左右时，加入适量温水，再浸泡患处，每次熏洗20～30分钟，以适度出汗为宜，每日1次。

❹ 中药湿敷：适用于皮损肥厚浸润但较局限者，如四肢、头皮、面部肥厚皮损；四肢处皮损可采用闭合性热湿敷法。

操作：用6～8层纱布（也可预先制成湿敷垫）浸入新鲜配制的药液中（药方同上加减），温度在30～40℃为宜，待吸透药液后取出，拧至不滴水为度，随即敷于患处，务必使其与皮损紧密接触，大小与皮损相当，再加盖油纸或塑料布等，每隔20分钟取下湿敷垫，再浸入药液中，重复2次。根据皮损情况，每天可进行1～2次。

❺ 中药淋洗：适用于头皮处鳞屑较多，有束状发者。

操作：按上述药物煎煮方法，煎煮出1000ml～2000ml浓度为10%～30%的药液，可将药液装入带细眼的小喷壶内，淋洒于头皮患处，每天1～2次。

❖ **皮疹表现为红斑基础上脓疱、糜烂者。**

【常用药物】野菊花、蒲公英、生地黄、牡丹皮、徐长卿、地肤子、白鲜皮、紫草、苦参等。

【处方】生地黄、牡丹皮、徐长卿、苦参各60g，地肤子、白鲜皮、紫草各30g。

【治则】清热利湿，解毒通络。

【药浴方法】

中药湿敷：适用于全身较多散在脓疱、有脓湖者，或皮损局限在双手足部，表现为红斑基础上的脓疱者，可采用开放性冷湿敷。

操作：用 6 ~ 8 层纱布（也可预先制成湿敷垫）浸入新鲜配制的药液中（药方同上加减）温度在 10 ~ 20℃为宜，待吸透药液后取出，拧至不滴水为度，随即敷于患处，务必使其与皮损紧密接触，每隔 10 分钟更换 1 次湿敷纱布，每天 1 ~ 2 次。

❖ **皮疹以红斑为主伴有关节肿胀、疼痛者。**

【常用药物】鸡血藤、威灵仙、青风藤、秦艽、防风、羌活、独活等。

【处方】威灵仙 20g，秦艽、独活、川芎、雷公藤、黄柏、伸筋草、透骨草、金银花各 15g，木瓜、乳香、五加皮、生大黄、没药各 10g。

【治则】祛风除湿，散寒通络。

【药浴方法】

❶ 局部熏蒸：适用于有皮疹同时伴有四肢部小关节肿胀、疼痛者。

操作：采用可伸入式熏蒸治疗仪，将上述方药配置熏蒸药液放入加热盘上，治疗温度控制在 50 ~ 55℃，治疗时间每次 20 ~ 30 分钟，每日 1 次。

❷ 全身熏蒸：适用于有皮疹同时伴有大关节肿胀、疼痛者。

操作：治疗前 30 分钟预热舱温，取出煎药锅，加水 1500 ~ 2000ml，再置于加热盘上，在控制器上按加热器，当温度显示 33℃ 时患者进入治疗室；可按上述方药配置熏蒸药液；在控制器上设定治疗温度（37 ~ 42℃）、治疗时间（15 ~ 20 分钟）；治疗到达设定时间，协助患者出舱，擦干皮肤，涂抹保湿剂后更衣休息片刻再到室外，治疗可每日 1 次或隔日 1 次。

## 五、按语

银屑病，是一种常见的慢性炎症性皮肤疾病；其特征性皮损为红色丘疹、斑疹或斑块，上覆较厚的银白色鳞屑，伴有不同程度的瘙痒、紧绷感等。古时中医多认为血燥、血虚为其发病的内在机制，如《医宗金鉴》云"固由风邪客皮肤，亦由血燥难荣外"，《外科证治全书》云"因岁金太过，至秋深燥金用事，乃得此证，多患于血虚体瘦之人"。现代中医多认为"血热"为其主要发病机制。本病病程慢性，往往需要联合治疗才能控制病情；而中药药浴疗法在本病的外治疗法中具有一定的优势。一方面可祛除皮损处的鳞屑，清洁皮肤；另一方面可改善血液循环、调节机体新陈代谢；同时浸浴后，皮损处立即予以药膏或光疗等治疗，可增强治疗效果，达到缩短疗程的目的。

## 六、注意事项

- 如合并严重的心脑血管疾病、神经精神系统疾病、出血倾向及体质较虚弱、饥饿者，或女性处于经期、孕期等均不宜选择浸浴疗法。

- 银屑病患者药浴过程中需注意避免过度擦洗鳞屑，防止出血继发感染。

- 不建议一次大面积湿敷，以免导致患者体温过低或感冒；如需大面积湿敷治疗，需分次湿敷。

- 对于需全身药浴治疗情况，注意保持环境通风，外界环境温度不能过低，避免受凉感冒；同时应主要补充液体，避免出现脱液现象。

- 部分红皮病型银屑病患者可在浸浴的药液内加入适量淀粉，从而达到舒缓、安抚止痒的作用。

- 在中药浸泡结束后，建议先立即全身外涂润肤剂，后在局部皮损处再涂抹其他治疗药物。药浴后也可配合其他治疗，如NB-UVB、封包治疗等。

# 第二节　风热疮（玫瑰糠疹）

## 一、定义

风热疮是一种斑疹色红如玫瑰、脱屑如糠秕的急性自限性皮肤病。其特点是初发时多在躯干部先出现玫瑰红色母斑，其长轴与皮纹一致，上有糠秕样鳞屑，继则分批出现较多、形态相仿而较小的子斑。古代中医文献中又称"血疳疮""风癣""母子疮"等。相当于西医的玫瑰糠疹（彩插图 35）。

## 二、病因病机

本病多因血热内蕴，复外感风邪，致风热客于肌肤，腠理闭塞，营血失和而发病；或因风热日久化燥，灼伤津液，肌肤失养而致。

# 三、诊断要点

① 多见于春秋两季，好发于中青年。

② 好发于胸背（尤其胸部两侧）、腹部、四肢近端，颜面及小腿一般不发生。

③ 皮损大多先在躯干或四肢局部出现一个圆形或椭圆形的淡红色斑片，称为原发斑或母斑，母斑出现 1～2 周后，在躯干及四肢等部位迅速分批出现形态相仿、范围较小的红斑。其长轴与皮纹走行一致，中心有细微皱纹，境界清楚，边缘不整，略似锯齿状，表面附有糠秕样鳞屑，多数孤立存在。自觉痒甚，一般无全身症状。

④ 皮损成批出现，颜色常不一致，色鲜红至褐色、褐黄色或灰褐色不等。

⑤ 预后良好，如不治疗，一般约 4～6 周可自然消退，但也可迁延 2～3 个月，甚至更长时间才能痊愈。消退时一般先自中央部开始，由黄红色渐变为黄褐色、淡褐色而消失，边缘消退较迟。

# 四、药浴疗法

❖ 皮疹疹色为鲜红色斑疹、斑片伴较多糠状脱屑者。

【常用药物】马齿苋、生地、牡丹皮、赤芍、紫草、荆芥、防风、薄荷、白鲜皮。

【处方】马齿苋 50g，生地、牡丹皮、赤芍各 30g，紫草、荆芥、防风各 20g。

【治则】清热凉血，祛风止痒。

【药浴方法】

❶ 中药浸浴

操作：上述药物加水煎煮，文火连续煎煮 2 次，滤出 5L 中药药液，将药液倒入浴桶或浴缸内，加 50L 左右温水，水温调至

38 ～ 40℃；使患者躯体及四肢浸泡于药液中，每日1次，每次20分钟左右；室温控制在22℃以上。

**❷ 中药熏蒸**

操作：治疗前30分钟预热舱温，取出煎药锅，加水1500 ～ 2000 ml，再置于加热盘上，在控制器上按加热器，当温度显示33℃时患者进入治疗室；可按上述方药配置熏蒸药液；在控制器上设定治疗温度（37 ～ 42℃）、治疗时间（15 ～ 20 分钟）；治疗到达设定时间，协助患者出舱，擦干皮肤，涂抹保湿剂后更衣休息片刻再到室外，治疗可每日1次或隔日1次。

❖ **皮疹颜色为淡红色或淡褐色斑疹、斑片，脱屑不多者。**

【**常用药物**】生地、当归、白茅根、白芍、玄参、鸡血藤、蝉蜕。

【**处方**】生地40g，当归、白茅根、白芍各30g，玄参20g。

【**治则**】疏风清热，凉血润燥。

【**药浴方法**】

中药浸浴

操作：上述药物加水煎煮，文火连续煎煮2次，滤出5L中药药液，将药液倒入浴桶或浴缸内，加50L左右温水，水温调至38 ～ 40℃；使患者躯体及四肢浸泡于药液中，每日1次，每次20分钟左右；室温控制在22℃以上。

# 五、按语

玫瑰糠疹是一种病因不明的轻度炎症性皮肤病，其特点是鳞屑性损害，病程有自限性，可发生于任何年龄，但多见于青年人，春秋季发病率最高。多数学者认为本病往往由病毒或细菌感染后诱发。

西医以口服抗组胺药物、维生素 C，静脉注射 10％葡萄糖酸钙等治疗，外用糖皮质激素软膏。中医学认为此病属"风热疮"。《外科启玄》谓："多因脏腑积热，复感风寒，内外合邪郁于肌肤所致，乃六癣中之风癣。"通过温热药浴浸泡后可使皮肤角质层软化膨胀，药物易于吸收，温热的物理效应和药物的清热凉血功能，可改善皮肤的血液循环，促使炎症吸收，有利于表皮炎症的恢复。另外，采用中药洗浴后，也可同时联合 NB－UVB 照射，加速消除皮损，改善临床症状。

## 六、注意事项

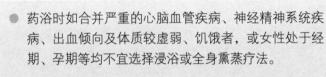

- 药浴时如合并严重的心脑血管疾病、神经精神系统疾病、出血倾向及体质较虚弱、饥饿者，或女性处于经期、孕期等均不宜选择浸浴或全身熏蒸疗法。

- 注意保持环境通风，外界环境温度不能过低，避免受凉感冒；同时在药浴结束后可适当补充液体，防止出现脱水症状。

- 建议在药浴结束后，可根据情况联合光疗等其他疗法。

# 第三节　猫眼疮（多形红斑）

## 一、定义

猫眼疮是一种以靶形或虹膜状红斑为主，兼有丘疹或疱疹等多形性损害的急性炎症性皮肤病。其临床特点是起病急骤，皮损为红斑、丘疹、水疱等多形性损害。古代中医文献中又称为"雁疮"或"寒疮"。相当于西医的多形红斑（彩插图 36）。

## 二、病因病机

本病多因素体禀赋不耐，复感风寒之邪，致营卫失和，气血凝滞，阻于肌肤；或饮食不节，脾胃湿热内蕴，外感风热，郁于肌肤；甚者毒热炽盛，内陷营血而成危候。

## 三、诊断要点

**❶** 多见于冬春两季，好发于青壮年，女性多于男性。

**❷** 好发于手、足背，颜面及四肢伸侧，严重者黏膜亦可受累，常呈对称性。

**❸** 多形性皮损，可出现红斑、丘疹、水疱、大疱、紫癜、风团等。虹膜状损害具有特征性。有黏膜损害，可出现口腔、鼻、眼、尿道、肛门和呼吸道黏膜广泛累及。

**❹** 自觉烧灼、胀痛、瘙痒。严重者发病急骤，常有明显的全身症状，如发热、头痛、咽痛、关节痛等全身不适。

**❺** 可伴外周血白细胞增多，血沉增快，尿蛋白、红细胞及尿素氮增高。

## 四、药浴治疗

❖ 皮损以红斑、丘疹为主要表现者。

【常用药物】金银花、野菊花、蒲公英、紫花地丁、生地、赤芍、徐长卿、玄参。

【处方】金银花、野菊花、蒲公英、紫花地丁、生地各 30g。

【治则】清热，凉血，消斑。

【药浴方法】

❶ 中药湿敷：适用于皮损较为局限者，如四肢部位。

操作：用 6 ~ 8 层纱布（也可预先制成湿敷垫）浸入上药方熬制新鲜的药液中，温度在 10 ~ 20℃为宜，待吸透药液后取出，拧至不滴水为度，随即敷于患处，务必使其与皮损紧密接触，每隔 10 分钟更换 1 次湿敷纱布，每天 1 ~ 2 次。

❷ 中药熏蒸：适用于四肢部位的皮损。

操作：将上述方药煎煮的药液煮沸倒入容器，使药物蒸汽作用于患处；待药液温度降至 38 ~ 40℃左右时，加入适量温水，再浸泡患处，每次熏洗 20 ~ 30 分钟，以适度出汗为宜，每日 1 次。

❸ 中药浸浴：适用于皮疹泛发全身者。

操作：上述药物加水煎煮，文火连续煎煮 2 次，滤出 5L 中药药液，将药液倒入浴桶或浴缸内，加 50L 左右温水，水温调至 38 ~ 40℃；使患者躯体及四肢浸泡于药液中，每日 1 次，每次 20 分钟左右；室温控制在 22℃以上。

❖ 皮损以水疱、大疱伴糜烂、渗液为主要表现。

【常用药物】黄连、黄芩、黄柏、苦参、大黄、马齿苋、金银花、大青叶、紫花地丁、蒲公英。

【处方】黄连 20g，大黄 30g，黄柏 30g，黄芩 30g，生地黄 30g，大青叶 30g，丹皮 20g，赤芍 20g。

【治则】清热，凉血，燥湿。

【药浴方法】

❶ 中药湿敷：适用于皮损较为局限者，如四肢部位。

操作：用 6 ~ 8 层纱布（也可预先制成湿敷垫）浸入上药方熬制新鲜的药液中，温度在 10 ~ 20℃为宜，待吸透药液后取出，拧至不滴水为度，随即敷于患处，务必使其与皮损紧密接触，每隔 10 分钟更换 1 次湿敷纱布，每天 1 ～ 2 次。

❷ 中药浸浴：适用于皮疹泛发全身者。

操作：上述药物加水煎煮，文火连续煎煮 2 次，滤出 5L 中药药液，将药液倒入浴桶或浴缸内，加 50L 左右温水，水温调至 38 ～ 40℃；使患者躯体及四肢浸泡于药液中，每日 1 次，每次 20 分钟左右；室温控制在 22℃以上。

❖ **皮损表现为全身弥漫性潮红，伴大片糜烂、坏死者。**

【常用药物】马齿苋、败酱草、黄连、黄芩、黄柏、苦参、大黄、徐长卿、薏苡仁。

【处方】马齿苋 60g，败酱草 30g，薏苡仁 50g，黄连 20g，大黄 20g，黄芩 30g，黄柏 30g，徐长卿 30g。

【治则】清热凉血解毒。

【药浴方法】

❶ 中药湿敷：主要用于糜烂、渗液较明显处。

操作：用 6 ～ 8 层纱布（也可预先制成湿敷垫）浸入上药方熬制新鲜的药液中，温度在 10 ～ 20℃为宜，待吸透药液后取出，拧至不滴水为度，随即敷于患处，务必使其与皮损紧密接触，每隔 10 分钟更换 1 次湿敷纱布，每天 1 ～ 2 次。

❷ 中药浸浴：适用于全身大面积糜烂者。

操作：上述药物加水煎煮，文火连续煎煮 2 次，滤出 5L 中药药液，将药液倒入浴桶或浴缸内，加 50L 左右温水，水温调至 38 ～ 40℃；使患者躯体及四肢浸泡于药液中，每日 1 次，每次 20 分钟左右；室温控制在 22℃以上。

## 五、按语

多形红斑是一种以红斑为主，兼有丘疹、水疱等多形性损害的急性、复发性、炎症性的皮肤黏膜疾病。临床主要表现为水肿性红斑，形似虹膜状，以春秋两季最为多见，冬季亦可罹患。好发于手、足背，颜面及四肢伸侧，常呈对称性。本病多见于青壮年，女性多于男性。西医学目前认为其是抗原——抗体变态反应，变应原种类甚多，包括各种细菌、病毒、真菌、药物等。本病大部分表现为轻症，但少部分表现为重症多形红斑，皮损广泛累积黏膜部位，发生大片糜烂和坏死，甚至严重并发症，若不及时抢救可死亡，死亡率为 5% ～ 15%。中药药浴疗法对于轻症的多形红斑可作为一种辅助性的疗法，尤其对于有水疱、大疱伴轻度糜烂者，亦可直接采用开放性冷湿敷的方法，以加速皮损的消退；但对于重症的病例，需积极采取中西医联合救治，以免延误病情。

## 六、注意事项

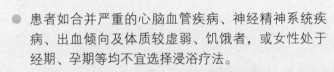

- 患者如合并严重的心脑血管疾病、神经精神系统疾病、出血倾向及体质较虚弱、饥饿者，或女性处于经期、孕期等均不宜选择浸浴疗法。

- 不建议一次大面积湿敷，以免导致患者体温过低或感冒；如需大面积湿敷治疗，需分次湿敷。

- 渗液、糜烂明显者可在湿敷后间歇期外搽紫草油以保护创面；口腔黏膜受损可用中药漱口，并用喉风散局部喷药；大疱者常规清毒后抽去疱液。

# 第四节　溻皮疮（剥脱性皮炎）

## 一、定义

溻皮疮是一种皮肤大部分或全身皮肤弥漫性潮红、肿胀、浸润，反复大量脱屑为特征的炎症性皮肤疾病。本病可发生于任何年龄，但以中年和老年多见。本病相当于西医的剥脱性皮炎或称红皮病（彩插图 37）。

## 二、病因病机

多因先天禀性不耐，心火炽盛，血热内蕴；加之外受毒邪，或因滥用药物，或饮食失节、情志、劳倦内伤，致使血热、湿热、热毒相合，蕴蒸肌肤，燔营灼血，外发于肌肤，内攻于脏腑。若热毒之邪日久则气阴两亏，肌肤失养。一般急性期多为毒热炽盛、气血两燔，慢性期多为余热未清，耗气伤阴损津，肌肤失养。

## 三、诊断要点

① 皮损初为泛发的细小密集斑片、斑丘疹，呈猩红热样或麻疹样，迅速增多，融合成全身皮肤弥漫性潮红、肿胀、浸润和反复大量脱屑。

② 屈侧皮肤可有渗出、糜烂、结痂，易继发感染。

③ 可伴有发热、畏寒、头痛及关节痛、淋巴结肿大等全身症状。

④ 可伴有口眼、外生殖器部位的黏膜损害及毛发脱落、甲板的增厚或脱落等。

⑤ 常伴有剧烈瘙痒。

⑥ 病程较长，可数月或数年不愈。

## 四、药浴疗法

❖ 皮疹表现为弥漫性潮红、肿胀者。

【常用药物】黄连、黄芩、黄柏、苦参、大黄、马齿苋、金银花、大青叶。

【处方①】黄芩、黄柏、黄连15g，马齿苋30g。

【处方②】生地黄、牡丹皮、苦参各60g，地肤子、白鲜皮、紫草各30g。

【治则】清热，凉血，解毒。

【药浴方法】

❶ 中药湿敷：适用于全身弥漫性潮红、肿胀，但以四肢较重者，可局部采用开放性冷湿敷。

操作：用6～8层纱布（也可预先制成湿敷垫）浸入新鲜配制的药液中（药方选用处方①）温度在10～20℃为宜，待吸透药液后取出，拧至不滴水为度，随即敷于患处，务必使其与皮损紧密接触，每隔10分钟更换1次湿敷纱布，每天1～2次。

❷ 中药浸浴：适用于全身弥漫性潮红、肿胀均较剧者。

操作：上述药物（处方②）加水煎煮，文火连续煎煮2次，滤出5L中药药液，将药液倒入浴桶或浴缸内，加50L左右温水，水温调至38～40℃；使患者躯体及四肢浸泡于药液中，每日1次，每次20分钟左右；室温控制在22℃以上。

❖ 皮损以皱褶部位及压迫部位大面积渗液者。

【常用药物】黄柏、苦参、车前子、虎杖、鱼腥草、生地榆、马齿苋、土茯苓、石榴皮、五倍子。

【处方】黄柏、苦参、车前子、虎杖、鱼腥草各30g，生地榆60g，马齿苋、土茯苓各50g。

【治则】清热，收湿，敛疮。

【药浴方法】

❶ 中药湿敷：渗液较局限者，采用开放性冷湿敷。

操作：用 6 ~ 8 层纱布（也可预先制成湿敷垫）浸入新鲜配制的药液中（上述处方）温度在 10 ~ 20℃为宜，待吸透药液后取出，拧至不滴水为度，随即敷于患处，务必使其与皮损紧密接触，每隔 10 分钟更换 1 次湿敷纱布，每天 1 ~ 2 次。

❷ 中药浸浴：适用于全身弥漫性渗液者。

操作：上述药物加水煎煮，文火连续煎煮 2 次，滤出 5L 中药药液，将药液倒入浴桶或浴缸内，加 50L 左右温水，水温调至 38 ~ 40℃；使患者躯体及四肢浸泡于药液中，每日 1 次，每次 20 分钟左右；室温控制在 22℃以上。

❖ **皮损红斑颜色变淡，但脱屑较多者。**

【常用药物】当归、生地、玄参、槐花、鸡血藤、楮桃叶、徐长卿、紫草、侧柏叶。

【处方】楮桃叶、侧柏叶、徐长卿各 60g，当归、槐花、紫草各 30g。

【治则】清热凉血，化瘀润燥。

【药浴方法】

❶ 中药浸浴：适用于全身弥漫性脱屑者。

操作：上述药物加水煎煮，文火连续煎煮 2 次，滤出 5L 中药药液，将药液倒入浴桶或浴缸内，加 50L 左右温水，水温调至 38 ~ 40℃；使患者躯体及四肢浸泡于药液中，每日 1 次，每次 20 分钟左右；室温控制在 22℃以上。

❷ 中药熏蒸：适用于全身弥漫性潮红、脱屑，伴痒感明显者可

采用中药汽疗仪进行治疗。

操作：治疗前30分钟预热舱温，取出煎药锅，加水1500～2000 ml，再置于加热盘上，在控制器上按加热器，当温度显示33℃时患者进入治疗室；可按上述方药配置熏蒸药液；在控制器上设定治疗温度（37～42℃）、治疗时间（15～20分钟）；治疗到达设定时间，协助患者出舱，擦干皮肤，涂抹保湿剂后更衣休息片刻再到室外，治疗可隔日1次。

❸ 中药淋洗：适用于头皮处脱屑较多者。

操作：按上述药物煎煮方法，煎煮出1000ml～2000ml浓度为10%～30%的药液，可将药液装入带细眼的小喷壶内，淋洒于头皮患处，每天1～2次。

## 五、按语

剥脱性皮炎又称红皮病，是一种由多种原因引起的周身皮肤弥漫性潮红、浸润、肿胀和脱屑，并伴有全身症状的全身性疾病。本病的治疗主要是对因治疗，并同时注意防治并发症。采取中西医结合治疗往往可取得较好的疗效。其中，中医外治是在辨证施治的基础上，根据不同的症状，选择不同的剂型和药物，在皮肤病的治疗中占有重要地位，可在一定程度上弥补西医外治的不足和缺陷。中药药浴是传统中医外治法的一个重要组成部分，用中草药煎成汤液通过熏洗、浸浴、湿敷、淋洗等多种手段来治疗疾病。其原理是药物透过皮肤、腧穴等部位直接吸收进入血络经脉以疏通经络、调和气血、清热解毒止痒、抑制表皮细胞增殖，可较快地祛除鳞屑、清洁皮肤，减少细菌感染机会，同时增加皮肤的通透性和水合作用，从而加速皮肤对药物的吸收。

## 六、注意事项

- 红皮病往往伴有较多脱屑，注意在药浴时避免过度擦洗鳞屑，防止出血并发感染。
- 不建议一次大面积湿敷，以免导致患者体温过低或感冒；如需大面积湿敷治疗，需分次湿敷。
- 对于需全身药浴治疗情况，注意保持环境通风，外界环境温度不能过低，避免受凉感冒；同时应主要补充液体，避免出现水电解质紊乱的情况。
- 红皮病后期脱屑较多时可在浸浴的药液内加入适量淀粉，从而达到舒缓、安抚止痒的作用。
- 在药浴结束后应选择相应的油剂，起到良好地滋润保护皮肤，减少脱屑、皲裂的作用。如急性肿胀或伴有较多糜烂时，可选用紫草油；后期可选择橄榄油等。

# 第五节　吹花癣（单纯糠疹）

## 一、定义

吹花癣是一种主要发生于儿童颜面的表浅性干燥鳞屑性浅色斑。古代中医文献称之为"吹花癣"，俗称"虫斑"。本病相当于西医的单纯糠疹，亦称白色糠疹。

## 二、病因病机

本病多属风热郁肺，随阳气上升怫郁肌肤而成；或由于饮食不洁，虫积内生，脾失健运，而发本病。

## 三、诊断要点

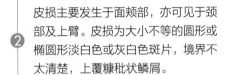

**①** 好发于儿童和青少年，任何季节均可发病，但以春季发生较多。

**②** 皮损主要发生于面颊部，亦可见于颈部及上臂。皮损为大小不等的圆形或椭圆形淡白色或灰白色斑片，境界不太清楚，上覆糠秕状鳞屑。

**③** 病程较长，多自然消退，自觉微痒或无自觉症状。

## 四、药浴疗法

【**常用药物**】蛇床子、威灵仙、蝉蜕、白鲜皮、硫黄、苦参、大黄、黄芩、黄柏。

【**处方**】威灵仙、蛇床子、当归尾、土大黄、苦参各 15g。

【**治则**】疏风，清热，消斑。

【**药浴方法**】

**①** 中药熏洗（局部）

操作：将上述方药煎煮的药液煮沸倒入容器，使药物蒸汽作用于患处；待药液温度降至 38 ～ 40℃左右时，加入适量温水，再洗面部皮损处，每次熏洗 20 分钟左右，每日 1 次。

**②** 中药熏蒸（局部）

操作：采用可伸入式熏蒸治疗仪，将上述方药配置熏蒸药液放入加热盘上，治疗头对准面部皮损处，距离 20cm 以上，治疗温度控制在 50 ～ 55℃，治疗时间每次 20 分钟，每日 1 次。

**❸ 中药湿敷**

操作：用 6 ~ 8 层纱布（也可预先制成湿敷垫）浸入新鲜配制的药液中（药方同上加减），温度在 30 ~ 40℃为宜，待吸透药液后取出，拧至不滴水为度，随即敷于患处，务必使其与皮损紧密接触，大小与皮损相当，再加盖油纸或塑料布等，隔 20 分钟取下湿敷垫，再浸入药液中，重复 2 次。根据皮损情况，每天可进行 1 ~ 2 次。

## 五、按语

吹花癣是儿童皮肤的常见病、多发病。本病病因不明，可能与营养不良、维生素缺乏、风吹、肥皂刺激、强烈日光照射有关。有学者认为本病可能与糠秕马拉色菌感染有关，或与特异性体质有关。有学者经过临床研究发现肠道寄生虫可能与本病有关。西医学多认为本病与肠寄生虫、病毒或真菌感染间的联系不确定。所以，小儿恣食生冷，过啖甘炸，乳食不节（洁），易伤中阳，寒凝气滞，气机不畅，中焦运化失常，气血运行不畅，不能上荣肌肤而致皮损。中医治疗方面往往内外同治，可达到满意的疗效。

## 六、注意事项

- 面部皮损在进行局部中药熏洗或中药熏蒸治疗时，注意药液的温度，避免发生烫伤。
- 局部药浴治疗结束后，可外涂5%硫黄霜或润肤剂以加速皮损的消退。

# 第六节 狐尿刺（毛发红糠疹）

## 一、定义

狐尿刺是一种病因不明，以局限性毛囊角化、掌跖角皮病和红皮病为特征的慢性鳞屑性角化性皮肤病。古代中医文献又称之为"狐狸刺"。本病相当于西医的毛发红糠疹（彩插图38）。

## 二、病因病机

本病多因气血不和，邪恋肌肤；或脾胃虚弱，中气不足，复感外邪，致使精微不化，气血生化失职，肌肤失养；或因胎中遗传；或由气血燔灼，毒热炽盛而致。

## 三、诊断要点

**❶** 损害为角质毛囊丘疹，呈圆锥形，淡红至暗红色，质硬，中有毛发，触之似棘刺，密集，融合成大小片，基底发红。在片状损害外围可见散在毛囊性丘疹。

**❷** 头皮、面部常伴有脂溢性皮炎表现，掌、跖伴角化过度和增厚；严重者皮损可波及全身，形成剥脱性红皮病；指甲也往往混浊、增厚，表面高低不平。

**❸** 皮损好发于手指和肘、膝伸侧，其次为躯干和四肢伸侧。指节背面毛囊性丘疹，颇具特征性。

**❹** 组织病理显示毛囊部位角化过度、片状角化不全、中度棘层肥厚及基底层液化变性，真皮上部近毛囊周围轻度慢性炎症浸润。

## 四、药浴治疗

❖ 躯干及四肢伸侧散在分布的毛囊性丘疹，部分融合成片。

【常用药物】生地、丹皮、白茅根、紫草、赤芍、丹参、白鲜皮、白蒺藜等。

【处方】生地、丹皮、白茅根、紫草、赤芍各30g，丹参、当归尾各20g。

【治则】清热凉血，活血消斑。

【药浴方法】

❶ 中药浸浴：皮损泛发躯干、四肢。

操作：上述药物加水煎煮，文火连续煎煮2次，滤出5L中药药液，将药液倒入浴桶或浴缸内，加50L左右温水，水温调至38～40℃；使患者躯体及四肢浸泡于药液中，每日1次，每次20分钟左右；室温控制在22℃以上。

❷ 中药熏蒸：适用于皮损泛发全身者。

操作：治疗前30分钟预热舱温，取出煎药锅，加水1500～2000ml，再置于加热盘上，在控制器上按加热器，当温度显示33℃时患者进入治疗室；可按上述方药配置熏蒸药液；在控制器上设定治疗温度（37～42℃）、治疗时间（15～20分钟）；治疗到达设定时间，协助患者出舱，擦干皮肤，涂抹保湿剂后更衣休息片刻再到室外，治疗可隔日1次。

❖ 皮损表现为全身皮肤潮红干燥，有细碎鳞屑脱落，手足掌角化过度。

【常用药物】苍术、白术、陈皮、当归、赤芍、鸡血藤、丹参、白鲜皮。

【处方】苍术30g，白术30g，陈皮20g，当归30g，赤芍30g，鸡血藤 40g，丹参 30g，白鲜皮 30g。

【治则】益气健脾，养血润肤。

【药浴方法】

❶ 中药浸浴：皮损泛发全身，有红皮病倾向者。

操作：上述药物加水煎煮，文火连续煎煮 2 次，滤出 5L 中药药液，将药液倒入浴桶或浴缸内，加 50L 左右温水，水温调至 38～40℃；使患者躯体及四肢浸泡于药液中，每日 1 次，每次 20 分钟左右；室温控制在 22℃以上。

❷ 中药熏蒸：适用于皮损泛发全身，脱屑较多者。

操作：治疗前 30 分钟预热舱温，取出煎药锅，加水 1500～2000 ml，再置于加热盘上，在控制器上按加热器，当温度显示 33℃时患者进入治疗室；可按上述方药配置熏蒸药液；在控制器上设定治疗温度（37～42℃）、治疗时间（15～20 分钟）；治疗到达设定时间，协助患者出舱，擦干皮肤，涂抹保湿剂后更衣休息片刻再到室外，治疗可隔日 1 次。

❸ 中药熏洗：适用于四肢皮损肥厚浸润明显，但较局限者。

操作：将上述方药煎煮的药液煮沸倒入容器，使药物蒸汽作用于患处；待药液温度降至 38～40℃左右时，加入适量温水，再浸泡患处，每次熏洗 20～30 分钟，以适度出汗为宜，每日 1 次。

❹ 中药湿敷：适用于四肢肥厚处皮损，可采用闭合性热湿敷法。

操作：用 6～8 层纱布（也可预先制成湿敷垫）浸入新鲜配制的药液中（药方同上加减），温度在 30～40℃为宜，待吸透药液后取出，拧至不滴水为度，随即敷于患处，务必使其与皮损紧密接触，大小与皮损相当，再加盖油纸或塑料布等，每隔 20 分钟取下湿敷垫，再浸入药液中，重复 2 次。根据皮损情况，每天可进行 1～2 次。

## 五、按语

毛发红糠疹是一种慢性鳞屑性炎症性皮肤病。本病的病因尚不明了，通常认为有遗传性和获得性两种。中医学认为本病主要病机为正虚邪实、肝郁血虚。其特点是以素体血热、脾胃虚弱为主，邪实内阻为辅，兼见情志发病。治疗时根据病机特点，采用健脾和胃、清热凉血、养血舒肝、滋阴润燥的方法，结合中药药浴等特色外治疗法，往往可取得较好的疗效。

## 六、注意事项

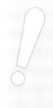

- 根据患者发病时的皮损分布、大小及患者的机体状态，合理选择药浴的方式。

- 如有红皮病倾向的患者，则需注意患者整体状态，在全身浸浴或熏蒸治疗后，注意适当补充水分，避免水电解质紊乱。

- 在中药浸泡结束后，建议先立即全身外涂润肤剂，后在局部皮损处再涂抹其他治疗药物。

# 第七节　紫癜风（扁平苔藓）

## 一、定义

紫癜风是一种复发性炎症性皮肤病。其临床特点是以紫红色的多角形扁平丘疹为典型皮损，表面有蜡样光泽，常伴有黏膜损害。

古代中医文献称发于口腔黏膜者为"口糜""口破""口蕈"等。本病相当于西医的扁平苔藓，又称扁平红苔藓（彩插图 39）。

## 二、病因病机

本病总由内因、外因致病邪气相合，气血凝滞，蕴阻皮肤、黏膜而成。可由感受风湿热之邪，搏于肌肤所致；久病血虚生风生燥，或肝肾阴虚，肌肤失于濡养而成；久病不愈，肝气郁滞，气滞血瘀，致皮损呈苔藓样斑片。

## 三、诊断要点

**❶** 好发于四肢屈侧，病程慢性，易反复发作。

**❷** 皮肤损害的典型皮损为紫红色、多角形扁平小丘疹。初起时为帽针或粟粒大，可逐渐增大到如扁平或蚕豆大，境界清楚，表面有蜡样薄膜，可见白色光泽小点或细浅的白色网状条纹，为特征性皮损。

**❸** 黏膜损害较常见，以口腔及外阴为主，表现为树枝状或网状白色细纹，可形成糜烂及溃疡。

**❹** 头皮受损可致永久性脱发。

**❺** 病程慢性，可持续数月至数十年。

**❻** 有不同程度的瘙痒。

## 四、药浴治疗

❖ 皮损以躯干或四肢紫红色扁平丘疹为主。

【常用药物】当归、白芍、丹皮、栀子、薄荷、郁金、香附。

【处方】当归 30g，白芍 30g，丹皮 30g，栀子 20g，薄荷 30g，郁金 30g，香附 20g。

【治则】疏肝活血。

【药浴方法】

❶ 中药浸浴：皮损以躯干及四肢为主。

操作：上述药物加水煎煮，文火连续煎煮2次，滤出5L中药药液，将药液倒入浴桶或浴缸内，加50L左右温水，水温调至38～40℃；使患者躯体及四肢浸泡于药液中，每日1次，每次20分钟左右；室温控制在22℃以上。

❷ 中药熏洗：适用于四肢皮损，较为局限者。

操作：将上述方药煎煮的药液煮沸倒入容器，使药物蒸汽作用于患处；待药液温度降至38～40℃左右时，加入适量温水，再浸泡患处，每次熏洗20～30分钟，以适度出汗为宜，每日1次。

❸ 中药湿敷：适用于四肢顽固性皮损，可采用闭合性热湿敷法。

操作：用6～8层纱布（也可预先制成湿敷垫）浸入新鲜配制的药液中（药方同上加减）温度在30～40℃为宜，待吸透药液后取出，拧至不滴水为度，随即敷于患处，务必使其与皮损紧密接触，大小与皮损相当，再加盖油纸或塑料布等，每隔20分钟取下湿敷垫，再浸入药液中，重复2次。根据皮损情况，每天可进行1～2次。

❖ 皮损以口腔或外阴皮肤黏膜部位为主。

【常用药物】当归、生地、白鲜皮、香附、丹参、黄芩、黄柏。

【处方】当归30g，生地30g，白鲜皮30g，香附20g，丹参30g，黄芩30g，黄柏30g。

【治则】清热凉血，活血解毒。

【药浴方法】

❶ 局部中药熏蒸：适用于唇周、口腔部位。

操作：采用可伸入式熏蒸治疗仪，将上述方药配置熏蒸药液放入加热盘上，治疗温度控制在 50 ~ 55℃，治疗时间每次 20 分钟，每日 1 次。

❷ 局部中药熏洗：适用于外阴皮肤黏膜部位。

操作：将上述方药煎煮的药液煮沸倒入容器，使药物蒸汽作用于患处；待药液温度降至 38 ~ 40℃左右时，加入适量温水，再浸泡患处或直接坐浴，每次熏洗 20 分钟，每日 1 次。

## 五、按语

扁平苔藓是一种不明原因引起的累及皮肤、毛囊、甲、黏膜的慢性炎症性疾病，特征性皮疹表现为紫红色多角形扁平丘疹和斑块，好发于四肢远端和骶骨前区，患者自觉瘙痒。目前西医治疗主要是抗疟药、糖皮质激素、免疫抑制剂、免疫调节剂、抗微生物药物、促进上皮生长药物等，临床上使用上述药物虽可快速控制病情，但治疗后期病情仍易复发，不宜长期用药。而运用中医脏腑辨证，从肝论治本病；病证结合，标本兼顾；重视局部病损辨证与局部中医特色外治治疗，临床上可取得令人满意的疗效。

## 六、注意事项

● 本病的治疗往往需要中西医结合治疗，重视脏腑辨证，尤其疏肝理气活血药物的使用较为关键。

● 在口腔或外阴黏膜部位治疗时，需注意药液的温度，防治烫伤发生。

# 第八节　痀疮（掌跖脓疱病）

## 一、定义

痀疮是指局限于掌跖部的慢性复发性疾病，以在红斑的基础上出现周期性的无菌性小脓疱，伴角化、鳞屑为临床特征。相当于西医的掌跖脓疱病（彩插图 40）。

## 二、病因病机

本病多因禀赋不足，肺脾失调，运化失职，水液代谢障碍，湿邪内蕴，复感风热毒邪，内外搏结，毒热蕴积肌肤，外发于四肢末端所致。血热外发则为红斑，热毒炽盛则化腐成脓。

## 三、诊断要点

**1** 好发于中年人。

**2** 发病部位是掌跖，跖部又比掌部多见。

**3** 病变可发于一侧，也可以对称或整个掌跖全部受累。

**4** 初始角质增厚，呈暗红色，伴有糠状脱屑。皮损扩大，局部充血，常呈批出现数量不等，针尖针头大深在水疱或黄色脓疱，逐渐增多，范围扩大。

**5** 伴有中等或严重瘙痒，烧灼或疼痛感。

**6** 本病易反复发作，缓解期长短不一。

# 四、药浴疗法

❖ **皮损表现为掌跖部位大量深在脓疱。**

【常用药物】野菊花、蒲公英、生地黄、牡丹皮、徐长卿、地肤子、白鲜皮、紫草、苦参等。

【处方】生地黄、牡丹皮、徐长卿、苦参各60g，地肤子、白鲜皮、紫草30g。

【治则】清热利湿，解毒通络。

【药浴方法】

中药湿敷：可采用开放性冷湿敷。

操作：用6～8层纱布（也可预先制成湿敷垫）浸入新鲜配制的药液中（药方同上加减）温度在10～20℃为宜，待吸透药液后取出，拧至不滴水为度，随即敷于患处，务必使其与皮损紧密接触，每隔10分钟更换1次湿敷纱布，每天1～2次。

❖ **皮损处脓疱消退后伴有较多脱屑者。**

【常用药物】生地黄、当归、鸡血藤、地骨皮、徐长卿、刺蒺藜等。

【处方】丹参、当归、赤芍、地肤子、蛇床子、白鲜皮、苦参各30g。

【治则】养血活血，润燥止痒。

【药浴方法】

中药熏洗

操作：将上述方药煎煮的药液煮沸倒入容器，使药物蒸汽作用于患处；待药液温度降至38～40℃左右时，加入适量温水，再浸泡掌趾部位，每次熏洗20～30分钟，每日1次。

## 五、按语

掌跖脓疱病是慢性复发性疾病，局限于掌跖，表现为在红斑基础上周期性发生的无菌性小脓疱，伴角化、鳞屑。中医治疗掌跖脓疱病疗效肯定，但皮损局限于掌跖部位，单纯内服中药往往难以直达病所，药物起效时间缓慢，而药浴疗法在本病治疗中具有较直接的疗效，通过药液的熏洗、浸浴，可直接缩短病程，标本兼治，提高疗效。

## 六、注意事项

- 在本病急性期时，局部表现为红肿、脓疱较多时，则宜开放性冷湿敷；当皮损处脓疱消退，脱屑开始增多时，可选择闭合性热湿敷或直接熏洗治疗。
- 熏洗治疗时注意药液的温度，避免烫伤。

## 参考文献

[1] 王建湘，朱明芳，向丽萍，等.中医药浴疗法治疗寻常型银屑病临床疗效观察 [J].中国医师杂志，2002，4（1）：96-97.

[2] 唐烨，蔡希.中医外治法治疗寻常型银屑病研究进展 [J].吉林中医药，2013（9）：970-972.

[3] 薛锦程.运用中医辨证综合治疗 50 例红皮病型银屑病的临床疗效观察 [J].内蒙古中医药，2016，35（10）：9-10.

[4] 邓丙戌，姜春燕，王萍，等.银屑病的中医证候分布及演变规律 [J].中医杂志，2006，47（10）：770-772.

[5] 张成会，李斌，丰靓，等.中医特色外治疗法对寻常型斑块状银屑病的临床疗效观察 [J].中华中医药杂志，2011，26（10）：2470-2472.

[6] 寻常型银屑病（白疕）中医药循证临床实践指南（2013 版）[J].中医杂志，

2014, 55（1）: 76-82.

[7] 寻常型银屑病中医外治特色疗法专家共识（2017 年）[J]. 中国中西医结合皮肤性病学杂志, 2017, 16（6）: 547-550.

[8] 郝晶涛, 王雄耀. 中医辨证治疗玫瑰糠疹 40 例临床观察 [J]. 内蒙古中医药, 2014, 33（31）: 14.

[9] 高歌. 中医辨证治疗玫瑰糠疹疗效观察 [J]. 医药论坛杂志, 2007, 28（23）: 83-84.

[10] 赵蔚. 玫瑰糠疹的中医辨证治疗 [J]. 吉林中医药, 2009（4）: 292.

[11] 杨海春, 王根会. 药浴结合窄谱中波紫外线治疗玫瑰糠疹疗效观察 [J]. 河北中医, 2005, 27（7）: 522.

[12] 陈革修, 王艳秋. 中药浴结合窄谱中波紫外线治疗玫瑰糠疹的临床观察 [J]. 医学信息: 下旬刊, 2010, 23（10）: 169.

[13] 楼小航, 刘继峰, 吴纪龙, 等. 重症多形红斑与中毒性表皮坏死松解症患者的感染分析 [J]. 中华医院感染学杂志, 2016, 26（10）: 2281-2283.

[14] 罗丽娟, 郭靓. 1 例重症多形红斑型药疹的护理体会 [J]. 当代医学, 2016, 22（11）: 104-106.

[15] 刘迪, 王和平. 中药汤剂治愈多形红斑型药疹 1 例 [J]. 亚太传统医药, 2016, 12（19）: 97-98.

[16] 毛荣喜. 辨证治疗多形红斑 30 例 [J]. 山西中医, 1998, 14（1）: 14-15.

[17] 陈维文, 王萍. 红皮病型银屑病的中医、中西医结合治疗进展 [J]. 中国医学文摘: 皮肤科学, 2007, 24（3）: 143-145.

[18] 薛锦程. 运用中医辨证综合治疗 50 例红皮病型银屑病的临床疗效观察 [J]. 内蒙古中医药, 2016, 35（10）: 9-10.

[19] 王瑜琴. 红皮病的中医辨证施治 [J]. 新中医, 2010（3）: 16-17.

[20] 韩谨, 韩谦. 乌梅调中汤治疗小儿面部白色糠疹兼积滞证 61 例临床观察 [J]. 中医药导报, 2012, 18（10）: 37-38.

[21] 仲学龙, 董会娟, 杨建春. 中西医结合治疗白色糠疹 800 例疗效观察 [J]. 中成药, 2005, 27（10）: 1260-1261.

[22] 杨瑾, 蔡念宁（指导）. 毛发红糠疹中医治疗现状 [J]. 北京中医药大学学报: 中医临床版, 2006, 13（6）: 45-46.

[23] 王朝霞. 毛发红糠疹的中医辨治体会 [J]. 四川中医, 2009（5）: 35-36.

[24] 陈明岭, 严小平, 艾儒棣. 中西医结合治疗毛发红糠疹伴发皮肌炎 1 例 [J].

四川中医, 2002, 20（3）: 63-64.

[25] 刘文珠, 刘英群. 中医中药辨证治疗扁平苔藓 [J]. 中医药学报, 1996（5）: 19.

[26] 尹冰, 陈英超, 刘玉杰. 中西医结合治疗口腔扁平苔藓的临床体会 [J]. 齐齐哈尔医学院学报, 2007, 28（5）: 555-556.

[27] 甘如春. 中西医结合治疗扁平苔藓36例 [J]. 咸宁学院学报: 医学版, 2006, 20（6）: 527-528.

[28] 林健, 张宏. 中西医结合治疗扁平苔藓30例 [J]. 中医药学报, 2002, 30（5）: 45-46.

[29] 乔宏, 刘灵, 马栓全. 无菌性脓疱类皮肤病中医治疗体会 [J]. 现代中医药, 2006, 26（1）: 13-14.

[30] 李娟, 董雪松. 掌跖脓疱病的中医治疗 [J]. 内蒙古中医药, 2013（10）: 54-55.

[31] 陈维天, 张虹亚. 中医治疗掌跖脓疱病研究进展 [J]. 实用中医药杂志, 2014, 30（9）: 882-884.

# 第十三章 13 皮肤附属器性皮肤病

## 第一节　粉刺（痤疮）

### 一、定义

粉刺是一种颜面、胸背等处毛囊、皮脂腺的慢性炎症性皮肤病。其特征为散在颜面、胸、背等处的针头或米粒大小皮疹，如刺，可挤出白色粉渣样物，故称粉刺。古代中医文献又称之为"皶""痤""面疱""皶疱""肺风粉刺""酒刺"等，俗称"暗疮""青春痘"。本病相当于西医的痤疮（彩插图 41）。

### 二、病因病机

本病多因素体阳热偏盛，肺经蕴热，复感风邪，熏蒸面部而发；或过食辛辣肥甘厚味，助湿化热，湿热蕴结，上蒸颜面而致；或因脾气不足，运化失常，湿浊内停，郁久化热，热灼津液，煎炼成痰，湿热浊痰瘀滞肌肤而发。

## 三、诊断要点

① 常见于青年男女。　　② 多发于颜面、上胸、背部等皮脂腺丰富的部位。

③ 初起多为细小皮色丘疹，白头或黑头粉刺，接着出现脓疱，严重可有结节、囊肿。反复发作或挑刺后，留下凹凸不平的瘢痕及色素沉着。

④ 一般无明显全身症状，可有轻微瘙痒或疼痛。

## 四、药浴治疗

❖ 皮损表现为毛囊一致的红色丘疹、黑头粉刺，或微痒、微痛。口干，尿黄。舌红，苔薄黄，脉数。

【常用中药】生枇杷叶、生桑白皮、生地黄、黄芩、黄连、丹皮等。

【处方】生枇杷叶、生桑白皮、生地黄各 15g，黄芩、黄连、牡丹皮各 10g。

【治则】疏风清热宣肺。

【药浴方法】

将中药放入锅内加适量水加热，待蒸汽喷出时对着病变部位熏蒸 30 分钟，每天 1 次，7 天为 1 个疗程，休息 2 天后再开始下 1 个疗程治疗，共 7 个疗程。

❖ 皮损表现为皮疹红肿疼痛，或有脓疱，口臭，便秘，尿黄，舌红，苔黄腻，脉滑数。

【常用中药】黄芩、当归、苦参、连翘、皂角、蒲公英、野菊花、夏枯草等。

【处方】黄芩、当归、苦参、连翘、皂角、蒲公英、野菊花、夏枯草各 15g。

【治则】清利湿热。

【药浴方法】

上药加 1500g 水，煎 15 分钟，待温后洗患处，每日 2 次，每 3 日 1 剂。

❖ 皮损表现为皮疹结成囊肿，或有纳呆，便溏，舌淡胖，苔薄，脉滑。

【常用中药】夏枯草、昆布、桃仁等。

【处方】夏枯草 40g，昆布、桃仁各 20g。

【治则】祛痰散结化瘀。

【药浴方法】

水煎取汁，趁热熏蒸脸部，再直接外洗患处，每周 2 ~ 3 次，10 次为 1 个疗程。

## 五、按语

痤疮是一种颜面、胸背等处毛囊、皮脂腺的慢性炎症性皮肤病。其特征为散在颜面、胸、背等处的针头或米粒大小皮疹，如刺，可挤出白色粉渣样物，故称粉刺。中医认为本病多因素体阳热偏盛，肺经蕴热，复感风邪，熏蒸面部而发；或过食辛辣肥甘厚味，助湿化热，湿热蕴结，上蒸颜面而致；或因脾气不足，运化失常，湿浊内停，郁久化热，热灼津液，煎炼成痰，湿热浊痰瘀滞肌肤而发。本病病程慢，易反复发作，往往需要联合治疗才能控制病情；中药熏洗疗法一方面可祛除皮肤油脂，清洁皮肤；另一方面可改善血液循环、调节机体新陈代谢。

## 六、注意事项

- 如合并严重的心脑血管疾病、神经精神系统疾病、出血倾向或女性处于孕期等均不宜选择浸浴疗法。
- 在治疗过程中避免用力擦洗皮肤。
- 外用药液温度应适宜，不宜过烫。
- 洗浴的时间不宜过长，因根据患者的性别、体质及病情决定。

# 第二节　酒渣鼻

## 一、定义

酒渣鼻是一种发生在颜面中部，以红斑和毛细血管扩张及丘疹、脓疱为主要表现的慢性皮肤病。因鼻色紫红如酒渣故名。古代中医文献又称之为"酒糟鼻""酒齄鼻""齄鼻""赤鼻""酒皶""鼻准红赤"等，俗称"红鼻子"。本病西医亦称之为酒渣鼻（彩插图42）。

## 二、病因病机

本病多因肺胃积热上蒸，复感风寒外袭，血瘀凝结而成；或嗜酒之人，酒气熏蒸，郁而化火，上熏于面所致；或病久邪热稽留，气血运行受阻，致气滞血瘀，郁结肌肤而成。

## 三、诊断要点

① 多发于成年人及中年人，女性多于男性，但男性患者病情多较重。

② 皮损好发于颜面的中央部，如鼻尖、鼻翼、前额、眉间、双颊及下颏，对称分布，常伴皮脂溢出症。

③ 局部以毛细血管扩张、皮脂腺及结缔组织增生为主，有红斑、丘疹、脓疱等临床表现。

④ 病程缓慢，一般无自觉症状。

## 四、药浴治疗

❖ 皮损表现为鼻头或面中部红斑，压之退色，常嗜酒、饮食不节、口干思饮、便秘，舌质红，苔薄黄，脉弦滑。多见于红斑期。

【常用中药】地肤子、苦参、蛇床子、白鲜皮、蒲公英、防风、甘草等。

【处方】地肤子、苦参各50g，蛇床子、白鲜皮、蒲公英各30g，防风20g，甘草10g。

【治则】清泻肺胃积热。

【药浴方法】

以上诸药加水浸泡，用小火煎至800ml，经纱布过滤再将药液烧开，趁热加入白矾末2g，顺时针搅拌，温度降至20℃时加入食醋20ml备用。使用时，先用温水清洗鼻部皮肤后用药棉擦干，再用浸透备制液的纱布做局部温敷，每日2次，每次30分钟。每日1剂，10天为1个疗程。

❖ 皮损表现为红斑上出现痤疮样丘疹、脓疱，毛细血管扩张明显，局部灼热，伴口干、便秘、舌质红绛，苔黄，脉滑数。多见于丘疹期。

【常用中药】黄连、黄芩、土大黄、黄柏、芙蓉叶、泽兰叶等。

【处方】黄连、黄芩、土大黄、黄柏、芙蓉叶、泽兰叶各 30g。

【治则】凉血清热解毒。

【药浴方法】

本方最适用于鼻部有脓疱者。将以上诸药加水 1500ml，水煮，取药汁 800ml，直接外洗患处，每日 2 次，5 日为 1 个疗程。

❖ 皮损表现为鼻头紫红肥大，呈结节状，毛孔扩大，舌质暗红，苔白，脉沉缓。多见于鼻赘期。

【常用中药】硫黄、生大黄、石灰水等。

【处方】硫黄、生大黄各 15g，石灰水 200ml。

【治则】活血祛瘀。

【药浴方法】

将石灰水 200ml 与生大黄、硫黄均匀混合后，取药液适量，每日 3 ~ 4 次，外洗患处。

## 五、按语

酒渣鼻是一种发生在颜面中部，以红斑和毛细血管扩张及丘疹、脓疱为主要表现的慢性皮肤病。因鼻色紫红如酒渣故名。古代中医文献又称之为"酒糟鼻""酒皶""鼻准红赤"等，俗称"红鼻子"。中医认为本病多因肺胃积热上蒸，复感风寒外袭，血瘀凝结而成；或嗜酒之人，酒气熏蒸，郁而化火，上熏于面所致；或病久邪热稽留，气血运行受阻，致气滞血瘀、郁结肌肤而成。本病病程慢性，中药药浴一方面可清除多余的油脂，清洁皮肤；另一方面可改善血液循环、调节机体新陈代谢；同时浸浴后，皮损处可予以药膏、保湿或光疗等治疗，可增强治疗效果，达到缩短疗程的目的。

## 六、注意事项

- 如合并严重的心脑血管疾病、神经精神系统疾病、出血倾向或女性处于孕期等均不宜选择浸浴疗法。
- 在治疗过程中避免用力擦洗皮肤。
- 外用药液温度应适宜，不宜过烫。

# 第三节　口周湿疮（口周皮炎）

## 一、定义

口周皮炎中医称之为"口周湿疮"，是发生在口周围皮肤以红斑、丘疹、鳞屑为主要临床表现的炎症性皮肤病（彩插图43）。

## 二、病因病机

偏食辛辣或油腻之品，致使脾胃湿热内蕴，循经上扰而成或肺脾内郁热邪，复感风邪外袭，阻于肌肤所致。

## 三、诊断要点

 好发于儿童和妇女，男性亦可发病。

 部位主要在口周、颏部和鼻侧的皮肤。

③ 皮损首先发生于一侧鼻唇沟，常扩散于对侧而成为双侧性。并延伸至颏上及上唇，不累及紧靠唇红缘周围的狭窄皮肤区。眉间、眼睑和额部亦可受累。

④ 皮损为红斑、丘疹和鳞屑，偶见丘疱疹和丘疹性脓疱疹。红斑常为持久性，轻重程度不等。丘疹可无规律地群集，呈红色或肉色，针头大小，表面光滑，质地坚硬，有时可呈周期性分批出现。

## 四、药浴治疗

❖ 皮损表现为口周可见大小不等的红色丘疹、丘状疱疹，甚至还伴有少许脓疱，呈密集分布，伴有口干喜饮，大便干燥。舌质红，少苔，脉数。

【常用中药】金银花、蒲公英、马齿苋等。

【处方】金银花、蒲公英、马齿苋各 30g。

【治则】凉血止痒。

【药浴方法】

水煎 2 次，取液兑一起，趁热先熏患处，待药液冷却后再湿敷，每日 2 次，每次 30 分钟。

❖ 皮损表现为口周连续不断地出现丘疹、脓疱和不易消退的红斑，鳞屑脱落后又生，自觉灼热瘙痒。舌质红，苔薄黄，脉滑数。

【常用中药】白鲜皮、蛇床子、土槿皮、地肤子、苦参等。

【处方】白鲜皮 15g，蛇床子、土槿皮各 10g，地肤子、苦参各 30g。

【治则】清热燥湿止痒。

【药浴方法】

将药物煎后待温，取药液 500ml 直接外洗患处，每次 20 分钟，每日2次，每日1剂。

## 五、按语

口周皮炎中医称之为"口周湿疮"，是发生在口周围皮肤以红斑、丘疹、鳞屑为主要临床表现的炎症性皮肤病。现代中医认为偏食辛辣或油腻之品，致使脾胃湿热内蕴，循经上扰而成或肺脾内郁热邪，复感风邪外袭，阻于肌肤所致。本病易反复发作，中药药浴可减少疾病的复发。

## 六、注意事项

- 如合并严重的心脑血管疾病、神经精神系统疾病、出血倾向或女性处于孕期等均不宜选择药浴疗法。
- 患者在药浴过程中需注意避免过度擦洗皮损，防止出血继发感染。
- 药浴过程中应注意水温避免烫伤。

# 第四节　油风（斑秃）

## 一、定义

油风是一种头发突然发生斑块状脱落的慢性皮肤病。其临床特点是脱发区皮肤变薄、光亮，感觉正常，无自觉症状。古代中医文献又称之为"鬼剃头"等。本病相当于西医的斑秃（彩插图44）。

## 二、病因病机

由于血虚不能随气荣养皮肤，以致毛孔开张，风邪乘虚侵入，风盛血燥，发失所养而成片脱落；或因情志抑郁，肝气郁结过分劳累，有伤心脾，气血生化不足，发失所养而致；因肝藏血，发为血之余，肾藏精，主骨生髓，其华在发，肝肾不足，精血亏虚，发失所养亦为本病主要原因。

## 三、诊断要点

**①** 头发脱落，呈圆形或不规则形，小如指甲，大如钱币或更大，少数全脱落。　　**②** 局部皮肤无炎症，平滑光亮。

**③** 起病突然，无自觉症状，患者多在无意中发现。

**④** 病程缓慢，可持续数年或更久。　　**⑤** 可发生于任何年龄，常在劳累、睡眠不足或有精神刺激后发生。

## 四、药浴治疗

❖ 皮损表现为头发斑片状脱落，呈圆形或椭圆形，甚至全秃或普秃。

【常用中药】忍冬藤、木鳖子、防风、生姜、花椒、苦参、细辛、甘草等。

【处方】忍冬藤60g，木鳖子45g，防风、生姜各30g，花椒、苦参各15g，细辛、甘草各10g。

【治则】祛风解毒活血。

【药浴方法】

每天 1 剂，水煎 2 次。加水 3000ml，煎煮 1 小时，取药液先熏患部，待药液温和后再泡洗 20 分钟；泡洗后擦干不再冲洗清水。此药液有小毒，勿入口眼。

## 五、按语

油风是一种头发突然发生斑块状脱落的慢性皮肤病。其临床特点是脱发区皮肤变薄、光亮，感觉正常，无自觉症状。中医认为"血虚"为其主要发病病机。本病病程慢性，中药药浴可改善血液循环、调节机体新陈代谢，促进毛发生长。

## 六、注意事项

- 如合并严重的心脑血管疾病、神经精神系统疾病、出血倾向或女性处于孕期等均不宜选择外洗疗法。
- 在治疗过程中避免用力擦洗皮肤。
- 外用药液温度应适宜，不宜过烫。

# 第五节　面游风（脂溢性皮炎）

## 一、定义

面游风是一种因皮脂分泌过多而引起皮肤上出现红斑、上覆鳞屑的慢性炎症性皮肤病。因其多发于面部，表现为皮肤瘙痒、脱屑，故称之为面游风。古代中医文献又称之为"白屑风""钮扣风""眉风癣"等。本病相当于西医的脂溢性皮炎（彩插图45）。

## 二、病因病机

本病多因风热之邪外袭，郁久耗伤阴血，阴伤血燥，或平素血燥之体，复感风热之邪，血虚生风，风热燥邪蕴阻肌肤，肌肤失于濡养而致；或由于恣食肥甘油腻、辛辣之品，以致脾胃运化失常，化湿生热，湿热蕴阻肌肤而成。

## 三、诊断要点

**①** 多见于成人，婴幼儿也时有发生，男性多于女性，有皮脂溢出体质，在皮脂过度溢出基础上发生。

**②** 好发于头皮、颜面、躯干等皮脂腺分布较丰富的部位。其中颜面部好发于眉间眉弓、鼻唇沟、胡须部；躯干部好发于前胸、颈后及上背部、腋窝、脐窝、腹股沟等位置。少数重症患者可泛发全身。

**③** 皮损边界清楚，形态大小不一，初起为毛囊周围红色小丘疹，继而融合大小不等的暗红或黄红色斑片，覆以油腻性鳞屑或痂皮，可出现渗出、结痂和糜烂并呈湿疹样表现。

**④** 头皮等处损害严重时可伴有毛发脱落，面部可与痤疮并发，皱褶处皮损常出现类似湿疹样改变。

**⑤** 患者自觉不同程度瘙痒。

**⑥** 病程慢性，反复发作，时轻时重。

## 四、药浴治疗

❖ 皮损表现为多发于头面部，为淡红色斑片，干燥、脱屑、瘙痒，受风加重；或头皮瘙痒，头屑多，毛发干枯脱落，伴口干渴，舌质偏红，苔薄白，脉细数。

【常用中药】生甘草、桂枝、透骨草等。

【处方】生甘草100g，桂枝、透骨草各30g。

【治则】祛风止痒。

【药浴方法】

将上药放入脸盆中，加水3000～4000ml，小火煎10～15分钟，去火，待药水温度降至体表适合温度时，保留药渣，用药液浸泡患处，每次20～30分钟，每日2次，每剂药可用2～3天，以后每次治疗时将原药液加温即可。

❖ 皮损表现为潮红斑片，上有油腻性痂屑，甚至糜烂、渗出、结痂黄厚臭秽，瘙痒轻重，伴口苦口黏，脘腹痞满，小便短赤，大便臭秽，舌质红，苔黄腻，脉滑数。

【常用中药】马齿苋、透骨草、龙葵、苦参、黄柏等。

【处方】马齿苋、透骨草、龙葵、苦参、黄柏各30g。

【治则】清热除湿止痒。

【药浴方法】

煎汤1000ml，放凉后外洗患处，每次20～30分钟，每日2～3次。


# 五、按语

面游风是一种因皮脂分泌过多而引起皮肤上出现红斑、上覆鳞屑的慢性炎症性皮肤病。中医认为本病多因风热之邪外袭，郁久耗伤阴血，阴伤血燥，或平素血燥之体，复感风热之邪，血虚生风，风热燥邪蕴阻肌肤，肌肤失于濡养而致；或由于恣食肥甘油腻、辛辣之品，以致脾胃运化失常，化湿生热，湿热蕴阻肌肤而成。本病病程慢性，中药药浴治疗有一定的优势，一可清除多余的油脂，清洁皮肤。二可改善血液循环、调节机体新陈代谢；同时洗浴后，皮损处可予以药膏或光疗等治疗，可增强治疗效果，达到缩短疗程的目的。

## 六、注意事项

- 如合并严重的心脑血管疾病、神经精神系统疾病、出血倾向或女性处于孕期等均不宜选择外洗疗法。
- 洗浴的时间应根据患者体质、病情而决定。
- 外用药液温度应适宜，不宜过烫。
- 避免因瘙痒而过度擦洗皮肤，易破坏皮肤屏障。

# 第六节　头风屑（石棉状糠疹）

## 一、定义

石棉状糠疹是一种发生于头皮的慢性疾病，中医称之为"头风白屑"。以毛囊口棘状隆起、糠状鳞屑为特征。本病常无自觉症状，有时有轻微瘙痒，病程长，可发生于任何年龄，好发于儿童及青少年，女性多见（彩插图 46）。

## 二、病因病机

中医认为本病主要是因为湿热上蕴及燥热怫郁。湿为重浊之邪，常挟风、寒、热三邪为病，以热为多。湿热互结，循经上行于头，症见糠状鳞屑堆积难除。或素有血热体质，加之喜食肥甘辛辣。火助燥热，蒸郁肌肤，症见鳞屑纯白，酷似石棉结晶。

## 三、诊断要点

① 毛发鞘：其特征为头发近端有酷似石棉结晶的纯白色鞘状物包绕，以头发的毛干为中轴，可上下移动。鞘状物随着时间推移或因污物附着而变成灰白色或灰黄色，逐渐失去石棉样色泽。

② 糠状鳞屑：白色糠状鳞屑堆积、黏着在头发根部或头皮而成大片厚痂壳，用力剥离可见层层小片鳞屑脱落。

③ 毛囊口棘状隆起。

## 四、药浴治疗

❖ 皮损表现为头皮鳞屑较厚，状如石棉，甚至局部潮红、渗出，伴有臭味；患者口苦口干，纳呆心烦，大便溏或干，小便短赤；舌红，苔黄，脉滑数。

【常用中药①】大黄，黄柏，黄芩，苦参等。

【处方①】大黄、黄柏、黄芩、苦参各 15g。

【治则】清热燥湿，收涩止痒。

【药浴方法】

以上 4 味药物加 1500ml 水，水煎至 1000ml，倒入盆中，直接温洗患处，每日 2 次，每次 15～20 分钟。

【常用中药②】昆布、海藻、羌活、山楂、虎杖等。

【处方②】昆布、海藻、羌活、山楂、虎杖各 30g。

【治则】清热解毒，燥湿止痒。

**【药浴方法】**

将药物加水 2000ml，煎煮至沸，倒入盆中，温洗患处，每日 2 次，每次 15 ~ 20 分钟。

❖ 皮损表现为灰白色鳞屑，堆积成屋瓦状，伴有轻度瘙痒，心烦易怒，口干鼻燥，舌质红，苔薄黄，脉细数。

**【常用中药】**桑白皮等。

**【处方】**桑白皮 30g，口干鼻燥者加丹皮 10g，焦山栀 6g。

**【治则】**清热化湿。

**【药浴方法】**

将药物加 1000ml 水，水煎至 800ml，倒入盆中，直接温洗患处，1 ~ 2次 / 日，每次 15 分钟。

## 五、按语

石棉状糠疹是一种发生于头皮的慢性疾病，中医称之为"头风白屑"。以毛囊口棘状隆起、糠状鳞屑为特征。中医认为本病主要是因为湿热上蕴及燥热怫郁。湿为重浊之邪，常挟风、寒、热三邪为病，以热为多。湿热互结，循经上行于头，症见糠状鳞屑堆积难除。或素有血热体质，加之喜食肥甘辛辣。火助燥热，蒸郁肌肤，症见鳞屑纯白，酷似石棉结晶。中药药浴治疗本病，可减短治疗疗程。

## 六、注意事项

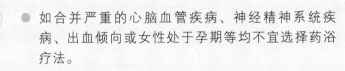

● 如合并严重的心脑血管疾病、神经精神系统疾病、出血倾向或女性处于孕期等均不宜选择药浴疗法。

● 患者在药浴过程中需注意避免过度擦洗皮损，防止出血继发感染。

● 药浴过程中应注意水温避免烫伤。

# 第七节　田螺泡（汗疱疹）

## 一、定义

田螺泡是一种多发于掌跖、指（趾）侧、指（趾）间皮肤的复发性非炎症性水疱，常伴手足多汗，夏季多见。古代中医文献又称之为"蚂蚁窝"等。本病相当于西医的汗疱疹。

## 二、病因病机

本病多因内有蕴热，脾失健运或阴虚内热、汗出不畅所致。

## 三、诊断要点

**❶** 好发于手指、掌跖，有时亦发生在腕前或趾缝。

**❷** 皮疹为深在性，周围皮肤无红晕的水疱，多呈半球形。稍隆起于皮肤表面，粟粒至米粒大小，一般不融合，偶尔也可融合成较大水疱。壁厚而不易破裂，疱液澄清，晚期可稍浑浊。水疱常不自行破溃，愈后不遗留色素沉着及瘢痕。

**❸** 自觉有不同程度的瘙痒或烧灼感。

**❹** 夏季加重，入冬自愈。患者常伴有掌跖多汗，易于复发。

## 四、药浴治疗

❖ 皮损表现为手掌、足跖较多深在性水疱，自觉灼热瘙痒，伴腹胀纳呆，口干口苦，小便黄赤，大便黏滞不爽，舌质红，苔薄黄微腻，脉弦滑。

【常用中药】马齿苋、野菊花、白鲜皮、枯矾等。

【处方】马齿苋、野菊花、白鲜皮各30g，枯矾10g。

【治则】清热利湿解毒。

【药浴方法】

适用于水疱多而伴有手足多汗者。水煎待温后泡洗手足，每日1次，每次15～20分钟。

## 五、按语

汗疱疹是一种多发于掌跖、指（趾）侧、指（趾）间皮肤的复发性非炎症性水疱，常伴手足多汗，夏季多见。中医认为本病多因内有蕴热、脾失健运或阴虚内热、汗出不畅所致。本病病程缓慢，易反复发作。中药药浴可达到清热除湿的作用，减少疾病复发。同时洗浴后可立即外用药膏，增强疗效，缩短病程。

## 六、注意事项

- 如合并严重的心脑血管疾病、神经精神系统疾病、或女性处于孕期等均不宜选择外洗疗法。
- 在治疗过程中避免因瘙痒用力擦洗皮肤。
- 外用药液温度应适宜，不宜过烫。

# 第八节　汗证（多汗症）

## 一、定义

多汗症是指局部或全身皮肤出汗量异常增多的现象。全身性多汗症主要是由其他疾病引起的广泛性多汗，如感染性高热等。局部性多汗症常初发于儿童或青少年，往往有家族史，有成年后自然减轻的倾向。本病属于中医学"汗证"的范畴。

## 二、病因病机

本病多因脾胃湿热，蕴蒸肌肤，迫津外泄，或先天不足，阳气偏虚，腠理不固，津液外溢所致。

## 三、诊断要点

**❶** 无明显诱因情况下出现肉眼可见的汗腺分泌亢进持续 6 个月以上。

**❷** 身体两侧多汗部位呈对称性分布。　**❸** 每周都会发作 1 次及以上。

**❹** 初次发病年龄 < 25 岁。　**❺** 有家族遗传史。

**❻** 睡眠时无多汗。　**❼** 影响正常的工作和学习。

## 四、药浴治疗

❖ 症见身热多汗，以额头、腋窝、外阴多汗为甚。

【常用中药】王不留行、生地榆、黄柏、枯矾等。

【处方】王不留行、生地榆、黄柏、枯矾各30g。

【治则】清热燥湿。

【药浴方法】

适用于手足多汗症。水煎浸泡手足，每日1次，每次15～20分钟。

## 五、按语

多汗症是指局部或全身皮肤出汗量异常增多的现象。全身性多汗症主要是由其他疾病引起的广泛性多汗，如感染性高热等。局部性多汗症常初发于儿童或青少年，往往有家族史，有成年后自然减轻的倾向。本病属于中医学"汗证"的范畴。中医认为本病多因脾胃湿热，蕴蒸肌肤，迫津外泄，或先天不足，阳气偏虚，腠理不固，津液外溢所致。本病病程慢性，往往需要联合治疗才能控制病情；中药药浴可起到收敛的作用。

## 六、注意事项

- 如合并严重的心脑血管疾病、神经精神系统疾病、或女性处于孕期等均不宜选择外洗疗法。
- 外用药液温度应适宜，不宜过烫。
- 洗浴时间不宜过长，应根据患者体质、症状而决定。

# 第九节　发蛀脱发（男性雄性激素源性脱发）

## 一、定义

男性雄性激素源性脱发是一种雄激素依赖性的遗传性毛发脱落疾病。主要为男性在青春期后，头额、颞、顶部进展缓慢的秃发，临床上患者往往伴有头部皮脂溢出较多、头皮屑多、瘙痒等症状。本病归属于中医学"发蛀脱发""面游风""白屑风"等疾病的范畴。西医又称之为早秃、男性型秃发、雄性秃发等（彩插图 47）。

## 二、病因病机

本病主因素体阳热之体，血热风燥，耗伤阴血，不能上潮颠顶；或因饮食不节，中焦蕴热，脾胃湿热上蒸，侵蚀发根，致使腐蚀而脱落。

## 三、诊断要点

**❶** 在皮脂溢出的基础上发生秃发。

**❷** 以男性为主，常从前额两侧开始，逐渐向头顶延伸，头发渐变得稀少纤细，柔软无力，失去光泽。前发线从两侧后退，形成俗称的"高额"。也有部分患者从头顶开始秃发。

**❸** 脱发区头皮光亮如镜，或呈一片均匀、稀疏、细软的头发。常伴脱屑，除微痒外无其他自觉症状。

**④** 病程缓慢，进度、范围、程度常因人而异，时好时坏，可持续多年不变，亦可短短数年达到老年脱发的程度，多为永久性脱发。

**⑤** 有家族遗传史。

## 四、药浴治疗

❖ 症见头发干燥，略有焦黄，头顶发稀疏，头皮叠起白屑，伴有燥痒，头部烘热，咽干口渴，小便短赤，大便偏干，舌质红，苔黄，脉弦滑。

【常用中药】桑叶、麻叶等。

【处方】桑叶、麻叶各30g。

【治则】凉血清热护发。

【药浴方法】

将两味药物用淘米水600ml浸泡1日，取其浸出液外洗头部，每日1剂，分2次外洗。

❖ 症见头发稀疏脱落，伴皮脂溢出，头皮油腻，鳞屑色黄黏腻，口苦咽干，胃纳不佳，烦躁易怒，小便色黄，大便黏滞不爽，舌质红，苔黄腻，脉弦滑。

【常用中药】透骨草等。

【处方】透骨草45g。

【治则】祛风除湿护发。

【药浴方法】

煎汤熏洗头发，每日1剂，熏洗1次，每次20分钟，洗后勿用水冲洗头发。用药4～12日。

❖ 症见脱发严重，头顶部发稀疏细软，甚者顶部全脱，头皮光亮，伴有头晕目眩，失眠健忘，腰膝酸软，五心烦热，遗精盗汗，舌质红，苔少或花剥，脉细数。

【常用中药】侧柏叶等。

【处方】侧柏叶20g。肝肾不足者加菟丝子、枸杞子；腰膝酸软者加桑寄生、续断；五心烦热、盗汗者加牡丹皮、知母。

【治则】滋补肝肾，养血生发。

【药浴方法】

将药物水煎，待温后直接洗头，每日1次，每次15分钟。

## 五、按语

男性雄性激素源性脱发是一种雄性激素依赖性的遗传性毛发脱落疾病。临床上患者往往伴有头部皮脂溢出较多、头皮屑多、瘙痒等症状。中医认为本病主因素体阳热之体，血热风燥，耗伤阴血，不能上潮巅顶；或因饮食不节，中焦蕴热，脾胃湿热上蒸，侵蚀发根，致使腐蚀而脱落。本病病程慢性，中药洗浴可改善血液循环、调节机体新陈代谢，促进毛发生长。

## 六、注意事项

- 如合并严重的心脑血管疾病、神经精神系统疾病等均不宜选择外洗疗法。
- 在治疗过程中避免用力擦洗患处皮肤。
- 外用药液温度应适宜，不宜过烫。
- 洗浴时间应根据患者体质、症状而决定。

# 第十节 蚂蚁窝（剥脱性角质松解症）

## 一、定义

剥脱性角质松解症是一种掌跖部角质层浅表性剥脱性皮肤病。本病好发于春、夏或秋、冬之交。中医称本病为蚂蚁窝（彩插图48）。

## 二、病因病机

中医认为本病是由于脾虚湿热内蕴，外感风邪，风湿之邪郁阻于肌肤而发病或脾虚日久，气血生化不足，血虚生燥，肌肤失养而致病。

## 三、诊断要点

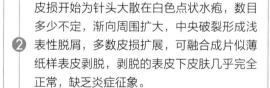

❶ 本病主要累及掌跖部，偶尔也可见于手、足背侧，对称分布。

❷ 皮损开始为针头大散在白色点状水疱，数目多少不定，渐向周围扩大，中央破裂形成浅表性脱屑，多数皮损扩展，可融合成片似薄纸样表皮剥脱，剥脱的表皮下皮肤几乎完全正常，缺乏炎症征象。

❸ 无明显自觉症状，病程缓慢，经2~3周鳞屑自然脱落痊愈。

## 四、药浴治疗

❖ 皮损表现为双手掌或足跖潮湿多汗，春夏之交多发，自觉轻度灼热，有点状及片状脱屑，伴有心烦口渴，大便黏滞不爽，小便色黄，舌红苔黄腻，脉弦滑。

【常用中药】苍术、苦参、白鲜皮、枯矾等。

【处方】苍术、苦参、白鲜皮各 30g，枯矾 10g。若手足心热甚者，加牡丹皮、紫草、地骨皮；瘙痒出汗多者，加黄柏。

【治则】清热燥湿。

【药浴方法】

煎水待温后外洗，每次 20 分钟，每日 2 次。

❖ 皮损表现为双手掌及足跖干燥，出现点片状脱屑，秋冬之交多发，伴有咽干口燥，手足心烦热，大便干燥，舌红少苔，脉弦细。

【常用中药】白及、夜明砂、侧柏叶、大风子、葛根、五灵脂等。

【处方】白及、夜明砂、侧柏叶各 30g，大风子、葛根、五灵脂各 15g。若手足心烦热者加牡丹皮、知母。

【治则】清热滋阴，凉血润燥。

【药浴方法】

将药物加水 1000ml，煎后取液 500ml 浸泡，每日 2 次。


## 五、按语

剥脱性角质松解症是一种掌跖部角质层浅表性剥脱性皮肤病。本病好发于春、夏或秋、冬之交。中医称本病为蚂蚁窝，认为本病是由于脾虚湿热内蕴，外感风邪，风湿之邪郁阻于肌肤而发病或脾虚日久，气血生化不足，血虚生燥，肌肤失养而致病。

## 六、注意事项

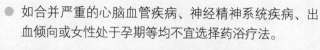

- 如合并严重的心脑血管疾病、神经精神系统疾病、出血倾向或女性处于孕期等均不宜选择药浴疗法。

- 患者在药浴过程中需注意避免过度擦洗皮损，防止出血继发感染。

- 药浴过程中应注意水温避免烫伤。

## 参考文献

[1] 刘巧 . 中西医结合皮肤病治疗学 [M]. 北京：人民军医出版社，2014.

[2] 范瑞强，邓丙戌，杨志波 . 中医皮肤性病学（临床版）[M]. 北京：科学技术文献出版社，2010.

[3] 李日庆 . 中医外科学 [M]. 北京：人民卫生出版社 .

# 第十四章 14 色素障碍性皮肤病

## 第一节 白癜风

### 一、定义

白癜风是指皮肤变白、大小不同、形态各异的局限性或泛发性色素脱失性皮肤病。古代中医文献又称之为"白癜""白驳""斑白""斑驳"等（彩插图49）。

### 二、病因病机

本病多因气血失和，脉络瘀阻所致。如情志内伤，肝气郁结，气机不畅，复感风邪，搏于肌肤而发；或素体肝肾虚弱，或亡精失血，伤及肝肾，致肝肾不足，外邪侵入，郁于肌肤而致；或跌打损伤，化学物品灼伤，络脉瘀阻，毛窍闭塞，肌肤腠理失养，酿成白斑。

### 三、诊断要点

① 本病可发生于任何年龄，以青年多见，男女性别发病基本相等。

② 大多分布局限，也可泛发，全身任何部位的皮肤、黏膜均可发生，但以面、颈、手背为多。

**③** 皮损为大小不等、形态各异的局限性白色斑片，边缘清楚，周边皮肤较正常皮肤色素稍加深。

**④** 一般无自觉症状。少数在发疹前或同时，以及在白斑增加或扩展时有轻微瘙痒。

**⑤** 病程长短不一，完全自愈者较少，亦有愈后复发者。

## 四、药浴治疗

❖ 皮损大小不等、形态各异的局限性白色斑片，边缘清楚，周边皮肤较正常皮肤色素稍加深。

【常用中药】补骨脂、白蒺藜、蛇床子、白芷、黑芝麻、菟丝子、何首乌、丹参、紫草、乌梅、川芎、红花、黄芪、防风、生姜、雄黄、轻粉、密陀僧、薄荷、蝉蜕、大黄等。

【处方】红花、白芷、肉桂、细辛各10g，补骨脂、乌梅各20g，丹参30g。

【治则】滋补肝肾，活血化瘀。

【药浴方法】

❶ 中药熏蒸：适用于局限型白癜风。

操作：治疗前将煎煮好的药液倒入中药熏蒸仪中，加清水1000 ~ 1200ml，预热，达治疗温度后设置治疗时间（30 ~ 40分钟），将熏蒸治疗头对准白斑，调整距离，以不烫为宜，治疗结束后擦干皮肤，外涂治疗药物或照射窄谱紫外线，治疗可每日1次或隔日1次，30天为1个疗程，达1个疗程后休息3天。

❷ 中药浸浴：适用于泛发型白癜风。

操作：上述药物加水煎煮，文火连续煎煮2次，滤出5L中药药液，将药液倒入浴桶或浴缸内，加50L左右温水，水温调至

38～40℃；使患者躯体及四肢浸泡于药液中，每日 1 次，每次 20 分钟左右；室温控制在 22℃以上。

③ 中药汽疗：适用于泛发型白癜风。

操作：治疗前 30 分钟预热舱温，取出煎药锅，加水 1500～2000ml，再置于加热盘上，在控制器上按加热器，当温度显示 33℃时患者进入治疗室；可按上述方药配置熏蒸药液；在控制器上设定治疗温度（37～42℃）、治疗时间（15～20 分钟）；治疗到达设定时间，协助患者出舱，擦干皮肤，涂抹保湿剂后更衣休息片刻再到室外，治疗可每日 1 次或隔日 1 次。

## 五、按语

白癜风是一种获得性皮肤色素脱失病，以皮肤出现局限性白色斑片，逐渐蔓延扩大为主要临床表现。中医称本病为"白处""白癜""白驳""白驳风"。中医认为本病的发生主要因为外感风邪、肝气郁结或气血失和，肝肾不足，瘀血阻络，肌肤失养所致。气血失和，则荣卫无畅达之机，皮毛腠理失其营养而发白斑；久病必然伤及肝肾，导致肾阴肾阳的不足，体内阴阳失衡，则疾病日久难愈；瘀血阻络，肌肤失之濡煦和滋养，酿成皮肤色素脱失出现白斑。白癜风的治疗总则是活血祛风，调和气血，滋补肝肾。

白癜风发在体表，其中医外治方法包括中药外用、火针、针灸、拔罐、穴位注射、穴位埋线、自血疗法等。白癜风中药外用有各种剂型，包括酊剂、搽剂、散剂、霜剂、膏剂等。白癜风的中医外用方具有以下特点：❶ 外用药性味多辛温，多归肝、肾经，辅以心、脾，如补骨脂、何首乌、菟丝子等。❷ 外用药剂型而以酊剂最为多见，如补骨脂酊、复方卡力孜然酊等。❸ 治疗白癜风的中药常见药对有：当归和红花，补骨脂和菟丝子，黄芪和当归，当归和何首乌等，体现了一定的配伍规律。值得注意的是在运用酊剂时，要注意酒精的刺激性，对于酒精过敏者要忌用。

药浴疗法治疗白癜风具有一定优势，既可用于泛发型，又可用于局限型。药浴疗法还便于辨证用药，如白癜风进展期以驱风燥湿、行气活血为主，可酌加大黄、防风、蝉蜕、川芎等中药；稳定期治疗主要以调和气血、滋补肝肾为主，可酌加当归、丹参、何首乌、菟丝子等中药。

## 六、注意事项

- 适当进行日光浴，有助于本病的恢复，夏天不宜暴晒。
- 中药熏洗过程中，注意与蒸汽之间保持一定距离，避免烫伤。
- 如合并严重的心脑血管疾病、神经精神系统疾病、出血倾向及体质较虚弱、饥饿者，或女性处于经期、孕期等均不宜选择浸浴疗法。
- 对于需全身药浴治疗情况，注意保持环境通风，外界环境温度不能过低，避免受凉感冒；同时应注意补充液体，避免出现脱液现象。

# 第二节 黄褐斑

## 一、定义

黄褐斑是一种发生于颜面部位的局限性淡褐色或褐色色素改变

的皮肤病。中青年女性多发，临床表现为对称分布于暴露颜面部位的色素沉着斑，平铺于皮肤表面，抚之不碍手，压制不褪色。古代中医文献亦称之为"肝斑""黧黑斑"。本病相当于西医的黄褐斑（彩插图 50）。

## 二、病因病机

本病多与肝、脾、肾三脏关系密切，气血不能上荣于面为主要病机。如情志不畅，肝郁气滞，气郁化热，熏蒸于面，灼伤阴血而生；或冲任失调，肝肾不足，水火不济，虚火上炎所致；或慢性疾病，营卫失和，气血运行不畅，气滞血瘀，面失所养而成；或饮食不节，忧思过度，损伤脾胃，脾失健运，湿热内生，上熏而致病。

## 三、诊断要点

**①** 本病多见于妊娠期、长期服用避孕药、生殖器疾病以及月经紊乱的妇女，也可累及中年男性。

**②** 多分布于前额、颧部或面颊的两侧。

**③** 皮疹为黄褐斑片深浅不定，淡黄灰色，或如咖啡，大小不等，形态各异，孤立散在，或融合成片，一般多呈蝴蝶状。

**④** 无自觉症状。

**⑤** 病程经过缓慢。

## 四、药浴治疗

❖ 皮疹为黄褐斑片深浅不定，淡黄灰色，或如咖啡，大小不等，形态各异，孤立散在，或融合成片，一般多呈蝴蝶状。

【常用中药】白茯苓、山药、苍术、当归、红花、白芷、白及、白蒺藜、白附子等。

【**处方**】白茯苓、山药各20g，苍术、当归各15g，红花15g。

【**治则**】活血化瘀，增白祛斑。

【**药浴方法**】

**中药熏蒸**：治疗前将煎煮好的药液倒入中药熏蒸仪中，加清水1000~1200ml，预热，达治疗温度后设置治疗时间（30~40分钟），面部清洁后将熏蒸治疗头对准面部斑片，调整距离，以不烫为宜，治疗结束后擦干皮肤，治疗后继续联合穴位按摩及中药面膜治疗，每日1次或隔日1次，30天为1个疗程，达1个疗程后休息3天。

## 五、按语

黄褐斑，中医称"鼾黑斑"，是一种发于面部黑色素增多或者过度沉着的皮肤病。中医认为该病外因为汗出当风，肌肤营养失和。内因多由肝、脾、肾三脏功能失调有关。或忧思抑郁，肝失调达，郁久化热，火燥结滞于面；或气滞血瘀，胃中郁热，阳明经络阻滞；或肾阴不足，肾水不能上承；或冲任失调，妊娠期血不养面而发病。黄褐斑临床分型多分为三型。包括肝郁血虚型、脾虚湿蕴型和肾阴不足型，分别采用疏肝解郁、理气活血，健脾益气化湿，滋水养阴、养血润肤之法。

黄褐斑病程长，采用内治与外治相结合的方法有利于提高疗效。其中医外治法包括中药面膜、针灸、穴位埋线、耳针、刮痧、穴位按摩等，其中中药雾化、中药熏蒸、倒膜、穴位按摩等可以加快局部血液循环，促进汗孔和皮脂腺导管张开，有利于药物吸收。中医讲"无瘀不成斑"，活血化瘀是黄褐斑的治疗大法，无论内治、外治均应贯穿在治疗当中。

黄褐斑的日常防护十分关键，若患者有明显的日晒、环境污染、化妆品等诱因，则应以防护祛斑外治为主。外出时应用太阳伞或太阳帽，从事野外工作或外出旅游，应涂防晒霜或防晒油膏。注意合理选用化妆品，勿使用过敏、有毒副作用的产品，勿盲目应用一些虚假广告宣传的脱色剂。

## 六、注意事项

● 保持心情开朗，保证充足睡眠，户外活动应减少日光的照射。

● 中药熏洗过程中，注意与蒸汽之间保持一定距离，避免烫伤。

# 第三节　黑变病

## 一、定义

　　黑变病是一种发生于面部的色素沉着病。以面部等暴露部位发生灰褐色或蓝灰色斑片，弥漫分布，边缘不清，表面有糠状鳞屑或有痒感为临床特征。本病可发生于任何年龄，男女均可发病，但多见于中年妇女。本病属于中医学"面尘""黧黑斑"等疾病范畴（彩插图 51）。

## 二、病因病机

本病多因肝郁气滞，血虚不能滋养肌肤，日光照射，染化妆品之毒，以致火毒结滞于内而成；或饮食不调，脾胃失和，肾亏血虚不能滋养肌肤而成。

## 三、诊断要点

① 多见于中年女性。

② 皮损好发于面部，尤以前额、颞及颧部明显。

③ 为灰褐色到蓝灰色色素斑，初呈网状分布，后融合成片，其边界不清，伴毛细血管扩张，毛囊口角化及糠状鳞屑，呈"粉尘"样外观。

④ 无明显自觉症状。

## 四、药浴治疗

❖ 皮肤灰褐色到蓝灰色色素斑，初呈网状分布，后融合成片，其边界不清，伴毛细血管扩张，毛囊口角化及糠状鳞屑，呈"粉尘"样外观。

【常用中药】白茯苓、山药、苍术、当归、红花、白芷、白及、白蒺藜、白附子等。

【处方】白牵牛、团粉、白薇、白细辛、甘松、白及、白莲蕊、白术、白僵蚕、白茯苓各30g，荆芥、独活、羌活各15g，白附子、鹰条白、白扁豆各30g，防风15g，白丁香30g。

【治则】活血解毒，增白祛斑。

【药浴方法】

中药外敷：上述药物取适量粉末，加入清茶调匀，外敷于面部

30 分钟，用清水冲洗。

## 五、按语

黑变病是发生在以暴露部位为主的灰褐色色素沉着病。近年由于气候恶化，紫外线对皮肤伤害加重，加之很多患者不注意防晒，外受阳光毒热之邪，内外合邪而致病。还有许多美白化妆品里含有大量的铅汞和激素、防腐剂、颜料等，使用时间长，易引起接触性皮炎和光敏性皮炎，使黑素生成酶活性增强，导致皮肤色素代谢紊乱而致色素沉着，此类患者有日渐增多的趋势，故化妆品的因素日益被重视。因大部分患者病程较长，单一治疗效果不显，可采用内服、外用，以疏通经络、活血化瘀，加快局部皮肤的代谢，排除毒素。

## 六、注意事项

● 治疗时要和患者多沟通，一定要坚持配合疗程治疗。
● 要使用安全的保养化妆品，饮食上忌食动物内脏，多吃水果蔬菜。

### 参考文献

[1] 顾科峰，章莉，高宜云.钙泊三醇倍他米松软膏联合中药熏蒸治疗寻常型白癜风疗效观察 [J]. 浙江中西医结合杂志，2012，22（10）：815-816.
[2] 沈黎明，霍峥，姜方敏，等.中药外用治疗黄褐斑 90 例 [J]. 四川中医，2012，30（8）：116-117.

## 第一节　唇炎

### 一、定义

唇炎是一种唇部黏膜慢性炎症性疾病，临床上以局部红肿痒痛、干燥开裂、溃烂流黄水、反复脱屑为特征，多发于下唇部。古代中医文献称之为"舔唇风""唇湿""驴嘴风""紧唇""唇风"等。本病相当于西医的唇炎（彩插图 52）。

### 二、病因病机

本病多因脾胃湿热内蕴，郁久化火，火邪熏蒸而成。皮开窍于口，其华在唇，脾气健运则口唇红润光泽，若脾经湿热内蕴，郁久化火，上蒸于口，化燥伤阴，则唇干皲裂、叠起白屑。

### 三、诊断要点

**❶** 上下唇可同时发生，但以下唇多见。

**❷** 有接触刺激性或致敏性化学物质、长期日光照射、咬唇和舔唇习惯、吸烟或感染史。斑贴试验有助于诊断和防治。

③ 急性表现为口唇红肿、水疱、糜烂、结痂，痂下有分泌物，有针刺感或灼痛感。

④ 慢性唇炎口唇肿胀、肥厚、干燥、脱屑和皲裂。

⑤ 人工性唇炎为咬唇和舔唇习惯造成，局部见血痂、表皮剥脱与增厚。

⑥ 少数患者可出现口唇白斑，呈半透明象牙色，表面有光泽，有可能发展为癌前期病变。

## 四、药浴治疗

❖ 皮损表现为下唇红肿，充血，继而糜烂渗出，继发感染时有脓性分泌物。

【常用中药】茵陈、黄柏、白鲜皮、苦参、野菊花、苍术、两面针、甘草等。

【处方】茵陈、黄柏、白鲜皮、苦参、野菊花、苍术、两面针、甘草各 15g。

【治疗原则】清热泻火，凉血疏风。

【药浴方法】

❶ 中药熏洗：适用于病情发展迅速，瘙痒明显。

操作：将上药方煎熬后，倒入陶瓷碗中，先将口唇放在碗口处雾熏，待水温稍凉后，将患唇浸泡于药液内，每次浸泡 15 分钟。

❷ 中药湿敷：适用于病情发展迅速，瘙痒明显。

操作：用 6～8 层纱布（也可预先制成湿敷垫）浸入上药，待吸透药液后取出，拧至不滴水为度，随即敷于患处，务必使其与皮损紧密接触，每隔 15 分钟更换 1 次湿敷纱布，每天 1～2 次。

❖ 皮损表现为口唇皮肤干燥、破裂、脱屑、结痂，自觉疼痛灼热（11-1-2）。

【常用中药】白鲜皮、蛇床子、川槿皮、地肤子、苦参等。

【处方】白鲜皮 16g，蛇床子 10g，川槿皮 10g，地肤子 30g，苦参 30g。

【治则】滋阴清热，止痒。

【药浴方法】

❶ 中药熏洗：适用于病情发展缓慢，脱屑、破裂为主者。

操作：将上药方煎熬后，倒入陶瓷碗中，先将口唇放碗口上雾熏，待水温稍凉后，将患唇浸泡于药液内，每次浸泡 15 分钟。

❷ 中药湿敷：适用于病情发展缓慢，脱屑、破裂为主者。

操作：用 6 ~ 8 层纱布（也可预先制成湿敷垫）浸入上药，待吸透药液后取出，拧至不滴水为度，随即敷于患处，务必使其与皮损紧密接触，每隔 15 分钟更换 1 次湿敷纱布，每天 1 ~ 2 次。

## 五、按语

唇炎是一种较常见的口腔黏膜疾病；是发生于唇部的炎症性疾病的总称，一般常见于儿童和女性青年。本病属中医的锁唇疮、唇风等范畴。《黄帝内经》中最早对唇风症状进行了描述，被称为唇槁；明代陈实功在其外科医学著作《外科正宗》中首次提出"唇风"的病名、病机和临床表现："唇风，阳明胃火上攻，其患下唇发痒作肿，破裂流水，不疼难愈。"本病病程慢性，往往需要联合治疗才能控制病情，而中药药浴疗法在本病的外治疗法中具有一定的优势。遵循辨证论治的治疗原则，选用相应的中药方剂，煎汤湿敷、熏洗。药物直接接触患处，可以更好地达到清热解毒、祛湿止痒的效果，同时湿敷、熏洗后，皮损处予以药膏等治疗，可增强治疗效果，达到缩短疗程的目的。

## 六、注意事项

● 调节药液温度，避免温度过高，造成烫伤。

● 保持口周皮肤清洁。

# 第二节　包皮龟头炎

## 一、定义

包皮龟头炎是指包皮及龟头黏膜的炎症，主要表现为龟头及包皮潮湿、发红、肿胀、瘙痒、疼痛或烧灼感，并可见充血、糜烂，甚至可有浅表性溃疡，有臭味及脓性分泌物，伴有淋巴结肿大压痛，严重可伴有发热等症。因其疮面在包皮内侧，如袖口包手而不得见，故名"袖口疮"，中医文献中又有"臊疳"之称。

## 二、病因病机

中医认为本病主要是由于肝胆湿热下注，或局部不洁，蕴久成毒所致。素体忧思多虑，肝气郁结，蕴久化火；或肝火横逆犯脾，脾失健运，湿邪内生，蕴而化热，肝经湿热下注，必致阴器受病，而出现龟头及包皮部潮红、糜烂、灼热、疼痛等。或素体肝肾不足，或久病不愈，肝肾阴虚，复感毒邪，聚结阴器，气血阻滞，而致阴茎龟头溃烂，难以愈合。

### 三、诊断要点

①发生于男性阴茎龟头部位，局部表现为红斑、糜烂、渗液或有脓性分泌物和出血，伴有局部疼痛，引起腹股沟淋巴结肿大。

②如为念珠菌感染，局部可见有丘疱疹及小糜烂，糜烂面可见有白色乳酪状分泌物。

③滴虫感染则表现为红斑、糜烂，边界清楚，红斑上可见针头至粟粒大的小水疱。

## 四、药浴治疗

❖ 皮损表现为龟头包皮红肿、灼痛，或糜烂渗流黄水，有腥臭味。

【常用中药】苦参、黄柏、野菊花、黄芩、地肤子、白鲜皮、白矾、蛇床子、萹蓄、薄荷、猪苓、凤尾草等。

【处方】苦参 20g，黄柏 20g，野菊花 20g，黄芩 20g，地肤子 20g，白鲜皮 20g，白矾 10g，蛇床子 20g，凤尾草 20g 等。

【治则】清热解毒，利湿杀虫。

【药浴方法】

❶ 中药湿敷：适用于病情发展迅速，龟头包皮红肿、灼痛，或糜烂渗流黄水，有腥臭味。

操作：用 6～8 层纱布（也可预先制成湿敷垫）浸入上药方熬制新鲜的药液中，温度在 10～20℃为宜，待吸透药液后取出，拧至不滴水为度，随即敷于患处，务必使其与皮损紧密接触，每隔 10 分钟更换 1 次湿敷纱布，每天 1～2 次。

❷ 中药熏洗：适用于病情发展迅速，龟头包皮红肿、灼痛，或糜烂渗流黄水，有腥臭味。

操作：将上述方药煎煮的药液煮沸倒入容器，使药物蒸汽作用于患处；待药液温度降至 38 ~ 40℃左右时，加入适量温水，再浸泡、擦洗患处，每次熏洗 20 ~ 30 分钟，以适度出汗为宜，每日 1 次。

❖ **皮损表现为龟头肿痛，颜色暗红，溃烂经久不愈。**

【常用中药】苦参、黄柏、野菊花、黄芩、地肤子、白鲜皮、白矾、蛇床子、萹蓄、薄荷、猪苓、凤尾草等。

【处方】苦参 30g，黄柏 30g，野菊花 30g，黄芩 30g，地肤子 30g，白鲜皮 30g，白矾 20g，蛇床子 30g，萹蓄 30g，薄荷 20g，猪苓 30g，凤尾草 20g。

【治则】解毒祛湿，滋阴杀虫。

【药浴方法】

❶ 中药湿敷：病情发展较缓，龟头肿痛，颜色暗红，溃烂经久不愈。

操作：用 6 ~ 8 层纱布（也可预先制成湿敷垫）浸入上药方熬制新鲜的药液中，温度在 10 ~ 20℃为宜，待吸透药液后取出，拧至不滴水为度，随即敷于患处，务必使其与皮损紧密接触，每隔 10 分钟更换 1 次湿敷纱布，每天 1 ~ 2 次。

❷ 中药熏洗：病情发展较缓，龟头肿痛，颜色暗红，溃烂经久不愈。

操作：将上述方药煎煮的药液煮沸倒入容器，使药物蒸汽作用于患处；待药液温度降至 38 ~ 40℃左右时，加入适量温水，再浸泡、擦洗患处，每次熏洗 20 ~ 30 分钟，以适度出汗为宜，每日 1 次。


# 五、按语

包皮龟头炎，是指包皮内板与阴茎头的炎症。多发于青春期以后的青年和成人，正常包皮腔内分泌的一种类脂物质，在包皮过长或包茎时，此类物质可积聚成包皮垢刺激包皮和阴茎头引起包皮龟头炎。古时中医多认为湿热下注为其发病的内在机制，如《医宗金鉴》曾有记载：袖口疳，疳疮之一种。指下疳生于阴茎处，症见外皮肿胀包裹者，即成袖口疳疮。亦有龟头之下，红胞如瘤坚硬，亦有所患之胞如水光亮，即为鸡嗉疳疮。现代中医多认为"肝经湿热、阴虚热毒"为其主要发病机制。本病病程急性，往往需要联合治疗才能控制病情；而中药药浴疗法在本病的外治疗法中具有一定的优势。遵循辨证论治的治疗原则，选用相应的中药方剂，煎汤湿敷、浸浴外洗。药物直接接触患处，可以更好地达到清热解毒祛湿、杀虫止痒的效果，同时湿敷、浸浴后，皮损处立即予以药膏等治疗，可增强治疗效果，达到缩短疗程的目的。

## 六、注意事项

- 擦洗时用力不易过大，防止加重皮肤损伤。
- 药浴完及时擦干，保持患处干爽。

# 第三节　黏膜白斑

## 一、定义

黏膜白斑病是口腔或阴部黏膜发生过度角化而形成的白斑，其发生于口腔者为口腔黏膜白斑，发生于女阴者称为女阴白斑病。据其症状表现可属于中医"口疮""阴痒""阴疮"的范畴。

## 二、病因病机

本病虽生于口腔和前阴，实为整体脏腑、经络失调在局部的表现。脾开窍于口，舌为心之苗，肝脉绕阴器，肾开窍于二阴，故本病发生与脾、心、肝、肾等关系密切。思虑过度，脾阴暗耗，或食辛辣之品致脾胃积热，火毒循经上延或者下趋而发病。或肝肾阴虚，精气不充，阴液不足，上不能滋养口腔，下不能荣养阴器而发病。

## 三、诊断要点

**①** 口腔黏膜白斑多发生于中年以上男性，好发部位为颊、舌和唇黏膜，主要损害为白色斑片，边界不清，表面可有光泽，或呈网格状，进一步发展可出现角化过度、浸润、肥厚、溃疡等，感觉疼痛。

**②** 外阴白斑好发于 40 岁左右的妇女，尤其是绝经后的妇女，主要发生于阴蒂、大小阴唇的内侧。损害表现为白色或灰白色角化性斑点或肥厚性斑块，皮损长期不退可萎缩变薄。多有不同程度瘙痒。

## 四、药浴治疗

❖ 皮损表现为口腔内局限性乳白色斑片，境界清楚，表面有光泽，边缘隆起。

【常用中药】野菊花、连翘、金银花、大青叶、栀子、丹皮等。

【处方】野菊花、连翘、金银花、大青叶各 15g，栀子 10g，丹皮 12g。

【治则】清热解毒利咽。

【药浴方法】

含漱：将上药方熬制成新鲜药液约 200ml，待温度较凉，将药液含漱于口中，每次含漱 10 分钟后吐出，一般 1 ~ 2 次。

❖ 表现为外阴奇痒难忍，抓伤后疼痛加剧，病变范围不一，呈对称性，病变皮肤增厚似皮革，隆起有皱襞，或有鳞屑，湿疹样改变，表面颜色多暗红或粉红，夹杂有界限清晰的白色斑块。

【常用中药】地肤子、蛇床子、白鲜皮、苦参、蒲公英、枯矾、黄精、月石等。

【处方】地肤子、蛇床子、白鲜皮、苦参、蒲公英各 30g，枯矾 15g，黄精 20g，月石 10g。

【治则】祛风清热，杀虫止痒。

【药浴方法】

❶ 中药湿敷：适用于病情发展迅速者。

操作：用 6 ~ 8 层纱布（也可预先制成湿敷垫）浸入上药方熬制新鲜的药液中，温度在 10 ~ 20℃为宜，待吸透药液后取出，拧至不滴水为度，随即敷于患处，务必使其与皮损紧密接触，每隔 10 分钟更换 1 次湿敷纱布，每天 1 ~ 2 次。

❷ 中药浸浴：适用于病情发展较缓慢者。

操作：上述药物加水煎煮，文火连续煎煮 2 次，滤出 5L 中药药液，将药液倒入浴桶或浴缸内，加 50L 左右温水，水温调至 38 ~ 40℃；使患者坐浴于药液中，每日 1 次，每次 20 分钟左右；室温控制在 22℃以上。

# 五、按语

所谓外阴白斑实际上是指外阴局部神经与血管营养障碍引起的组织变性与色素改变的疾病。临床上常常把外阴局部的皮肤与黏膜变白变粗或萎缩性疾病，统称为"外阴白斑"。传统中医将其归于阴痒症，《诸病源候论》中记载："妇人阴痒，是虫食所为。三虫、九虫在肠胃之间，因脏虚，虫动作，食于阴，其虫作势，微则痒，重者乃痛。"《肘后备急方·治卒阴肿痛癫卵方第四十二》首载了治疗"阴痒汁出""阴痒生疮"的方药；明·张三锡在《医学准绳六要·治法汇》中主张"阴中痒，亦是肝家湿热，泻肝汤妙"，同时又指出"瘦人燥痒属阴虚"，为后人从阴虚血燥生风治疗阴痒提供了依据。本病病程急性，往往需要联合治疗才能控制病情；而中药药浴疗法在本病的外治疗法中具有一定的优势。遵循辨证论治的治疗原则，选用相应的中药方剂，煎汤湿敷、浸浴外洗。药物直接接触患处，可以更好地达到清热解毒利咽的效果，同时含漱后，皮损处立即予以散剂外敷等治疗，可增强治疗效果，达到缩短疗程的目的。

## 六、注意事项

- 如合并严重的心脑血管疾病、神经精神系统疾病、出血倾向及体质较虚弱、饥饿者，或女性处于经期、孕期等均不宜选择浸浴疗法。
- 患者药浴过程中需注意避免过度擦洗，防止出血继发感染。

# 第四节　急性女阴溃疡

## 一、定义

中医称急性女阴溃疡为"阴蚀"，表现为外阴部溃疡，主要发生于青年女性，起病突然。常伴有疲乏无力、发热、食欲减退等全身症状。

## 二、病因病机

中医认为本病主要是由于湿热下注，毒热之邪，随肝经所循环而下趋于阴器；或素体肝肾不足，久病不愈，阴血不足，兼感毒邪，蕴结肌肤，气血壅滞，阻塞经络，郁久化热，热盛则肉腐化脓。

## 三、诊断要点

**❶** 本病好发于青年女性，起病突然，开始为外阴部溃疡，好发部位为大、小阴唇内侧，有的口腔也可发生溃疡，溃疡大小不等，数目不定。

**❷** 可伴有发热、乏力、食欲减退等全身症状，对于合并有糖尿病、免疫功能低下患者，局部及全身症状都明显。

## 四、药浴治疗

❖ **皮损表现**：患处红肿疼痛，行动困难，破溃脓多臭秽而稠。

【**常用中药**】蛇床子、威灵仙、当归尾、土大黄、苦参、缩砂壳、老葱头等。

【**处方**】蛇床子、威灵仙、当归尾、土大黄、苦参各 15g，缩砂壳 9g，老葱头 7 根。

【**治则**】清热解毒，祛湿止痛。

【**药浴方法**】

❶ **中药湿敷**：适用于外阴红肿痛甚，病情进展迅速者。

操作：用6~8层纱布（也可预先制成湿敷垫）浸入新鲜配制的药液中（药方同上加减）温度在30~40℃为宜，待吸透药液后取出，拧至不滴水为度，随即敷于患处，务必使其与皮损紧密接触，大小与皮损相当，再加盖油纸或塑料布等，每隔20分钟取下湿敷垫，再浸入药液中，重复2次。根据皮损情况，每天可进行1~2次。

❷ 中药熏洗：适用于外阴红肿痛甚，病情进展迅速者。

操作：将上述方药煎煮，约2000ml药液煮沸，倒入容器，使药物蒸汽作用于患处；待药液温度降至38~40℃左右时，加入适量温水，再坐入容器中擦洗患处，每次熏洗20~30分钟，以适度出汗为宜，每日1~2次。

❖ **皮损表现：患处肿块坚硬、皮色不变，肿痛不甚，破溃后脓水淋漓不止。**

【常用中药】蛇床子、当归尾、威灵仙、苦参等。

【处方】蛇床子、当归尾、威灵仙、苦参各15g。

【治则】温阳散寒，解毒祛湿。

【药浴方法】

❶ 中药湿敷：适用于外阴肿块坚硬，病情进展缓慢者。

操作：用6~8层纱布（也可预先制成湿敷垫）浸入新鲜配制的药液中（药方同上加减），温度在30~40℃为宜，待吸透药液后取出，拧至不滴水为度，随即敷于患处，务必使其与皮损紧密接触，大小与皮损相当，再加盖油纸或塑料布等，每隔20分钟取下湿敷垫，再浸入药液中，重复2次。根据皮损情况，每天可进行1~2次。

❷ 中药熏洗：适用于外阴肿块坚硬，病情进展缓慢者。

操作：将上述方药煎煮，约 2000ml 药液煮沸，倒入容器，使药物蒸汽作用于患处；待药液温度降至 38 ～ 40℃左右时，加入适量温水，再坐入容器中擦洗患处，每次熏洗 20 ～ 30 分钟，以适度出汗为宜，每日 1 ～ 2 次。

## 五、按语

急性外阴溃疡，是一种好发于青少年妇女及幼女的非性病、非接触传染的阴部良性溃疡。发病时可有全身症状，经过急剧，倾向复发。古时中医多认为此病因湿热蕴结或寒湿凝结所致。本病病程急性，往往需要联合治疗才能控制病情；而中药药浴疗法在本病的外治疗法中具有一定的优势。需要指出的是，药浴用药与内服中药一样，亦需遵循辨证论治的治疗原则，即根据患者的体质、病程、病情、皮损等多方面因素综合考虑，选用相应的中药方剂，煎汤浸浴外洗，达到消肿、止痛的临床效果，坐浴后可外擦药膏，多种治疗方式联合治疗，可增强治疗效果，达到缩短疗程的目的。

## 六、注意事项

- 如合并严重的心脑血管疾病、神经精神系统疾病、出血倾向及体质较虚弱、饥饿者，或女性处于经期、孕期等均不宜选择浸浴疗法。

- 擦洗时用力不易过大，防止加重皮肤损伤。

- 坐浴完及时擦干，保持患处干爽。

# 参考文献

[1] 雷志蕊，杨祥，李佳瑜，等.中药内服外用治疗慢性唇炎的疗效观察.现代中医临床 [J].2014（21），6：26-27.

[2] 洪志明，陈德宇，等.中药液外洗治疗念珠菌性包皮龟头炎的疗效观察.中国医药用药评价与分析 [J].2016，（16），9：1199-1200.

[3] 范瑞强，邓丙戌，杨志波.中医皮肤性病学（临床版）[M].北京：科学技术文献出版社，2010.

# 第十六章 16 结缔组织病

## 第一节 红斑狼疮

### 一、定义

红斑狼疮是一种可累及皮肤及全身多脏器的自身免疫性疾病。在中医古代中医文献中尚未找到类似红蝴蝶疮的记载，但从临床表现看，可归属于中医的"温热发斑""痹证""水肿""心悸"等疾病范畴。临床常见类型为盘状红斑狼疮和系统性红斑狼疮（彩插图53）。

### 二、病因病机

本病总由先天禀赋不足，肝肾亏虚而成。因肝主藏血，肾主藏精，精血不足，虚火上炎；兼因腠理不密，日光暴晒，外热入侵，热毒入里，二热相搏，瘀阻脉络，内伤脏腑，外伤肌肤而发病。在整个发病过程中，热毒炽盛证可相继或反复出现，甚至表现为热毒内陷，热盛动风。疾病后期每多阴损及阳，累及于脾，出现脾肾阳虚证。

## 三、诊断要点

**1** 本病好发于中青年女性，男女之比约为 1:7~9。

**2** 感染、紫外线照射、药物、内分泌异常、过分劳累、精神创伤等均可促使本病的发生或加剧。

**3** 好发部位：盘状红斑狼疮大多仅局限于面部，以两颊、鼻部或者耳轮为主。亚急性皮肤型红斑狼疮主要分布在颜面、躯干和上肢伸侧，腰以下罕见。系统性红斑狼疮皮损多见于面部，其次为手足；内脏损害最多见的是肾，其他依次是心血管、呼吸系统、消化系统、精神神经系统、淋巴系统、眼等。

**4** 全身症状：可有发热、关节酸痛等。

**5** 特征性皮损：盘状红斑狼疮皮损为边缘清楚的浸润性红斑和环形红斑。指甲根周围的紫红色斑片，指（趾）甲远端弧形红斑，狼疮发是系统性红斑狼疮的特征性皮损；雷诺现象、网状青斑等对系统性红斑狼疮的诊断具有参考价值。

**6** 系统损害：盘状红斑狼疮无系统损害，少数患者可转变为系统性红斑狼疮。亚急性皮肤型红斑狼疮仅有轻度的内脏损害。系统性红斑狼疮有肾脏损害、心血管损害、胸膜炎、间质性肺炎、肝损害等；精神神经系统主要表现常是危重证候。

**7** 实验室检查：血沉加快，白细胞总数和血小板计数减少，抗核抗体阳性，抗 DS-DNA 抗体阳性和抗 Sm 抗体阳性，抗 Ro、抗 La 抗体阳性，或能找到红斑狼疮细胞。

**8** 病程慢性，可持续数年或更长，但也有发展迅速的。

## 四、药浴治疗

❖ 盘状红斑狼疮：皮损表现为两颧颊和鼻背处初起斑疹色红或淡红，上有鳞屑，界限清楚，日晒后加重。伴瘙痒或烧灼感，咽干口苦，大便硬，小便黄，舌质红，苔黄，脉弦或数。

【常用中药】牡丹皮、赤芍、金银花、黄芩等。

【处方】牡丹皮、赤芍各20g，金银花、黄芩各30g。

【治则】祛风清热解毒。

【药浴方法】

将上药浓煎，去渣留汁，另取6~8层纱布，蘸取药液，稍稍拧干，以拿起不滴水为度，敷于皮损处，每次20~30分钟，每日1~2次。

❖ 系统性红斑狼疮：皮损表现为面部斑疹淡红，多口腔溃疡，牙龈肿痛，或见脱发，见于系统性红斑狼疮轻中度活动或稳定期。伴有不规则发热或持续低热；或五心烦热，口干、失眠，颧红盗汗，口腔溃疡，牙龈肿痛；或关节、足跟酸痛，脱发，月经不调，量少或闭经，大便干结，小便黄赤。舌红少苔，脉细数。

【常用中药】桑枝、透骨草、伸筋草、海风藤等。

【处方】桑枝、透骨草各30g，伸筋草、海风藤各20g。

【治则】祛风湿，利关节，通经络，止痹痛。

【药浴方法】

将上药加水3000ml煎煮，煮沸20分钟后，离火过滤取汁，将药液倒入浴盆内，趁热熏蒸全身15分钟。然后对准局部皮疹处熏蒸15分钟，熏蒸后洗浴全身15分钟。局部严重者浴后湿敷，熏时上盖毛巾被，以防热气散失。每日治疗1次，每剂可用3日。

# 五、按语

红斑狼疮是一种自身免疫性疾病，呈现一个连续性病谱，病情从轻到重，可依次分为盘状红斑狼疮、亚急性皮肤型红斑狼疮和系统性红斑狼疮等。中医多认为其发病有先天和后天两个方面因素。先天因素主要是素体禀赋不足，肾阴亏虚；后天因素主要是七情内伤，劳倦过度，六淫邪毒侵袭以及阳光毒、药毒、饮食不节等。本病常局限于头、面等暴露部位，也可累及四肢及躯干。根据患者的体质、病情、皮损等多方面因素综合考虑，选用相应的中药方剂，煎汤浸浴外洗。一方面可祛除皮损处的鳞屑，润泽肌肤，另一方面可改善血液循环、调节机体新陈代谢；同时浸浴后，皮损处立即予以药膏等治疗，可增强治疗效果，达到缩短疗程的目的。

## 六、注意事项

- 如合并严重的心脑血管疾病、神经精神系统疾病、出血倾向及体质较虚弱、饥饿者，或女性处于经期、孕期等均不宜选择浸浴疗法。
- 不建议一次大面积湿敷，以免导致患者体温过低或感冒；如需大面积湿敷治疗，需分次湿敷。
- 药浴之后避免日晒、紫外线照射。

# 第二节　皮肌炎

## 一、定义

皮肌炎是一种以皮肤、肌肉为主要病变的结缔组织性疾病。其临床特征为眼睑有水肿性紫红色斑片，肌肉乏力、酸痛、肿胀、触痛，并伴有毛细血管扩张，皮肤异色病样改变等症状。属中医文献中"肌痹""痿证"等疾病范畴（彩插图 54）。

## 二、病因病机

本病多因寒湿之邪侵于肌肤，阴寒偏盛，不能温煦肌肤；或因七情内伤，郁久化热生毒，致使阴阳气血失衡，气机不畅，瘀阻经络，正不胜邪，毒邪犯脏。

## 三、诊断要点

❶ 本病可发于任何年龄，以青年为主，女性患者为男性的 2 倍。

❷ 皮损多先发于面部，尤以上眼睑为显著，颈、胸、肩部、四肢伸侧也可发生；肌肉主要损伤横纹肌，但平滑肌和心肌亦可受累，一般四肢近端肌肉先受累。

❸ 皮损主要为紫红色水肿性红斑，呈对称分布，毛细血管扩张，色素减退和上覆糠状鳞屑。颈前、上胸部呈 V 字形扩展。

❹ 肌肉症状：表现为肌肉疼痛、肿胀、触痛，渐酸软无力、进行性萎缩、肌力减退，活动困难。

❺ 全身症状：可有不规则的发热，贫血，消瘦，关节酸痛，神疲乏力，肝脾肿大及淋巴结肿大，病情急性者可有高热，寒战，咽喉疼痛，多汗，便秘溲赤等。

❻ 合并肿瘤：40 岁以上患者合并肿瘤明显增多。

❼ 本病病程大多呈慢性渐进性，可时轻时重，有时可急性发作，有的愈发愈重，多数预后不良。

❽ 实验室检查：①贫血：白细胞总数正常或增高，血沉加快。②血清酶：肌酸磷酸激酶、谷草转氨酶、乳酸脱氢酶、醛缩酶均显著增高。③尿肌酸：24 小时尿肌酸明显增高，常达 300 ~ 1200 单位以上。④类风湿因子和抗核抗体阳性。

❾ 肌电图显示电位和波幅明显降低。

## 四、药浴治疗

❖ 皮疹表现为眼睑紫红肿胀，四肢近端肌肉关节疼痛，无力。多见于急性期，伴胸闷口渴，舌质红或绛，苔黄厚，脉弦数。

【常用中药】透骨草、伸筋草、乳香、没药等。

【处方】透骨草100g，伸筋草10g，乳香、没药各10g。

【治则】活血化瘀，通络止痛。

【药浴方法】

将药加清水煎煮，过滤去渣后倒入浴盆内，水温以患者感觉舒适为度，浸浴30～60分钟，隔日1次。

❖ 皮疹表现为眼睑为中心的皮损暗红斑块，四肢近端肌肉酸痛乏力。多见于缓解期，伴纳呆便溏，舌淡苔白，脉沉缓。

【常用中药】党参、白术、炙甘草、制附子、干姜、当归、薏苡仁、白芍、苍术、黄芪等。

【处方】鸡血藤30g，桂枝15g，红花10g。

【治则】健脾除湿，活血止痛。

【药浴方法】

上药水煎后，用药液擦洗患处，每日1次，每次10分钟。

❖ 皮疹表现为眼睑为中心的皮损红肿，四肢近端肌肉困重疼痛，乏力，为缓解期，不规则发热。伴便溏，舌红苔黄白腻，脉滑数。

【常用中药】伸筋草、红花、赤芍、丹参、路路通、羌活、独活、川芎、丝瓜络等。

【处方】伸筋草、红花、赤芍、丹参、路路通、羌活、独活、川芎、丝瓜络各20g。

【治则】健脾渗湿，清热消肿。

【药浴方法】

将上药水煎取浓汁，先熏蒸患处，水稍温后，取干净毛巾蘸汁濯洗或热敷肿胀疼痛患处，热度以耐受力而定。每日1次，每次30分钟，15天为1个疗程。

❖ 皮疹表现为眼睑为中心的肤色暗红带紫，四肢近端肌肉萎缩，关节疼痛，肢端紫绀发凉。多见于慢性期，伴自汗怕冷，腹胀不适，夜尿多，面色㿠白，舌淡苔薄白，脉沉细。

【常用中药】桂枝、透骨草、红花等。

【处方】桂枝15g，透骨草30g，红花10g。

【治则】温阳通络，化瘀止痛。

【药浴方法】

将药加水煮成药液，洗浴患处。每日2次，每次15分钟，10日为1个疗程。

## 五、按语

皮肌炎，是一种主要累及皮肤和（或）横纹肌的全身性自身免疫性疾病。仅有肌肉症状而无皮肤损害者为多发性肌炎；其特征性损害通常先于肌肉症状出现，典型损害为以双侧眼睑为中心眶周水肿性紫红色斑片，严重时波及整个面、颈部和胸前V区。中医学认为本病主因为禀赋不耐，气血亏虚于内，风湿热邪侵于外而发。在本病治疗时中药药浴在其外治法中发挥不可忽视的重要作用，有活血化瘀、祛风通络等作用，根据患者的体质、病程、病情、皮损选择相对应的中药方剂，煎汤浸浴外洗。可达到治疗疾病，缩短病程的重要作用，同时可以通过药力作用增强机体免疫，达到内外兼备的作用。

## 六、注意事项

- 如合并严重的心脑血管疾病、神经精神系统疾病、出血倾向及体质较虚弱、饥饿者，或女性处于经期、孕期，合并感染及有恶性肿瘤者等均不宜选择浸浴疗法。
- 皮肌炎患者药浴过程中需注意避免过度擦洗鳞屑，防止出血继发感染。
- 不建议一次大面积湿敷，以免导致患者体温过低或感冒；如需大面积湿敷治疗，需分次湿敷。
- 中药浸泡结束后，建议先立即全身外涂润肤剂，后在局部皮损处再涂抹其他治疗药物。
- 避免药浴结束后劳累与日晒，加强营养。

# 第三节　硬皮病

## 一、定义

硬皮病是一种以皮肤及各系统胶原纤维进行性硬化为特征的结缔组织病。其特点是皮肤进行性肿胀到硬化，最后发生萎缩。临床分为局限性和系统性两种，前者局限于皮肤，后者除皮肤外，还常累及肺、胃肠、心及肾等内脏器官。本病古代中医文献称之为"皮痹"（彩插图 55）。

## 二、病因病机

本病多因营血不足，外受风寒湿之邪，经络阻隔，气血凝滞；或肺、脾、肾三脏亏虚，卫外不固，腠理不密，复感寒湿之邪，经络不畅，气血失和而发病。

## 三、诊断要点

**①** 本病可发生于任何年龄，但以青、中年女性多见。

**②** 皮损好发于头面、四肢、躯干；系统性硬皮病可侵犯内脏各器官，但以消化系统、呼吸系统多见。

**③** 特征性皮损：局限性硬皮病初期为紫红色斑，慢慢扩大，颜色渐渐变淡，皮肤发硬。毳毛脱落，局部不出汗，后期皮肤萎缩，色素减退。系统性硬皮病分为浮肿期、硬化期、萎缩期。肢端硬化症皮肤硬化仅发生于肢端。良性硬化症以皮肤钙质沉着、雷诺现象、指(趾)端皮肤硬化、毛细血管扩张为特征；若伴有食道功能障碍者，则称 CREST 综合征。

**④** 系统损害：系统性硬皮病可侵犯内脏各器官，但以消化系统、呼吸系统多见。循环系统、泌尿、神经、内分泌等系统也可累及。

**⑤** 实验室检查：轻度贫血，血中嗜酸性粒细胞增多、血沉加快，血中纤维蛋白原含量明显增高，丙种球蛋白增高，血液凝固性增强。

**⑥** 本病大多数无内脏损害，病情进展缓慢，预后较好；若侵及内脏，呈弥漫性分布，则病情进展快，预后差，有生命危险。

## 四、药浴治疗

❖ 皮疹表现为局部皮肤肿胀，似蜡状紧张而发硬，皱纹消失，皮温降低，可有瘙痒刺痛、麻木、蚁行感，关节疼痛，活动不利，舌质淡红，苔薄白，脉弦紧。

【常用中药】威灵仙、蜀羊泉、石菖蒲、艾叶、独活、羌活、千年健、红花等。

【处方】威灵仙 60g，蜀羊泉（即白英）40g，石菖蒲 30g，艾叶、独活、羌活、千年健各 20g，红花 15g，食醋 500ml。

【治则】温经散寒，祛湿除痹，活血通络。

【药浴方法】

操作：配制剂型为药醋：将上药研成粗末，加水 2.5 ~ 3L 浸泡 15 分钟，煮沸，后过滤去渣取液，将药汁倾于盆内或桶内，将患部置于上，外盖毛巾熏洗，待药液稍烫手时，用毛巾蘸之洗浴患部 15 ~ 20 分钟，每日 1 ~ 2 次，每剂可用 3 天。其间可适量加温水及醋，连续用药 10 次为 1 个疗程。

❖ 皮疹表现为局部皮肤变薄，紧贴于骨，眼睑不合，鼻尖如削，口唇变薄，张口困难。面色㿠白，表情丧失，状如假面，手如鸟爪。伴有畏寒，肢冷，气短倦怠，腰酸肢软，大便溏薄或五更泄，夜尿清长，月经不调，阳痿遗精，舌质淡胖，苔白，脉细弱。

【常用中药】石菖蒲、羌活、独活、地骨皮、艾叶、川乌、麻黄、桂枝、透骨草、蚤休、红花等。

【处方】石菖蒲、羌活、独活、地骨皮各 20g，艾叶、川乌各 6g，麻黄 10g，桂枝、透骨草、蚤休各 30g，红花 15g 等。

【治则】温肾壮阳。

【药浴方法】

操作：将药加清水 3000ml 煎煮，煎取至 2000ml，后过滤去渣取液，置药液于木盆内，外以布袋扎口，置患肢（手、足）于盆内，扎紧布袋，趁热熏蒸约 10 分钟。待水温稍烫手时，将患处浸入药液中泡洗，并以干净纱布搓擦至皮肤发红。每日 2 ~ 3 次，7 日为 1 个疗程。

❖ 皮疹表现为肢端冷紫，四肢皮肤浮肿色白，麻木板硬，面色㿠白，小便清利，舌质紫暗瘀斑，苔白，脉沉细涩。

【常用中药】伸筋草、透骨草、蕲艾、乳香、没药等。

【处方】伸筋草、透骨草各 30g，祁艾 15g，乳香、没药各 6g。

【治则】温经散寒，活血逐瘀。

【药浴方法】配制剂型为水剂：上药布包加水 3000ml，煮沸 20 分钟，用药液浸洗患处，每日 1 ~ 2 次，每次 20 分钟。

## 五、按语

硬皮病是以皮肤和各系统胶原纤维进行性硬化为特征的结缔组织病，可分为局限性和系统性两型。其特征性皮损为局部皮肤硬化为主要表现。皮损初起为淡红色、水肿性斑块，质韧。逐渐转变为淡黄或象牙白色，并出现萎缩，皮肤变薄、硬，触之有皮革样感。中医认为本病与风、寒、湿邪乘虚内袭有关。该病病机与肺、脾、肾密切相关。本病病程慢性，往往需要联合治疗才能控制病情；而中药药浴疗法在本病的外治疗法中具有一定的优势。需要指出的是，药浴用药与内服中药一样，亦需遵循辨证论治的治疗原则，即根据患者的体质、病程、病情、皮损等多方面因素综合考虑，选用相应的中药方剂，煎汤浸浴外洗。可改善血液循环、调节机体新陈代谢，增强治疗效果，达到缩短疗程的目的。

## 六、注意事项

- 如合并严重的心脑血管疾病、神经精神系统疾病、出血倾向及体质较虚弱、饥饿者，或女性处于经期、孕期等均不宜选择浸浴疗法。

- 不建议一次大面积湿敷，以免导致患者体温过低或感冒；如需大面积湿敷治疗，需分次湿敷。

- 本病预防尤为重要，关键在于保暖，注意防寒，尤要避免冷水刺激，保持肢端体温。

# 第四节 干燥综合征

## 一、定义

干燥综合征是一种累及全身外分泌腺的系统性自身免疫病，主要侵犯泪腺和唾液腺，以眼干、口干为主症。本病属于古代中医文献称"燥痹"范畴。

## 二、病因病机

本病的发生乃燥毒为患，燥毒源于燥邪，而猛于燥邪，更加消烁阴液，败坏形体，内伤脏腑，外干九窍，出现口燥舌糜、目赤多眵、咽喉肿痛、关节肿痛变形、皮下瘀斑，甚则高热不退、喘粗憋闷等一系列表现。

## 三、诊断要点

① 中年女性多发。

② 眼干，呈干燥性角膜结膜炎；口干，唾液减少；关节炎或关节疼痛；皮肤干燥、脱屑、黏膜干燥或萎缩，毛发干燥、稀疏。

③ 呼吸道黏膜腺体受累可发生气管炎、间质性肺炎、肺纤维化；消化道黏膜腺体受累可发生吞咽困难、胰腺炎、肝脾肿大。

④ 实验室检查：轻度贫血，血沉增快，RF（+），抗SS-A抗体（+），抗SS-B抗体（+）；唾液腺和泪腺功能减退。

⑤ 组织病理：颌下腺、泪腺和腮腺内呈大量淋巴细胞浸润，后期被纤维组织代替。

## 四、药浴治疗

❖ 皮疹表现为唇焦燥渴，关节、肌肉酸痛；毛发干燥，稀少而脆，易脱落。伴身热恶风，偶有壮热，舌质红，苔少，脉细数。

【常用中药】白花蛇舌草、金银花、石斛、玄参等。

【处方】白花蛇舌草、金银花各20g，石斛、玄参各15g。

【治则】清营解毒，养阴润燥。

【药浴方法】

将上药加水1.5L煎煮，煎沸20分钟后，离火过滤取汁。将药液倒入浴盆内，趁热熏蒸全身30分钟，温度设定为40~44℃，以皮肤微微发汗为度，熏蒸后外用保湿润肤剂。

❖ 皮疹表现为口鼻干燥，颈项处可触及大小不等的痰核，腮部肿硬，关节、肌肉酸痛，肢端冰冷，色泽紫暗而失红活。舌质暗红，苔少，脉细涩。

【常用中药】水蛭、土鳖虫、桃仁、苏木、红花、血竭、乳香、没药、川牛膝、附子、桂枝、地龙、生甘草等。

【处方】水蛭30g，土鳖虫、桃仁、苏木、红花、血竭、乳香、没药各10g，川牛膝、附子各15g，桂枝20g，地龙30g，生甘草45g。

【治则】活血通络，祛痰散结。

【药浴方法】

将上药水煎取液后，倒入木盆内沐浴，每日1次，每日1剂。


# 五、按语

干燥综合征是一种干燥性角膜结膜炎、口腔干燥和类风湿关节炎的三联征。大多数患者年龄在50岁以上，而且90%以上为女性。本病以眼干、口干、皮肤干为临床特征。病因言燥，非指六淫外邪之燥，而是一种既不似一味火热，又不同于单纯的阴虚液乏，而是由于某种因素在影响机体津液代谢的基础上所表现出来的阴阳偏胜，为本虚标实，虚、瘀、毒相互为患。本病病程慢性，往往需要联合治疗才能控制病情；而中药药浴疗法在本病的外治疗法中具有一定的优势。中药药浴可以一方面润泽肌肤；另一方面可以通过药力作用，达到疏通经络、活血化瘀等治疗作用，对于病情缩短起到重要作用。


# 六、注意事项

● 如合并严重的心脑血管疾病、神经精神系统疾病、出血倾向及体质较虚弱、饥饿者，或女性处于经期、孕期等均不宜选择浸浴疗法。

- 干燥综合征患者药浴过程中需注意眼、口等部位的擦洗，避免药液进入眼内。熏蒸时温度不要过高，避免烫伤皮肤。

- 不建议一次大面积湿敷，以免导致患者体温过低或感冒；如需大面积湿敷治疗，需分次湿敷。

- 对于需全身药浴治疗情况，注意保持环境通风，外界环境温度不能过低，避免受凉感冒；同时应主要补充液体，避免出现脱液现象。

# 第五节　白塞病

## 一、定义

白塞病是一种以血管炎为病理基础的累及多系统的慢性疾病，患者可有多发性口腔溃疡、外生殖器溃疡、眼虹膜睫状体炎或视网膜炎的三联征，其次是各种各样的皮肤表现。本病古代中医文献称之为"狐惑"。西医又称其为眼－口生殖器综合征或贝赫切特综合征（彩插图 56）。

## 二、病因病机

本病病因较为复杂，湿、热、毒、瘀的病理变化均可与发病有关。因脏腑失调，毒邪内蕴，加之外邪引动，则流窜他处，或上攻于咽喉，或下注于外阴，或流注于关节，或浸淫于肌肉皮肤。毒邪日久，耗气伤阴，正气不足，无力抗邪，则病情反复，缠绵不愈。

## 三、诊断要点

**1** 皮肤损害：外生殖器溃疡，单发或多发，伴疼痛，易反复发作。比较常见的还有结节性红斑、痤疮、毛囊炎样丘疹脓疱性损害。

**2** 口腔溃疡：反复发作，主要在颊黏膜、舌部，亦可累及咽、硬腭、扁桃体、喉、鼻腔和食管。

**3** 眼部病变 常见虹膜炎、视网膜血管炎。

**4** 其他：可有骨关节或内脏受累表现，如胃肠道、心血管、肺、神经系统等。

**5** 患者皮肤针刺同形反应阳性。

**6** 组织病理：表现为血管炎，大小血管均可受累。不同部位和病期的皮肤活检显示血管炎的病变差异较大。

## 四、药浴治疗

❖ 皮疹表现为口腔、二阴溃疡点，赤肿糜烂，灼热疼痛，甚至腐烂臭秽；目赤羞明，眼睑肿烂。伴发热身重，关节酸痛，纳差腹胀，便溏不爽，小便赤涩；舌红，苔黄腻，脉弦滑数或濡数。

【常用中药】龙胆草、萆薢、蚤休、土茯苓、苦参、黄柏、大黄、枯矾、野菊花、决明子、白蒺藜、板蓝根、金银花、蚤休、生甘草、黄芩等。

【处方及治则】

①外阴溃疡方：龙胆草、萆薢各30g，蚤休、土茯苓、苦参90g，黄柏、大黄45g，枯矾15g等。疏肝理脾，除湿清热。

②外眼溃疡方：野菊花9g，决明子15g，白蒺藜9g等。清肝明目。

③外口腔溃疡方：板蓝根、金银花、野菊花、蚤休各30g，生甘草12g，黄芩9g。清热燥湿解毒。

【药浴方法】

外阴溃疡：上药加清水 2.5L，煮沸 10 分钟，将药液倒入盆内，趁热先熏后洗外阴，每次熏洗 30 分钟。每日用药 1 剂，每日早、中、晚各熏洗 1 次。

眼溃疡：上药加清水 500ml，煮沸，过滤取汁，将药液倒入大碗内，用毛巾将碗围住，嘱患者睁目俯碗口上，趁热熏目、洗目，每次熏洗 30 分钟。每日熏洗 3 次，每剂药可用 2 日。熏时宜用长头巾盖于头顶，勿使蒸汽外泄，药汁冷后，可煎沸再用。

口腔溃疡：上药加清水 1L，煎沸 15 分钟，将药液倒入茶缸内。嘱患者张嘴，趁热熏疗口腔，待温后，用青布片蘸药擦洗患处或含漱口。每次熏疗 10 分钟，每日 6 次。可同时加用本方内服，每日 2 次。

❖ 皮疹表现为口咽、外阴溃疡反复发生，长期不愈，溃处暗红，糜烂灼痛；双眼红赤干涩，下肢出现红斑结节，伴无心烦热，目眩，口苦咽干，心烦不寐，腰膝酸软；舌红少津或有裂纹，苔少或薄白苔，脉弦细或细数。

【常用中药】苦参、蛇床子、黄柏、雄黄、白矾、蒲公英、川椒等。

【处方】苦参、蛇床子各 18g，黄柏 12g，雄黄 3g，白矾 5g，蒲公英 30g，川椒 10g。

【治则】滋养阴虚，佐以清热解毒除湿。

【药浴方法】

上药加清水 2L，煎数沸，将药液倒入盆内，趁热先熏后洗再坐浴，每次熏洗、坐浴 30 分钟。每日用药 1 剂，每日熏洗、坐浴 3～4 次。

❖ 皮疹表现为长期反复出现口腔、阴部溃疡，平塌凹陷，覆有灰白色苔膜；目涩昏蒙，甚或失明；皮肤暗红色斑块，伴面目、肢体浮肿，神志恍惚，腰膝冷痛，五更泄泻；舌质淡胖，苔白滑，脉沉细。

【常用中药】当归、川芎、赤芍、甘草、地榆等。

【处方】当归、川芎、赤芍、甘草各 50g，地榆 75g。

【治则】化瘀解毒，生肌敛疮。

【药浴方法】

上药加清水 2L，煎数沸，将药液倒入盆内，趁热先熏后洗再坐浴，每次熏洗、坐浴 30 分钟。每日用药 1 剂，每日熏洗、坐浴 3 ~ 4 次。

# 五、按语

白塞病，是以口、外生殖器溃疡、虹膜炎或虹膜睫状体炎、皮肤损害为特征的综合征。多见于青壮年。皮损特征为常见有双下肢结节性红斑样结节、胸背部与头面部毛囊炎样丘疹或脓疱以及各种血管炎性皮疹，这些皮损也可见于其他部位。皮肤针刺部位常出现红丘疹、脓疱。隋代《诸病源候论·伤寒狐惑候》谓："初得状如伤寒，或因伤寒而变成斯病……此皆湿毒之所为也。"中医认为本病因肝脾肾三脏功能失调为本，湿热蕴毒为标。本病病程长，可达数年或 20 年以上，且反复发作，有的呈周期性发作。本病治疗多以改善循环、抑制免疫和对症处理。而中医中药在治疗该病有其独到优势，可以改善皮肤局部症状，使用安全。中药药浴疗法对于白塞病一方面可以治疗皮损；另一方面可以防病保健，加强身体免疫力，对于缩短病情发挥特殊的优势。

## 六、注意事项

- 如合并严重的心脑血管疾病、神经精神系统疾病、出血倾向及体质较虚弱、饥饿者，或女性处于经期、孕期等均不宜选择浸浴疗法。
- 白塞病患者药浴过程中需注意避免过度擦洗，防止出血继发感染。
- 口、眼、生殖器处的皮损动作要轻柔，避免损伤。

## 参考文献

[1] 吴自勤.皮肤病中医治疗及防护[M].北京：学苑出版社，2017.

[2] 李曰庆.中医外科学[M].北京：人民卫生出版社，2003.

[3] 刘巧.中西医结合皮肤病治疗学[M].北京：人民军医出版社，2014.

[4] 北京中医医院.简明中医皮肤病学[M].北京：人民军医出版社，2010.

# 第十七章 大疱性皮肤病

第十七章 17

## 第一节 天疱疮

### 一、定义

天疱疮是一种慢性、复发性预后不良的严重的大疱性皮肤病。其特征为在外观正常的皮肤和黏膜上出现松弛性大疱，尼氏征阳性，病情严重，可危及生命（彩插图 57 ）。

### 二、病因病机

本病因心火妄动，脾湿内蕴，复感风热暑湿之邪，致使火邪犯肺，内不得疏泄，熏蒸不解，外袭皮肤而发；或因湿热内蕴，日久化燥，耗气伤津，致使气津两伤。因此本病的发生尽管与脾、心、肺、肾有关，其主要原因在于脾虚湿热蕴积肌肤所致，由湿、热、毒三邪致病。

### 三、诊断要点

❶ 好发于成年人，30 ~ 50 岁发病者占半数，男女之比无明显差异。

**②** 可累及全身各部位，以躯干、头面部与四肢近端为突出，可以累及口、鼻、眼、外生殖器、肛门等部位。

**③** 在正常皮肤黏膜或红斑基础上出现大疱，疱壁松弛，容易溃破结痂，尼氏征阳性，皮损愈合后不留瘢痕。

**④** 自觉皮损部位瘙痒、灼痛，可伴有发热不适等全身症状。

**⑤** 病情迁延，反复发作，长期不愈。

**⑥** 组织病理学检查：表皮内棘细胞间水肿，形成裂隙与水疱，水疱内见棘层松解细胞。

**⑦** 直接免疫荧光检查：早期皮损棘细胞间可见补体和免疫球蛋白沉积，主要是 IgG，少数为 IgM 和 IgA。

**⑧** 间接免疫荧光检查：大部分活动期患者血液中可检测到抗棘细胞间的循环 IgG 抗体，抗体的滴度与病情活动的严重程度常相关。

## 四、药浴疗法

❖ 皮损处表现为红斑、糜烂伴较多渗液者。

【常用药物】黄芩、连翘、野菊花、板蓝根、蒲公英、紫花地丁、白鲜皮、地肤子、马齿苋等。

【处方】黄芩 30g，野菊花 30g，板蓝根 30g，蒲公英 20g，紫花地丁 20g，地肤子 20g，白鲜皮 30g。

【治则】清热燥湿，泻火解毒。

【药浴方法】

❶ 中药浸浴：适用于皮损糜烂全身者。

操作：上述药物加水煎煮，文火连续煎煮 2 次，滤出 5L 中药药液，将药液倒入浴桶或浴缸内，加 50L 左右温水，水温调至 38 ~ 40℃；使患者躯体及四肢浸泡于药液中，隔日 1 次，每次 20

分钟左右；室温控制在 22℃以上。

❷ **中药湿敷**：适用于皮损相对较小且局限者，采用开放性冷湿敷。

操作：用 6 ~ 8 层纱布（也可预先制成湿敷垫）浸入新鲜配制的药液中（药方同上加减）温度在 30 ~ 40℃为宜，待吸透药液后取出，拧至不滴水为度，随即敷于患处，务必使其与皮损紧密接触，大小与皮损相当，每隔 20 分钟取下湿敷垫，再浸入药液中，重复 2次。根据皮损情况，每天可进行 1 ~ 2 次。

❖ **皮损处表现为浅表糜烂，伴油腻性痂皮者。**

【常用中药】马齿苋、金银花、野菊花、黄柏、苍术、白术、丹皮、赤芍、当归、薏苡仁。

【处方】马齿苋 30g，金银花 20g，野菊花 30g，黄柏 30g，苍术 30g，丹皮 30g，赤芍 20g，薏苡仁 50g。

【治则】清热凉血，燥湿解毒。

【药浴方法】

❶ **中药浸浴**：适用于皮损较广泛者。

操作：上述药物加水煎煮，文火连续煎煮 2 次，滤出 5L 中药药液，将药液倒入浴桶或浴缸内，加 50L 左右温水，水温调至 38 ~ 40℃；使患者躯体及四肢浸泡于药液中，隔日 1 次，每次 20分钟左右；室温控制在 22℃以上。

❷ **中药湿敷**：适用于皮损相对局限者，采用开放性冷湿敷。

操作：用 6 ~ 8 层纱布（也可预先制成湿敷垫）浸入新鲜配制的药液中（药方同上加减）温度在 30 ~ 40℃为宜，待吸透药液后取出，拧至不滴水为度，随即敷于患处，务必使其与皮损紧密接触，大小与皮损相当，每隔 20 分钟取下湿敷垫，再浸入药液中，重复 2

次。根据皮损情况，每天可进行 1 ～ 2 次。

❸ 中药淋洗：适用于头皮处有较多油腻性痂屑者。

操作：按上述药物煎煮方法，煎煮出 1000 ～ 2000ml 浓度为
10% ～ 30% 的药液，可将药液装入带细眼的小喷壶内，淋洒于头皮
患处，每天 1 ～ 2 次。

❖ **皮损处无明显糜烂，伴有少许红斑、脱屑者。**

【常用中药】当归、鸡血藤、生地、玄参、金银花、蒲公英、丹
参等。

【处方】当归 30g，鸡血藤 30g，生地 30g，玄参 30g，金银花
20g，蒲公英 30g，丹参 30g。

【治则】凉血解毒，活血化斑。

【药浴方法】

❶ 中药浸浴：适用于病程后期，皮损广泛者。

操作：上述药物加水煎煮，文火连续煎煮 2 次，滤出 5L 中
药药液，将药液倒入浴桶或浴缸内，加 50L 左右温水，水温调至
38 ～ 40℃；使患者躯体及四肢浸泡于药液中，每日或隔日 1 次，
每次 20 分钟左右；室温控制在 22℃以上。

❷ 中药湿敷：适用于皮损局限者，可采用闭合性冷湿敷。

操作：用 6 ～ 8 层纱布（也可预先制成湿敷垫）浸入新鲜配制的
药液中（药方同上加减），温度在 30 ～ 40℃为宜，待吸透药液后取
出，拧至不滴水为度，随即敷于患处，务必使其与皮损紧密接触，大
小与皮损相当，再加盖油纸或塑料布等，每隔 20 分钟取下湿敷垫，
再浸入药液中，重复 2 次。根据皮损情况，每天可进行 1 ～ 2 次。

❖ **皮损处以口腔黏膜损害较明显者。**

【常用中药】金银花、野菊花、蒲公英、藿香、佩兰、淡竹叶、

香薷、薄荷等。

【处方】金银花 15g，野菊花 15g，蒲公英 20g，藿香 15g，佩兰 15g，淡竹叶 12g，薄荷 12g。

【治则】清热解毒，芳香化湿。

【药浴方法】中药含漱：按上述药物煎煮方法，煎煮出 500ml 浓度为 10%～20% 左右的药液，冷却后备用，每天含漱 3～4 次，每次 3～5 分钟后吐出。

## 五、按语

大疱疮是一种慢性、复发性、严重的表皮内棘刺松解性大疱性皮肤病。本病是一种自身免疫性疾病。中医学认为天疱疮患者多因心火妄动、脾湿蕴蒸，复感风热暑湿之邪，内外合邪，不得疏泄，熏蒸不解，郁于肌肤所致。但是，由于天疱疮病情往往较重，单纯中医治疗效果不理想时应中西医结合治疗。急性期中西医结合治疗可加快控制病情，减少并发症的发生，并可减轻激素副作用；皮损消退后，继续中药内服扶正驱邪，还可以减少糖皮质激素用量及其副作用，使糖皮质激素减量过程加快。

## 六、注意事项

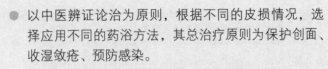

- 以中医辨证论治为原则，根据不同的皮损情况，选择应用不同的药浴方法，其总治疗原则为保护创面、收湿敛疮、预防感染。
- 水疱大且未破溃时宜在消毒情况下抽干疱液，再行湿敷。
- 糜烂面较大时，应用邮票贴敷疗法，将清热解毒的

油剂（如甘草油、复方大黄油、紫草油）等外涂患
处，以保护创面，促进愈合。

● 皮损结痂者，可配合使用除湿解毒中药软膏外涂，
脱去厚痂。

● 不建议一次大面积湿敷，以免导致患者体温过低或
感冒；如需大面积湿敷治疗，需分次湿敷。

● 对于需全身药浴治疗的情况，需要评估患者的一般
状态，并注意保持环境通风；药浴过程中必要时补
充液体，避免出现脱液现象。

# 第二节　类天疱疮

## 一、定义

　　类天疱疮是一种以表皮下水疱为主的慢性老年性皮肤病，因其
皮损类似于天疱疮，故名类天疱疮。其特征是在红斑上或者正常皮
肤上出现紧张性大疱，疱壁较厚，呈半球形，不易破裂，尼氏征阴
性，预后较好。古代中医文献亦属"天疱疮"范畴。西医又称之为
大疱性类天疱疮（彩插图 58）。

## 二、病因病机

　　本病主因脾虚失运，湿热内生，蕴积肌肤所致。

## 三、诊断要点

**1** 多发生在老年患者。

**2** 在正常皮肤黏膜或红斑基础上出现大疱，疱壁紧张，尼氏征阴性。

**3** 皮损主要分布在四肢、腋下、腰部、下腹等处的屈侧面，严重时可以泛发全身，并累及口、鼻部位黏膜。

**4** 部分患者自觉皮损部位瘙痒，个别人伴有发热、不适等全身症状。

**5** 病情迁延，反复发过，长期不愈。

**6** 组织病理学检查：表皮下大疱形成，疱内以嗜酸性粒细胞为主的炎症细胞浸润。

**7** 直接免疫荧光检查：IgG 或 C3 沿皮肤基底膜带沉积。个别患者有 IgM、IgA 和 IgE 线状沉积。

**8** 间接免疫荧光检查：部分患者循环中检测到抗基底膜 IgG 抗体，少数患者为 IgE 或 IgA。这些自身抗体滴度与病情严重程度并不成正比。

## 四、药浴疗法

❖ 皮损表现为红斑、水疱、大疱，瘙痒明显者。

【常用中药】马齿苋、苍术、黄柏、蒲公英、苦参、白鲜皮、薏苡仁等。

【处方】马齿苋、苍术、黄柏、蒲公英、苦参各 30g，薏苡仁 50g。

【治则】清热燥湿，收敛止痒。

【药浴方法】

中药湿敷：采用开放性冷湿敷。

操作：用 6～8 层纱布（也可预先制成湿敷垫）浸入新鲜配制的药液中（药方同上加减），温度在 30～40℃为宜，待吸透药液后取出，拧至不滴水为度，随即敷于患处，务必使其与皮损紧密接触，大小与皮损相当，每隔 20 分钟取下湿敷垫，再浸入药液中，重复 2 次。根据皮损情况，每天可进行 1 ~ 2 次。

❖ **皮损处有明显脓性分泌物。**

【常用中药】黄连、黄芩、黄柏、生大黄、苦参、地肤子。

【处方】黄连 30g，黄芩 30g，黄柏 30g，生大黄 20g，苦参 30g，地肤子 30g。

【治则】清热，解毒，化湿。

【药浴方法】

中药湿敷：采用开放性冷湿敷。

操作：用 6 ~ 8 层纱布（也可预先制成湿敷垫）浸入新鲜配制的药液中（药方同上加减），温度在 30 ~ 40℃为宜，待吸透药液后取出，拧至不滴水为度，随即敷于患处，务必使其与皮损紧密接触，大小与皮损相当，每隔 20 分钟取下湿敷垫，再浸入药液中，重复 2 次。根据皮损情况，每天可进行 1 ~ 2 次。

❖ **皮损糜烂面基本愈合、无水疱、渗液者。**

【常用中药】当归、鸡血藤、生地、玄参、金银花、蒲公英、丹参等。

【处方】当归 30g，鸡血藤 30g，生地 30g，玄参 30g，金银花 20g，蒲公英 30g，丹参 30g。

【治则】凉血解毒，活血化斑。

【药浴方法】

❶ 中药浸浴：适用于病程后期，皮损广泛者。

操作：上述药物加水煎煮，文火连续煎煮 2 次，滤出 5L 中药药液，将药液倒入浴桶或浴缸内，加 50L 左右温水，水温调至 38 ~ 40℃；使患者躯体及四肢浸泡于药液中，每日或隔日 1 次，每次 20 分钟左右；室温控制在 22℃以上。

❷ 中药湿敷：适用于皮损局限者，可采用闭合性冷湿敷。

操作：用 6 ~ 8 层纱布（也可预先制成湿敷垫）浸入新鲜配制的药液中（药方同上加减），温度在 30 ~ 40℃为宜，待吸透药液后取出，拧至不滴水为度，随即敷于患处，务必使其与皮损紧密接触，大小与皮损相当，再加盖油纸或塑料布等，每隔 20 分钟取下湿敷垫，再浸入药液中，重复 2 次。根据皮损情况，每天可进行 1 ~ 2次。

## 五、按语

类天疱疮属中医学天疱疮、火赤疮等范畴，多因心火妄动，脾虚失养，湿浊内停，郁久化热，湿热外越而成病，病变日久，络脉不通，瘀血阻滞，最终导致肝肾阴虚或阳虚水泛。又包括内外致病因素，全面而又具体地反映了疾病的特征性质和这个阶段的主要症结，成为中医确立治法、遣方用药的依据。另外，大疱性类天疱疮常见于老年人，往往会合并多种慢性疾病，故治疗需中西医结合治疗，并需注意相关并发症（如低蛋白血症、严重感染等）的发生。

## 六、注意事项

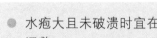

- 水疱大且未破溃时宜在消毒情况下抽干疱液，再行湿敷。
- 糜烂面较大时，应用邮票贴敷疗法，将清热解毒的油剂（如甘草油、复方大黄油、紫草油）等外涂患处，以保护创面，促进愈合。

- 皮损结痂者，可配合使用除湿解毒中药软膏外涂，脱去厚痂。
- 不建议一次大面积湿敷，以免导致患者体温过低或感冒；如需大面积湿敷治疗，需分次湿敷。
- 本病多发生于老年人，注意在全身浸浴的时候，密切观察患者的状态，如有头晕、心慌等不适，需立即停止治疗并转移至通风处。

# 第三节　疱疹样皮炎

## 一、定义

疱疹样皮炎是一种有多形性损害的慢性复发性皮肤病。其临床以皮肤上水疱、大疱和多形皮疹共存，环形水疱及大疱突出，疱壁紧张，不易破裂，有持久而剧烈的瘙痒为特征。本病好发于中、老年人，好发部位多在腋后皱褶、肩胛、腰背、四肢伸侧，严重者波及全身。本病常反复发作，可迁延数年至数十年，但亦有自然缓解痊愈者。中医称之为"火赤疮"或"蜘蛛疮"（彩插图59）。

## 二、病因病机

本病多因内有湿热结聚，外感风湿热毒，内外相搏，蕴积肌肤而成。日久则伤津耗血，肌肤失养，生风生燥，风燥湿热相结，而致反复。

## 三、诊断要点

**①** 本病好发于中、老年人，男性多见。

**②** 多数患者有全身不适、倦怠、低热、咽喉干痛等前驱症状。

**③** 好发部位多在腋后皱褶、肩胛、腰背、四肢伸侧，黏膜罕见。

**④** 皮疹呈多形性，初为红斑、丘疹、丘疱疹、风团、水疱、大疱，周围绕有红晕，分布对称，呈半环形或环形排列，典型者外观状如珠戒。

**⑤** 自觉剧烈瘙痒，多伴有谷胶敏感性肠病，这是本病的一个特征。

**⑥** 多数反复发作，时轻时重，病程慢性，可迁延数年至数十年。但亦有自然缓解痊愈者。

## 四、药浴疗法

❖ 皮损表现为环状红斑、水疱、大疱者。

【**常用中药**】马齿苋、苍术、黄柏、蒲公英、苦参、白鲜皮、薏苡仁等。

【**处方**】马齿苋、苍术、黄柏、蒲公英、苦参各30g，薏苡仁50g。

【**治则**】清热燥湿，收敛止痒。

【**药浴方法**】

中药湿敷：采用开放性冷湿敷。

操作：用6～8层纱布（也可预先制成湿敷垫）浸入新鲜配制的药液中（药方同上加减），温度在30～40℃为宜，待吸透药液后取出，拧至不滴水为度，随即敷于患处，务必使其与皮损紧密接触，大小与皮损相当，每隔20分钟取下湿敷垫，再浸入药液中，重复2

次。根据皮损情况，每天可进行 1 ~ 2 次。

❖ **皮疹糜烂愈合，水疱干涸者。**

【**常用中药**】当归、鸡血藤、生地、玄参、金银花、蒲公英、丹参等。

【**处方**】当归 30g，鸡血藤 30g，生地 30g，玄参 30g，金银花 20g，蒲公英 30g，丹参 30g。

【**治则**】凉血解毒，活血化斑。

【**药浴方法**】

❶ 中药浸浴：适用于病程后期，皮损广泛者。

操作：上述药物加水煎煮，文火连续煎煮 2 次，滤出 5L 中药药液，将药液倒入浴桶或浴缸内，加 50L 左右温水，水温调至 38 ~ 40℃；使患者躯体及四肢浸泡于药液中，每日或隔日 1 次，每次 20 分钟左右；室温控制在 22℃以上。

❷ 中药湿敷：适用于皮损局限者，可采用闭合性冷湿敷。

操作：用 6 ~ 8 层纱布（也可预先制成湿敷垫）浸入新鲜配制的药液中（药方同上加减），温度在 30 ~ 40℃为宜，待吸透药液后取出，拧至不滴水为度，随即敷于患处，务必使其与皮损紧密接触，大小与皮损相当，再加盖油纸或塑料布等，每隔 20 分钟取下湿敷垫，再浸入药液中，重复 2 次。根据皮损情况，每天可进行 1 ~ 2 次。

# 五、按语

疱疹样皮炎是一种慢性复发性表皮下大疱性疾病，皮疹对称分布，多形化，剧烈瘙痒。60% ~ 70% 的患者有肠道病变，在给予谷胶饮食后往往会出现乳糜泻。另外，本病组织病理特征是真皮乳头中性粒细胞处微脓肿，免疫荧光检查皮损周围真皮乳头处 IgA 颗粒状沉积。本病一般需中西医结合治疗，中医多辨证为脾虚湿盛，治以健脾除湿为主，再根据兼症加用凉血、散风或解毒之品，在急性活动期可适量结合应用 DDS 或糖皮质激素。

## 六、注意事项

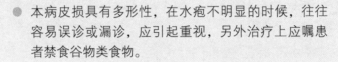

- 本病皮损具有多形性，在水疱不明显的时候，往往容易误诊或漏诊，应引起重视，另外治疗上应嘱患者禁食谷物类食物。

- 不建议一次大面积湿敷，以免导致患者体温过低或感冒；如需大面积湿敷治疗，需分次湿敷。

# 第四节　获得性大疱性表皮松解症

## 一、定义

获得性大疱性表皮松解症是一种少见的自身免疫性大疱性皮肤病。目前认为存在于基底膜致密板及其下方锚纤维内的Ⅶ型胶原为本病的抗原。本病可发生于儿童、成人及老年人，以 40 ～ 50 岁的成人多见。临床表现变化多样，以易受伤及受压部位水疱，愈后留有瘢痕和粟丘疹为特征的经典型最常见。

## 二、病因病机

本病因脾湿内蕴，复感外邪，致使火邪犯肺，内不得疏泄，熏蒸不解，外袭皮肤而发；或因湿热内蕴，日久化燥，耗气伤津，致使气津两伤。因此本病的发生尽管与脾、心、肺、肾有关，其主要原因在于脾虚湿热蕴积肌肤所致，由湿、热、毒三邪致病。

## 三、诊断要点

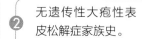

① 在无明显炎症的皮肤上，由轻微机械损伤引发水疱，愈后留有瘢痕和粟丘疹。

② 无遗传性大疱性表皮松解症家族史。

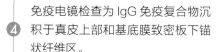

③ 组织病理检查为表皮下水疱；免疫病理检查为基底膜 IgG 线状沉积。

④ 免疫电镜检查为 IgG 免疫复合物沉积于真皮上部和基底膜致密板下锚状纤维区。

## 四、药浴疗法

❖ 皮损处表现为红斑、水疱、糜烂伴较多渗液者。

【常用药物】黄芩、连翘、野菊花、板蓝根、蒲公英、紫花地丁、白鲜皮、地肤子、马齿苋等。

【处方】黄芩 30g，野菊花 30g，板蓝根 30g，蒲公英 20g，紫花地丁 20g，地肤子 20g，白鲜皮 30g。

【治则】清热燥湿，泻火解毒。

【药浴方法】

中药湿敷：采用开放性冷湿敷。

操作：用 6～8 层纱布（也可预先制成湿敷垫）浸入新鲜配制的药液中（药方同上加减），温度在 30～40℃为宜，待吸透药液后取出，拧至不滴水为度，随即敷于患处，务必使其与皮损紧密接触，大小与皮损相当，每隔 20 分钟取下湿敷垫，再浸入药液中，重复 2

次。根据皮损情况，每天可进行 1 ～ 2 次。

❖ **皮损处表现为瘢痕、粟丘疹等。**

【常用中药】丹参、赤芍、桃仁、当归、鸡血藤、白鲜皮、荆芥、苍术、黄柏等。

【处方】丹参、赤芍、当归、白鲜皮、苍术、黄柏各 30g。

【治则】活血凉血，祛风胜湿。

【药浴方法】

❶ 中药湿敷：采用闭合性热湿敷。

操作：用 6 ～ 8 层纱布（也可预先制成湿敷垫）浸入新鲜配制的药液中（药方同上加减），温度在 30 ～ 40℃为宜，待吸透药液后取出，拧至不滴水为度，随即敷于患处，务必使其与皮损紧密接触，大小与皮损相当，再加盖油纸或塑料布等，每隔 20 分钟取下湿敷垫，再浸入药液中，重复 2 次。根据皮损情况，每天可进行 1 ～ 2 次。

❷ 中药熏洗：适用于四肢远端皮损。

操作：将上述方药煎煮的药液煮沸倒入容器，使药物蒸汽作用于患处；待药液温度降至 38 ～ 40℃左右时，加入适量温水，再浸泡掌趾部位，每次熏洗 20 ～ 30 分钟，每日 1 次。

# 五、按语

获得性大疱性表皮松解症一般为慢性病程，可反复发作，少数患者可自愈，预后良好。部分患者症状严重，尤其是累及黏膜时可导致进行性伤残。故治疗一般采用中西医结合治疗，主要包括 DDS、秋水仙碱、糖皮质激素、免疫抑制剂等。中医治疗本病一般依据"治风先治血，血行风自灭"的理论，在应用清热祛湿剂中加用活血药（如丹参、赤芍、桃仁、当归等），能提高疗效。

## 六、注意事项

- 本病部分患者可伴有其他系统疾病如肠炎、克罗恩病、系统性红斑狼疮、风湿性关节炎、肺纤维化、慢性淋巴细胞白血病、胸腺瘤、糖尿病及其他自身免疫性疾病，故需注意筛查。

- 糜烂面较大时，应用邮票贴敷疗法，将清热解毒的油剂（如甘草油、复方大黄油、紫草油）等外涂患处，以保护创面，促进愈合。

- 皮损结痂者，可配合使用除湿解毒中药软膏外涂，脱去厚痂。

- 不建议一次大面积湿敷，以免导致患者体温过低或感冒；如需大面积湿敷治疗，需分次湿敷。


# 第五节　家族性良性慢性天疱疮

## 一、定义

家族性慢性良性天疱疮是一种显性遗传性皮肤病，亦可见无家族史病例。本病少见，可因摩擦、阳光照射、损伤及细菌感染而激发，临床上多以暴露部位或间擦部位红斑基础上的水疱为主，病情常常反复发作（彩插图60）。

## 二、病因病机

先天禀赋不足，湿邪内蕴，复感风热暑邪，致使火邪犯肺，内不得疏泄，熏蒸不解，外袭皮肤而发；或因湿热内蕴，日久化燥，耗气伤津，致使气津两伤。

## 三、诊断要点

**1** 本病常青春期起病，易反复发作，夏重冬轻，一般有家族史，多为显性遗传。

**2** 典型的皮损表现为：正常皮肤或红斑基础上出现多发性水疱或大疱，疱壁薄而松弛易破，尼氏征阳性，破裂后形成红色湿润的糜烂面，干涸后结痂，自觉瘙痒，常中心痊愈周边又相继出现新皮疹，皮损多为环形；病程后期常因不断摩擦或搔抓导致肥厚粗糙呈苔藓样变或形成角化性丘疹；间擦部位则多浸渍、皲裂、常有异味并伴有活动性疼痛。

**3** 组织病理表现为基底层上水疱形成，棘层松解呈砖墙样外观；直接免疫荧光检查阴性；电镜检查示张力细丝与桥粒分离。

## 四、药浴疗法

❖ 皮损表现为红斑、水疱，伴较多糜烂、渗液者。

【常用中药】马齿苋、苍术、黄柏、蒲公英、苦参、白鲜皮、薏苡仁等。

【处方】马齿苋、苍术、黄柏、蒲公英、苦参各30g，薏苡仁50g。

【治则】清热燥湿，收敛止痒。

【药浴方法】

中药湿敷：采用开放性冷湿敷。

操作：用 6 ~ 8 层纱布（也可预先制成湿敷垫）浸入新鲜配制的药液中（药方同上加减），温度在 30 ~ 40℃为宜，待吸透药液后取出，拧至不滴水为度，随即敷于患处，务必使其与皮损紧密接触，大小与皮损相当，每隔 20 分钟取下湿敷垫，再浸入药液中，重复 2 次。根据皮损情况，每天可进行 1 ~ 2 次。

❖ **皮损处有明显脓性分泌物。**

【**常用中药**】黄连、黄芩、黄柏、生大黄、苦参、地肤子。

【**处方**】黄连 30g，黄芩 30g，黄柏 30g，生大黄 20g，苦参 30g，地肤子 30g。

【**治则**】清热，解毒，化湿。

【**药浴方法**】

中药湿敷：采用开放性冷湿敷。

操作：用 6 ~ 8 层纱布（也可预先制成湿敷垫）浸入新鲜配制的药液中（药方同上加减），温度在 30 ~ 40℃为宜，待吸透药液后取出，拧至不滴水为度，随即敷于患处，务必使其与皮损紧密接触，大小与皮损相当，每隔 20 分钟取下湿敷垫，再浸入药液中，重复 2 次。根据皮损情况，每天可进行 1 ~ 2 次。


# 五、按语

中医学认为家族性良性慢性天疱疮属于"天疱疮"范畴，辨证多因先天禀赋不足，后天脾虚湿盛，兼感风、湿、热毒，内外相合蕴结肌肤而发病。本病初期以实证为主，多表现为红斑、水疱、糜烂、舌红苔黄腻，脉滑数，病势迅猛，为湿热蕴结证；治则以清热解毒、祛风除湿为主；后期以虚证为主，皮损色暗红或苍白，部分肥厚粗糙呈苔藓样变，脉沉细，辨证属邪热未尽、气阴两伤证，故在清热解毒的同时应适当配伍益气养血之品。本病病程长，易反复，采用中西医结合治疗，可优势互补，提高疗效，减少药物副作用，延长缓解期。

## 六、注意事项

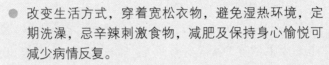

- 改变生活方式，穿着宽松衣物，避免湿热环境，定期洗澡，忌辛辣刺激食物，减肥及保持身心愉悦可减少病情反复。

- 皮损结痂者，可配合使用除湿解毒中药软膏外涂，脱去厚痂。

- 因本病皮损多在皱褶部位，故外敷的中药药物浓度不宜太高；不建议一次大面积湿敷，以免导致患者体温过低或感冒；如需大面积湿敷治疗，需分次湿敷。

# 第六节　连续性肢端皮炎

## 一、定义

连续性肢端皮炎，是一种慢性、复发性、无菌性脓疱性皮肤病，以指、趾末端反复出现无菌性脓疱伴甲改变为特点，病因不明，目前认为本病是脓疱型银屑病的一种罕见类型。本病属于中医"镟指疮"范畴。

## 二、病因病机

本病主要由湿邪所致，湿郁化热或患者素体阳热，外伤感染，郁而化热或外感热邪，复受湿邪侵扰，多从火化，聚而成毒，导致热毒深入血分。后期多阴液亏虚，气血瘀滞。

## 三、诊断要点

**①** 慢性病程，反复发作。

**②** 典型皮损表现：指（趾）末端见红斑基础上出现群集粟粒大小脓疱，脓疱干涸后遗留鳞屑、结痂，祛除鳞屑或结痂后可见潮红糜烂面或有光泽的红斑；皮损此起彼伏，绵延不断；病变逐渐向近端扩展，可侵犯整个指、趾、手背、足背，严重时可泛发。

**③** 常伴有甲部异常改变，表现为甲板失去光泽，有纵横沟，甲床红肿，反复出现小脓疱，严重者甲板脱落。

**④** 患者自觉疼痛、灼热感。

**⑤** 特征性的组织病理表现为颗粒层中可见中性粒细胞聚集形成的 Kogoj 微脓肿。

## 四、药浴疗法

❖ 皮损表现为四肢远端的红斑、脓疱者。

【常用药物】野菊花、蒲公英、生地黄、牡丹皮、徐长卿、地肤子、白鲜皮、紫草、苦参等。

【处方】生地黄、牡丹皮、徐长卿、苦参各 60g，地肤子、白鲜皮、紫草各 30g。

【治则】清热利湿，解毒通络。

【药浴方法】

中药湿敷：可采用开放性冷湿敷。

操作：用 6 ～ 8 层纱布（也可预先制成湿敷垫）浸入新鲜配制的药液中（药方同上加减）温度在 10 ～ 20℃为宜，待吸透药液后取出，拧至不滴水为度，随即敷于患处，务必使其与皮损紧密接触，每隔 10 分钟更换 1 次湿敷纱布，每天 1 ～ 2 次。

❖ **皮损处脓疱消退后伴有较多脱屑者。**

【常用药物】生地黄、当归、鸡血藤、地骨皮、徐长卿、刺蒺藜等。

【处方】丹参、当归、赤芍、地肤子、蛇床子、白鲜皮、苦参各30g。

【治则】养血活血，润燥止痒。

【药浴方法】

❶ 中药熏洗

操作：将上述方药煎煮的药液煮沸倒入容器，使药物蒸汽作用于患处；待药液温度降至 38 ～ 40℃左右时，加入适量温水，再浸泡掌趾部位，每次熏洗 20 ～ 30 分钟，每日 1 次。

❷ 中药湿敷：采用闭合性热湿敷。

操作：用 6 ～ 8 层纱布（也可预先制成湿敷垫）浸入新鲜配制的药液中（药方同上加减），温度在 30 ～ 40℃为宜，待吸透药液后取出，拧至不滴水为度，随即敷于患处，务必使其与皮损紧密接触，大小与皮损相当，再加盖油纸或塑料布等，每隔 20 分钟取下湿敷垫，再浸入药液中，重复 2 次。根据皮损情况，每天可进行1 ～ 2 次。


## 五、按语

连续性肢端皮炎的治疗较顽固，易复发，目前缺乏有效的治疗手段。外用药物包括各种糖皮质激素霜剂、维生素 $D_3$ 衍生物、钙调磷酸酶抑制剂等；配合短期系统应用维 A 酸类药物、甲氨蝶呤等，但停药后病情常常反复。中医应采用病证结合、综合辨证与皮损辨证相结合的办法，依据患者斑疹、脓疱的部位、色泽及脓液的色泽、质地等皮损情况，结合患者的舌脉及其他伴随状态进行综合判断，常用的治疗方法为清热除湿、行气活血及滋养阴液法。

## 六、注意事项

● 目前连续性肢端皮炎分类仍不明确，但从临床表现及组织病理学特征考虑，更倾向于脓疱性银屑病的一种；但少部分泛发的患者易进展为红皮病，严重时会因并发症而死亡，需引起重视。

● 本病的治疗一般采取中西医结合治疗；在局部处理方面：急性期时局部表现为红肿，脓疱较多时，则宜开放性冷湿敷；当皮损处脓疱消退，脱屑开始增多时，可选择闭合性热湿敷或直接熏洗治疗，但需注意药液的温度，避免烫伤。

# 第十八章 18 皮肤血管病

## 第一节　过敏性紫癜

### 一、定义

过敏性紫癜是血管壁渗透性或脆性增高所致皮肤、黏膜下出现瘀点或瘀斑为主要表现的一种血管炎性疾病。其临床特点是皮肤或黏膜出现紫红色瘀点、瘀斑，压之不退色，可伴有腹痛、关节痛或肾脏病变，一般无血液系统疾病。古代中医文献中"肌衄""斑毒""紫癜风"等疾病描述与本病亦有相似之处，又称为"葡萄疫"（彩插图61）。

### 二、病因病机

本病总由禀赋不耐，脏腑蕴热，络脉被热邪损伤，遂使血不循经，外溢于皮肤，内渗于脏腑而成。或有风热之邪阻于肌表；或因风湿热之邪阻塞络道和关节；或兼湿热之邪蕴结于肠胃之间；或内伤脏器，肾气不充，气化失司，湿热下注所致。

## 三、诊断要点

**①** 本病好发于儿童及青少年，男女皆可发病。

**②** 发病前有上呼吸道感染史，或药物、食物过敏等病史。

**③** 典型皮损症状：皮肤分批出现对称分布、大小不等、高出皮肤、压之不退色的针尖到黄豆大小鲜红色斑丘疹样紫癜，以双下肢伸侧及臀部为多。

**④** 约 2/3 患者出现消化道症状，以脐周或下腹部绞痛伴呕吐为主；部分患者同时伴有关节痛和尿异常改变。

**⑤** 血小板计数正常或升高，出血、凝血时间正常，血块收缩试验正常。部分患者毛细血管脆性试验阳性，血沉轻度增快。肾脏受累者尿常规可有镜下血尿、尿蛋白等肾脏损害表现。肾组织活检可确定肾脏病变性质。有消化道症状者大便隐血试验多阳性。

**⑥** 除外其他疾病引起的血管炎及其他出血性疾病。

## 四、药浴治疗

❖ 皮疹发病突然，瘀点散在，色鲜红，压之不褪色，自觉瘙痒者。

【常用中药】鸡血藤、白鲜皮、冬瓜皮、牡丹皮、茯苓皮、地骨皮、荆芥、防风等。

【处方】鸡血藤 30g，白鲜皮、冬瓜皮、牡丹皮、茯苓皮、地骨皮、地肤子各 20g，荆芥、防风、醋乳香、醋没药、牛膝、紫草、青黛、赤芍、生地黄各 10g。

【治则】凉血祛风，活血通络。

【药浴方法】

**①** 中药浸洗：适用于发病急，瘀点密集，色红，瘙痒剧烈者。

操作：上述药物加水煎煮，文火连续煎煮 2 次，滤出 1L 中药药液，将药液倒入浴桶内，加 1L 左右温水，水温调至 38 ~ 40℃，使患者患肢浸泡于药液中，每日1次，每次30分钟左右；室温控制在22℃以上。

❷中药熏洗：散在皮疹消退缓慢，伴瘙痒者。

操作：将上述中药加水适量煎沸，趁热先熏患处，如将药锅置于文火上边煎边熏则效果更佳，每次约熏30分钟后，待药液温度降为适宜时，再将患肢置入药液中浸洗约30分钟，每天1~2次。

❖ **皮疹以下肢多见，症见紫斑或紫红斑者，间或有水疱、血疱，伴关节疼痛者。**

【常用中药】鸡血藤、生地、紫草、赤芍、蒲公英、川芎、大青叶、木通、桃仁、红化等。

【处方】鸡血藤30g，生地、紫草、赤芍、蒲公英、川芎、大青叶、滑石、木通各20g，桃仁、红花、牛膝、丹参各15g。

【治则】清热化湿，活血通络。

【药浴方法】

❶中药湿敷：适用于皮疹局限、伴水疱、血疱，关节疼痛者。

操作：用6~8层纱布（也可预先制成湿敷垫）浸入新鲜配制的药液中（药方同上加减），温度在30~40℃为宜，待吸透药液后取出，拧至不滴水为度，随即敷于患处，务必使其与皮损紧密接触大小与皮损相当，再加盖油纸或塑料布等，每隔20分钟取下湿敷垫再浸入药液中，重复2次。根据病情，每天可进行1~2次。

❷中药浸洗：适用于皮疹密集，反复发作，关节疼痛者。

操作：上述药物加水煎煮，文火连续煎煮2次，滤出1L中药药液，将药液倒入浴桶内，加1L左右温水，水温调至38~40℃使患者患肢浸泡于药液中，每日1次，每次30分钟左右；室温控制在22℃以上。

❶中药熏洗：适用于皮疹消退缓慢，关节肿胀、疼痛不适者。

操作：将上述中药加水适量煎沸，趁热先熏患处，如将药锅置于文火上边煎边熏则效果更佳，每次约熏 30 分钟后，待药液温度降为适宜时，再将患肢置入药液中浸洗约 30 分钟，每天 1 ~ 2 次。

❖ **皮疹日久，反复发作，瘀斑色淡紫，伴关节肿胀和疼痛者。**

【常用中药】鸡血藤、紫草、蒲黄、紫花地丁、丹参、干茅根、牛膝、白鲜皮、仙鹤草、桃仁、红花等。

【处方】鸡血藤 50g，紫草、蒲黄、紫花地丁、丹参、干茅根、牛膝、白鲜皮、仙鹤草各 30g，桃仁、红花各 20g，葛根 15g，青黛 10g。

【治则】活血通络，解毒消斑。

【药浴方法】

❶局部熏蒸：适用于皮疹反复发作，伴关节胀痛者。

操作：采用可伸入式熏蒸治疗仪，将上述方药配置熏蒸药液放入加热盘上，治疗温度控制在 50 ~ 55℃，治疗时间每次 20 ~ 30 分钟，每日 1 次。

❷中药浸洗：适用于皮疹密集，反复发作，关节疼痛者。

操作：上述药物加水煎煮，文火连续煎煮 2 次，滤出 1L 中药药液，将药液倒入浴桶内，加 1L 左右温水，水温调至 38 ~ 40℃使患者患肢浸泡于药液中，每日 1 次，每次 30 分钟左右；室温控制在 22℃以上。

❸中药熏洗：适用于皮疹消退缓慢，关节肿胀、疼痛不适者。

操作：将上述中药加水适量煎沸，趁热先熏患处，如将药锅置于文火上边煎边熏则效果更佳，每次约熏 30 分钟后，待药液温度降为适宜时，再将患肢置入药液中浸洗约 30 分钟，每天 1 ~ 2 次。

## 五、按语

本病多属于中医的"葡萄疫""血风疮""紫斑"等范畴，其特征是皮肤紫癜而血小板不减少，常伴肌肉骨骼、胃肠道及肾的疾病，好发于冬春季节，多见于青少年，且男性多于女性。现代中医多由于外感六淫之邪，内伤五脏之气，以热伏于内，毒蕴于中，壅遏脉络，迫血妄行，血从肌肤腠理溢出；或脾肾不足，运化无力，气化失司，致使统摄无权，血溢脉外而致本病。本病往往需要联合治疗才能控制病情；而中药药浴疗法在本病的外治疗法中具有一定的优势。根据患者的体质、病程、病情、皮损等多方面因素综合考虑，选用相应的中药方剂，煎汤浸浴外洗，则可达到缩短疗程的目的。

## 六、注意事项

- 药浴治疗后，避免剧烈活动，多卧床休息。
- 中药浸洗患肢时，药液温度不宜过高，更不能烫洗。
- 应注意患肢保暖，洗完后要用毛巾将患肢擦干，尤其在秋冬季节。
- 过敏性紫癜性皮肤病患者药浴过程中需注意避免过度擦洗，防止出血继发感染。

# 第二节　变应性皮肤血管炎

## 一、定义

变应性皮肤血管炎是一种主要累及真皮浅层毛细血管和小血管的

过敏性炎症性皮肤病，好发于四肢，以小腿、踝周最为显著。古代中医文献称之为"瘀血流注""梅核丹"等（彩插图 62）。

## 二、病因病机

本病多因湿热内蕴，外感风邪，风湿热日久化毒，热毒结聚所致；或由于寒湿之邪，外客肌腠，凝聚肌肤，络道阻塞，气血凝滞而发。

## 三、诊断要点

**❶** 皮疹多形性，以紫癜性斑丘疹、坏死、溃疡为主。

**❷** 发病部位以下肢多见。

**❸** 可有瘙痒、烧灼感、疼痛。较重时可伴有发热、关节疼痛及肾脏等脏器受损的表现。

**❹** 有自愈倾向，病程慢性，易反复。

**❺** 实验室检查可见血沉增快，补体 $C_3$ 及总补体降低，贫血，白细胞升高及嗜酸细胞升高。有肾损者出现蛋白尿、血尿及管型。

**❻** 组织病理可见真皮浅层毛细血管及小血管壁纤维蛋白样物质沉积，管周以中性粒细胞核尘浸润为主，可见淋巴细胞及嗜酸性粒细胞，及红细胞外溢。

## 四、药浴治疗

❖ 皮损以紫癜性斑丘疹、风团、血疱、瘀斑、溃疡等为主，皮疹鲜红者。

【常用中药】生大黄、黄柏、黄芩、千里光、马齿苋、红花等。

【处方】生大黄、黄柏、黄芩、千里光、马齿苋、红花各 30g，防风、荆芥、大青叶各15g。

【治则】清热化湿，化瘀散结。

【药浴方法】

❶ 中药浸洗：适用于皮疹鲜红，发疹迅速，皮疹较多者。

操作：上述药物加水煎煮，文火连续煎煮2次，滤出1L中药药液，将药液倒入浴桶内，加1L左右温水，水温调至38～40℃使患者患肢浸泡于药液中，每日1次，每次30分钟左右室温控制在22℃以上。

❷ 中药熏洗：适用于皮疹消退缓慢，病程较长伴血疱溃疡者。

操作：将上述中药加水适量煎沸，趁热先熏患处，如将药锅置于文火上边煎边熏则效果更佳，每次约熏30分钟后，待药液温度降为适宜时，再将患肢置入药液中浸洗约30分钟，每天1～2次。

❖ **皮疹反复发作，留有色素沉着、或结节日久、脓液稀薄，新肉不生或萎缩性瘢痕，或溃疡经久不愈者。**

【常用中药】鸡血藤、威灵仙、五灵脂、蒲黄、血竭、当归尾、醋乳香、醋没药等。

【处方】鸡血藤50g，威灵仙、五灵脂、蒲黄、血竭、当归尾各30g，醋乳香、醋没药、牛膝、葛根各15g。

【治则】益气活血，通络敛疮。

【药浴方法】

❶ 局部熏蒸：适用于皮疹反复、色素沉着、结节日久者。

操作：采用可伸入式熏蒸治疗仪，将上述方药配置熏蒸药液放入加热盘上，治疗温度控制在50～55℃，治疗时间每次20～30分钟，每日1次。

❷ 中药浸洗：适用于结节日久、新肉不生、脓液渗出者。

操作：上述药物加水煎煮，文火连续煎煮 2 次，滤出 1L 中药药液，将药液倒入浴桶内，加 1L 左右温水，水温调至 38 ~ 40℃，使患者患肢浸泡于药液中，每日 1 次，每次 30 分钟左右；室温控制在 22℃以上。

❸ 中药熏洗：适用于结节、瘢痕日久不退伴溃疡者。

操作：将上述中药加水适量煎沸，趁热先熏患处，如将药锅置于文火上，边煎边熏则效果更佳，每次约熏 30 分钟后，待药液温度降为适宜时，再将患肢置入药液中浸洗约 30 分钟，每天 1 ~ 2 次。

## 五、按语

本病多属于中医的"瘀血流注"等范畴，其特征是皮疹多形性，可见红斑、斑丘疹、紫癜、结节、水疱或血疱等，可伴有发热、乏力及关节痛。病程缓慢，反复发作。多见于中青年女性。现代中医多由于风湿热邪侵入络脉，营血循环受阻，瘀血凝聚肌肤而致本病。本病往往需要联合治疗才能控制病情；而中药药浴疗法在本病的外治疗法中具有一定的优势。需要指出的是药浴用药与内服中药一样，亦需遵循辨证论治的治疗原则，即根据患者的体质、病程、病情、皮损等多方面因素综合考虑，选用相应的中药方剂，煎汤浸浴外洗，则可达到缩短疗程的目的。

## 六、注意事项

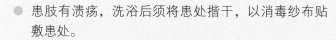

- 患肢有溃疡，洗浴后须将患处揩干，以消毒纱布贴敷患处。
- 中药浸洗患肢时，药液温度不宜过高，更不能烫洗。

- 病情严重者，可配合内服汤药。
- 疮口愈合后，宜经常用弹性护套保护患处，避免损伤，预防复发。
- 变应性皮肤血管炎患者药浴过程中需注意避免过度擦洗，防止出血继发感染。

# 第三节　结节性红斑

## 一、定义

结节性红斑是一种对称发生于小腿部伸侧的红色或紫红色的炎性结节性皮肤病。古代中医文献又称之为"瓜藤缠""湿毒流注"等（彩插图63）。

## 二、病因病机

本病多因素体血分有热，外感湿邪，湿与热结，或脾虚失运，水湿内生，湿郁化热，湿热下注，气滞血瘀，瘀阻经络而发；或体虚之人气血不足，卫外不固，寒湿之邪乘虚外袭，客于肌肤腠理，流于经络，气血瘀滞而发。

## 三、诊断要点

❶ 多见于春秋两季，好发于青年女性。　　❷ 好发于小腿伸侧。

③ 皮损为散在分布的鲜红或紫红色的皮下结节，高出平面，大小不等，自蚕豆至杏核或核桃大小，如数个结节融合一起，亦可大如鸡卵，按之疼痛，不化脓，不溃破。

④ 发病前可有畏寒、发热、头痛、咽痛、全身倦怠、关节痛等全身症状。

⑤ 急性发病者经过迅速，一般在6周左右自愈，但亦有长达数月者。并在妇女行经期或工作劳累，或感冒后易于复发。

## 四、药浴治疗

❖ 皮疹以结节红肿疼痛、色泽鲜红、大小不一、自觉灼热或伴患肢肿胀者。

【常用中药】鸡血藤、地骨皮、生地黄、蒲公英、夏枯草、忍冬藤、丝瓜络、威灵仙、桃仁等。

【处方】鸡血藤30g，地骨皮、白薇、生地黄、蒲公英、夏枯草、赤芍、忍冬藤、丝瓜络、威灵仙各20g，松节、桃仁各15g。

【治则】清热凉血，化瘀通络。

【药浴方法】

❶ 中药湿敷：适用于结节红肿、灼热疼痛甚者。

操作：用6～8层纱布（也可预先制成湿敷垫）浸入新鲜配制的药液中（药方同上加减），温度在30～40℃为宜，待吸透药液后取出，拧至不滴水为度，随即敷于患处，务必使其与皮损紧密接触，大小与皮损相当，再加盖油纸或塑料布等，每隔20分钟取下湿敷垫再浸入药液中，重复2次。根据病情，每天可进行1～2次。

❷ 中药浸洗：适用于结节红肿疼痛，患肢肿胀者。

操作：上述药物加水煎煮，文火连续煎煮2次，滤出1L中药药液，将药液倒入浴桶内，加1L左右温水，水温调至38～40℃；

使患者患肢浸泡于药液中，每日1次，每次20分钟左右；室温控制在22℃以上。

❸ 中药熏洗：适用于结节色红、肿胀消退缓慢者。

操作：将上述中药加水适量煎沸，趁热先熏患处，如将药锅置于文火上边煎边熏则效果更佳，每次约熏30分钟后，待药液温度降为适宜时，再将患肢置入药液中浸洗约30分钟，每天1～2次。

❖ 皮疹为结节，皮色紫暗，反复发作、关节疼痛、遇寒加重者。

【常用中药】鸡血藤、桂枝、干姜、艾叶、制白附子、伸筋草、路路通、红花等。

【处方】鸡血藤30g，桂枝、肉桂、干姜、艾叶、制白附子、伸筋草、路路通、川芎、红花、当归、威灵仙各20g。

【治则】温经散寒，和营通络。

【药浴方法】

❶ 中药浸洗：适用于结节日久，疼痛甚者。

操作：上述药物加水煎煮，文火连续煎煮2次，滤出1L中药药液，将药液倒入浴桶内，加1L左右温水，水温调至38～40℃使患者患肢浸泡于药液中，每日1次，每次30分钟左右；室温控制在22℃以上。

❷ 中药熏洗：适用于结节皮色紫暗、日久不退者。

操作：将上述中药加水适量煎沸，趁热先熏患处，如将药锅置于文火上边煎边熏则效果更佳，每次约熏30分钟后，待药液温度降为适宜时，再将患肢置入药液中浸洗约30分钟，每天1～2次。

## 五、按语

本病属于中医的"瓜藤缠、湿毒流注"等范畴，其特征主要是皮下结节，皮色淡红、暗红或紫红，质地硬，无破溃，不融合等，可伴有发热、肌痛及关节酸痛，自觉疼痛或压痛。好发于青年女性，尤以春秋季节发病者为多。现代中医多由于素有蕴湿，郁久化热，湿热蕴结血脉或脾虚蕴湿不化，兼感寒邪、寒湿凝结，客于皮肤腠理，均可致经络阻隔，气血凝滞而致本病。本病往往需要联合治疗才能控制病情；而中药药浴疗法在本病的外治疗法中具有一定的优势。需要指出的是药浴用药与内服中药一样，亦需遵循辨证论治的治疗原则，即根据患者的体质、病程、病情、皮损等多方面因素综合考虑，选用相应的中药方剂，煎汤浸浴外洗，则可达到缩短疗程的目的。

## 六、注意事项

- 不建议一次大面积湿敷，以免导致患者体温过低或感冒；如需大面积湿敷治疗，需分次湿敷。

- 中药浸洗患肢时，药液温度不宜过高，更不能烫洗。

- 应注意患肢保暖，洗完后要用毛巾将患肢擦干，尤其在秋冬季节。

- 病情严重者，可配合内服汤药。

- 在中药浸泡结束后，建议先立即全身外涂润肤剂，后在局部皮损处再涂抹其他治疗药物。药浴后也可配合其他治疗。

### 参考文献

[1] 章一松，张震. 中药治疗皮肤结节性红斑［J］. 上海中医药杂志，1985，21（4）：38.

# 第四节　色素性紫癜性皮肤病

## 一、定义

色素性紫癜性皮肤病是一组具有色素沉着和紫癜性损害的皮肤病。其特点是主要局限于下肢的对称性紫癜、鳞屑性红斑、毛细血管扩张或苔藓样丘疹，无下肢水肿和溃疡为主要特征的一组疾病，它包括进行性色素性紫癜性皮肤病、色素性紫癜性苔藓样皮炎和毛细血管扩张性环状紫癜。属于中医"血疳"范畴（彩插图 64）。

## 二、病因病机

主要由于外受风热之邪或血分蕴热致气血循行失常，脉络受损，血瘀脉外而成。或瘀血凝滞，络道受阻，营血不得宣通，日久血燥伤阴，肌肤失养而致。

## 三、诊断要点

① 多发生于小腿及踝部周围。

② 小腿伸面境界清晰的褐黄斑、外周呈胡椒粉样斑点，压之不褪色，缓慢扩大；或出现铁锈色苔藓样紫癜性丘疹；小腿伸面毛细血管扩张成环状和半环状伴瘀点，及轻度萎缩，无自觉症状。

③ 一般无自觉症状，可有轻度瘙痒。

④ 可反复发作，持续数年。但有自愈倾向。

## 四、药浴治疗

❖ 皮疹初起为群集针尖大小红点，迅速密集成片，并逐渐向外扩展，新的瘀点不断发生，伴瘙痒。

【常用中药】苦参、野菊花、蛇床子、蒲公英、千里光、冬瓜皮、牡丹皮、白鲜皮等。

【处方】苦参、野菊花、蛇床子、蒲公英、千里光、冬瓜皮、牡丹皮、白鲜皮各30g，防风、荆芥各20g。

【治则】凉血祛风，活血通络。

【药浴方法】

❶ 中药湿敷：适用于皮疹鲜红，发疹迅速，皮疹较多伴瘙痒者。

操作：用6～8层纱布（也可预先制成湿敷垫）浸入上药方熬制新鲜的药液中，温度在10～20℃为宜，待吸透药液后取出，拧至不滴水为度，随即敷于患处，务必使其与皮损紧密接触，每隔10分钟更换1次湿敷纱布，每天1～2次。

❷ 中药浸浴：适用于皮疹鲜红且泛发，发疹速度较缓，瘙痒剧烈者。

操作：上述药物加水煎煮，文火连续煎煮2次，滤出5L中药药液，将药液倒入浴桶或浴缸内，加50L左右温水，水温调至38～40℃；使患者躯体及四肢浸泡于药液中，每日1次，每次20分钟左右；室温控制在22℃以上。

❖ 皮疹暗红，反复发作，边界不清，周围散在成群丘疹，呈苔藓样改变，轻度瘙痒。

【常用中药】板蓝根、鸡血藤、金银藤、紫草根、茜草根、桃仁、红花、丝瓜络等。

【处方】板蓝根、鸡血藤、金银藤各30g，紫草根、茜草根、丹皮、桃仁、红花、丝瓜络、木瓜络各15g。

【治则】凉血解毒，活血化斑。

【药浴方法】

❶ 中药浸浴：适用于弥漫性淡红斑，伴苔藓样改变、瘙痒者。

操作：上述药物加水煎煮，文火连续煎煮2次，滤出5L中药药液，将药液倒入浴桶或浴缸内，加50L左右温水，水温调至38～40℃；使患者躯体及四肢浸泡于药液中，每日1次，每次20分钟左右；室温控制在22℃以上。

❷ 中药熏蒸：适用于皮疹较多、苔藓样病变较大者。

操作：治疗前30分钟预热舱温，取出煎药锅，加水1500～2000ml，再置于加热盘上，在控制器上按加热器，当温度显示33℃时患者进入治疗室；可按上述方药配置熏蒸药液；在控制器上设定治疗温度（37～42℃）、治疗时间（15～20分钟）；治疗到达设定时间，协助患者出舱，擦干皮肤，涂抹保湿剂后更衣休息片刻再到室外，治疗可每日1次或隔日1次。

❸ 中药熏洗：适用于皮损较为局限、轻度瘙痒者。

操作：将上述方药煎煮的药液煮沸倒入容器，使药物蒸汽作用于患处；待药液温度降至38～40℃左右时，加入适量温水，再浸泡患处，每次熏洗20～30分钟，以适度出汗为宜，每日1次。

# 五、按语

本病属于中医的"血痹"等范畴，其特征主要局限于下肢的对称性紫癜、鳞屑性红斑、毛细血管扩张或苔藓样丘疹，无下肢水肿和溃疡为主要特征的一组疾病。现代中医多由于外受风热之邪或血分蕴热致气血循行失常，脉络受损，血瘀脉外而成。或痰血凝滞，络道受阻，营血不得宣通，日久血燥伤阴，肌肤失养而致本病。本病往往需要联合治疗才能控制病情；而中药药浴疗法在本病的外治疗法中具有一定的优势。选用相应的中药方剂，煎汤浸浴外洗，则可达到缩短疗程的目的，同时浸浴后，皮损处立即予以药膏等治疗，可增强治疗效果，达到缩短疗程的目的。

## 六、注意事项

- 不建议一次大面积湿敷，以免导致患者体温过低或感冒；如需大面积湿敷治疗，需分次湿敷。
- 中药浸洗患肢时，药液温度不宜过高，更不能烫洗。
- 应注意患肢保暖，洗完后要用毛巾将患肢擦干，尤其在秋冬季节。
- 部分色素性紫癜性皮肤病患者可在浸浴的药液内加入适量淀粉，从而达到舒缓、安抚止痒的作用。

# 第五节 坏疽性脓皮病

## 一、定义

坏疽性脓皮病是一种皮肤反复发作的慢性、顽固性、潜行性和破坏性溃疡，任何年龄都可发病，最常见于中青年，常与炎症性肠病、血液病和自身免疫性疾病等内科疾病并存，属于中医"筋疽""发"。

## 二、病因病机

本病为外感六淫邪毒，或皮肤受外来伤害感染毒邪，或过食膏粱厚味，聚湿生浊，邪毒湿浊留阻肌肤，郁结不散，可使营卫不和，气血凝滞，经络阻隔，化火成毒而成痈肿。由于下肢气血瘀滞，经脉受阻，加之湿热之邪下迫，瘀滞更甚，蕴结成疮。

## 三、诊断要点

**❶** 好发于 30 ~ 50 岁中年女性。

**❷** 好发于下肢、臀、躯干，少数可发生于上肢。

**❸** 皮损特点：①触痛性的结节红斑，初为红色，以后中央变蓝色，最终形成溃疡。②一个或多个水疱、脓疱，类似痤疮、毛囊炎、一过性棘层松解性皮肤病或疱疹样皮炎等。两种皮损可同时出现，也可互相转变。皮损可发生于正常皮肤或原有皮肤病的部位。③原发皮损逐渐水肿，并迅速形成溃疡，境界清楚，边缘淡蓝色，常增厚隆起，有时呈高低不平和潜行破坏，中央溃疡基底呈红色，深浅不一，像火山口，表面附有恶臭的黄绿色脓液，溃疡周围早期绕有红晕。因皮肤和皮下组织毛细血管－静脉血栓形成，皮损不断向四周呈离心性扩大。溃疡大小不等，小如黄豆，大者直径可至 10cm 或更大。数目较多，最多可达百余个。皮损多疼痛，也有长期不痛。

**❹** 皮损可累积全身，主要累积小腿、大腿、臀部和面部。唇和口腔黏膜，甚至眼睑和结膜可出现脓疱和侵蚀性水疱。20% 病例有同形反应。

**❺** 坏疽性脓皮病溃疡常反复发作，可持续数年，但患者一般情况尚好。

# 四、药浴治疗

❖ 皮损为大小不等的溃疡，溃疡边缘呈紫红色，伴水肿、丘疹者。

【常用中药】黄连、黄芩、黄柏、生栀子、薄荷、桔梗、枳壳、冰片等。

【处方】黄连、黄芩、黄柏、生栀子、薄荷、桔梗、枳壳、甘草各30g，冰片1g，麝香0.6g。

【治则】清热燥湿，解毒止痛。

【药浴方法】

❶ 中药湿敷：适用于溃疡面积较小、皮损较轻微者。

操作：将上述方药加入适量水蒸煮20～30分钟，待凉后，用纱布4～8层置药汁中浸透，挤去多余药液，以不滴淋为度，敷在患处，每1～2小时换药1次。

❷ 中药熏洗：适用于溃疡伴水肿且范围局限者。

操作：将上述方药煎煮的药液煮沸倒入容器，使药物蒸汽作用于患处；待药液温度降至38～40℃左右时，加入适量温水，再浸泡患处，每次熏洗20～30分钟，以适度出汗为宜，每日1次。

❖ 皮损为散在性脓疱，周围有红晕，感疼痛者。

【常用中药】野菊花、花椒、赤芍、丹参、黄柏、芒硝、枯矾等。

【处方】野菊花、花椒、芒硝、枯矾各60g，赤芍、丹参、黄柏各30g。

【治则】清热凉血，解毒止痛。

【药浴方法】

❶ 中药熏蒸：适用于脓疱密集、皮色鲜红者。

操作：将上述方药煎煮成汤剂，置于盆中或恒温加热器中，直接将盆或加热器置于患处熏蒸，使蒸汽直接与患处相接触。一定密切注意温度，以湿热舒适为宜。

❷ 中药熏洗：适用于脓疱密集、皮色鲜红、渗出、疼痛明显者。

操作：将上述方药煎煮的药液煮沸倒入容器，使药物蒸汽作用于患处；待药液温度降至 38 ～ 40℃左右时，加入适量温水，再浸泡患处，每次熏洗 20 ～ 30 分钟，以适度出汗为宜，每日 1 次。

❸ 中药浸洗：适用于皮疹发病迅速、渗出者。

操作：上述药物加水煎煮，文火连续煎煮 2 次，滤出 1L 中药药液，将药液倒入浴桶内，加 1L 左右温水，水温调至 38 ～ 40℃使患者患肢浸泡于药液中，每日 1 次，每次 30 分钟左右；室温控制在 22℃以上。

❖ 皮损为浅表性筛状溃疡，无紫色潜行性边缘，有肉芽肿性边缘者。

【常用中药】猪蹄、川芎、炙甘草、大黄、黄芩、芍药等。

【处方】猪蹄 1 具，川芎、甘草（炙）、大黄、黄芩各 30g，芍药 42g，当归 14g。

【治则】清热解毒，消肿止痛。

【药浴方法】

❶ 中药熏洗：适用于溃疡、伴肉芽肿，且皮损局限者。

操作：将上述方药煎熬过滤去渣，得水剂，倒入容器，先趁热使药物蒸汽于患部，待药液不烫时，再往里加入适量温水，淋浴或浸浴患部，每次熏洗 20 ～ 30 分钟，每日 1 ～ 2 次，以出汗为宜。

❷ 中药淋洗：适用于浅表溃疡、渗出者。

操作：将上述方药煎熬过滤去渣，得水剂，倒入容器先趁热使药物蒸汽于患部，待药液不烫时，再往里加入适量温水，淋浴患部，每次熏洗 20 ～ 30 分钟，每日 1 ～ 2 次，以出汗为宜。淋洗法可以以流动的药液清洗患处溃疡表面，既起到治疗作用，也起到清洁作用。

## 五、按语

坏疽性脓皮病是一种少见的非感染性嗜中性皮肤病，皮肤有复发性疼痛性坏死性溃疡，常伴有潜在的系统疾病。西医认为本病大多与免疫有关，中医认为本病主要是外感六淫邪毒或皮肤破损染毒，导致气血凝滞，经络阻隔，化火成毒而致。故中医临床治疗常采用外治法，尤以中药药浴法为重，药浴根据皮损的不同临床表现，采用不同的处方、不同的方式，可以起到清洁患处的作用，同时药液的热效应可以改善血液流动，促进新陈代谢。

## 六、注意事项

- 溃疡初期，药浴后，宜注意保护创面，以消毒纱布贴敷患处。
- 中药浸洗患肢时，药液温度不宜过高，更不能烫洗。
- 应注意患部保暖，洗完后要用毛巾将患处擦干，尤其在秋冬季节。
- 病情严重者，可配合内服汤药。

# 第六节　雷诺病

## 一、定义

雷诺病又称肢端动脉痉挛症，是一种血管神经功能紊乱引起的肢端小动脉痉挛性疾病。以阵发性肢端皮肤苍白、发绀和发红，常在遇冷或情绪紧张下诱发为特征。本病多属中医"痹证"范畴。

## 二、病因病机

主要为寒湿之邪，客于经络，阻滞气血，阳气不能通达四末；或肝郁气滞，条达失司，加之寒凝血瘀，脉络闭阻，气血运行失调；或寒湿伤脾，脾为湿困，运化失调，气血难达四肢末端而成本病。

## 三、诊断要点

**❶** 好发于青年女性，以冬季多发。

**❷** 多对称见于四肢末端，尤其是手指末端。

**❸** 皮肤阵发性苍白，数分钟后静脉被动充血而潮红发绀，最后小动脉重新扩张，循环恢复，出现反应性充血而发红和肿胀。可出现局部发凉、麻木或完全失去知觉，有时有针刺样疼痛。严重者，持续发作，发绀、疼痛持久，可出现指（趾）营养改变（甲变薄、起嵴、指变硬、萎缩）或点状浅表性坏死。

④ 患者可有易于兴奋、情绪激动、烦躁等中枢神经失调和神经症表现，但多无其他系统损伤。

⑤ 病情进展缓慢，但在多年反复发作后，手指血管的功能性变化可逐渐转为器质性，导致发作频繁而持久，手指（趾）也将逐渐出现营养障碍性表现，如皮肤硬化、关节活动不便等，甚至继发溃疡或坏疽。

## 四、药浴治疗

❖ 皮损为阵发性肢端苍白或紫绀，局部疼痛麻木，遇凉、疲劳、情绪波动、精神紧张则加重者。

【常用中药】透骨草、肉桂、红花、苏木、桃仁、鸡血藤、川乌、草乌等。

【处方】透骨草、肉桂、红花、苏木、桃仁各50g，黄芪、鸡血藤各30g，川乌、草乌、细辛、桂枝、三棱各15g。

【治则】温经散寒，活血止痛。

【药浴方法】

❶ 中药浸洗：适用于患肢疼痛剧烈，苍白、紫绀、发凉者。

操作：上述药物加水煎煮，文火连续煎煮2次，滤出1L中药药液，将药液倒入浴桶内，加1L左右温水，水温调至38~40℃使患者患肢浸泡于药液中，每日1次，每次30分钟左右。

❷ 中药熏洗：适用于患肢苍白、紫绀，肢端寒冷，麻木疼痛者。

操作：将上述中药加水适量煎沸，趁热先熏患处，如将药锅置于文火上边煎边熏则效果更佳，每次约熏30分钟后，待药液温度降为适宜时，再将患肢置入药液中浸洗约30分钟，每天1~2次。

❖ 皮损为持续性手指、足趾青紫发凉，胀痛，受寒冷症状更为明显，甚则指趾瘀肿，麻木者。

【常用中药】透骨草、威灵仙、五加皮、延胡索、川牛膝、红花、乳香、没药等。

【处方】透骨草、威灵仙、五加皮、延胡索、川牛膝、红花、当归尾、乳香、没药各50g，姜黄、川椒、海桐皮、苏木各30g。

【治则】散寒通络，活血止痛。

【药浴方法】

❶局部熏蒸：适用于手指、足趾青紫发凉、胀痛者。

操作：采用可伸入式熏蒸治疗仪，将上述方药配置熏蒸药液放入加热盘上，治疗温度控制在50～55℃，治疗时间每次20～30分钟，每日1次。

❷中药浸洗：适用于患肢疼痛剧烈、瘀肿、麻木者。

操作：上述药物加水煎煮，文火连续煎煮2次，滤出1L中药药液，将药液倒入浴桶内，加1L左右温水，水温调至38～40℃使患者患肢浸泡于药液中，每日1次，每次30分钟左右。

❸中药熏洗：适用于患肢紫绀、肢端寒冷、麻木疼痛者。

操作：将上述中药加水适量煎沸，趁热先熏患处，如将药锅置于文火上边煎边熏则效果更佳，每次约熏30分钟后，待药液温度降为适宜时，再将患肢置入药液中浸洗约30分钟，每天1～2次。

## 五、按语

本病多属于中医痹证范畴，发病率较低，起病缓慢，一般在寒冷后，尤其是手指接触低温后发作，故冬季多发，其特征为阵发性四肢肢端（主要是手指）对称的间歇性发白、紫绀和潮红，常为情绪激动或受寒冷所诱发。现代中医多认为寒湿之邪，客于经络，阻滞气血，阳气不能通达四末；或肝郁气滞，条达失司，加之寒凝血瘀，脉络闭阻，气血运行失调；或寒湿伤脾，脾为湿困，运化失调，气血难达四肢末端而成本病。本病病程慢性，往往需要联合治疗才能控制病情；而中药药浴疗法在本病的外治疗法中具有一定的优势。需要指出的是药浴用药与内服中药一样，亦需遵循辨证论治的治疗原则，即根据患者的体质、病程、病情、皮损等多方面因素综合考虑，选用相应的中药方剂，煎汤浸浴外洗，则可达到缩短疗程的目的，同时浸浴后，皮损处立即予以药膏或光疗等治疗，可增强治疗效果，达到缩短疗程的目的。

## 六、注意事项

- 中药浸洗患肢时，药液温度不宜过高，更不能烫洗。
- 轻症者可单纯外洗，重症者应结合内服药物。
- 洗后应注意保暖，保持心情舒畅。
- 每10次为1个疗程，每个疗程之间应休息5~7天。

# 第七节 血栓闭塞性脉管炎

## 一、定义

血栓闭塞性脉管炎是一种主要累及四肢中小动、静脉的周围性、节段性的非特异性炎症病变和慢性闭塞性疾病，简称脉管炎，也称Buerger病。本病具有慢性、节段性、周期性发作的特征。本病属于古代中医文献中"脱疽"之范畴（彩插图65）。

## 二、病因病机

本病多因素体脾气不健，肾阳不足，又加寒湿侵袭，血脉瘀阻，内外病因相合而为病。以脾肾亏虚为本，寒湿侵袭为标，气血凝滞、经脉阻塞为其主要病机表现。

## 三、诊断要点

① 好发于青壮年男性，多有长期大量吸烟史。

② 肢体足背或（和）胫后动脉搏动减弱或消失。

③ 肢体有游走性血栓性浅静脉炎的病史或临床表现。

④ 初发时多为单侧下肢，以后累及其他肢体。

⑤ 一般无高血压、高血脂、动脉硬化或糖尿病等病史。

## 四、药浴治疗

❖ 患肢喜暖怕冷，触之冰凉，皮色苍白或潮红，感觉麻木，酸胀，疼痛遇冷加重者。

【常用中药】红花、鸡血藤、川牛膝、肉桂、干姜、细辛、川乌、草乌等。

【处方】鸡血藤60g，红花、川牛膝、肉桂、干姜、地龙、木通各30g，细辛、川乌、草乌各15g。

【治则】温经散寒，活血通络。

【药浴方法】

❶ 中药熏洗：适用于患肢疼痛、冰凉、遇冷疼痛加重者。

操作：将上述中药加水适量煎沸，趁热先熏患处，如将药锅置于文火上边煎边熏则效果更佳，每次约熏 30 分钟后待药液温度降为适宜时，再将患肢置入药液中浸洗约 30 分钟，每天 1 ~ 2 次。

❷ 中药湿敷：适用于患肢皮色潮红、麻木、酸胀者。

操作：用 6 ~ 8 层纱布（也可预先制成湿敷垫）浸入新鲜配制的药液中（药方同上加减），温度在 30 ~ 40℃为宜，待吸透药液后取出，拧至不滴水为度，随即敷于患处，务必使其与皮损紧密接触，大小与皮损相当，再加盖油纸或塑料布等，每隔 20 分钟取下湿敷垫，再浸入药液中，重复 2 次。根据病情，每天可进行 1 ~ 2 次。

❖ **患肢呈持续性固定性疼痛，触之发凉，局部皮肤呈暗红或青紫色，肢端有瘀血斑点者。**

【常用中药】当归、鸡血藤、红花、丹参、水蛭、虻虫、川牛膝、木通等。

【处方】当归、鸡血藤各 60g，桂枝、威灵仙、川牛膝、木通、丹参各 30g，细辛、红花各 15g，水蛭、虻虫各 10g。

【治则】活血化瘀，通络止痛。

【药浴方法】

❶ 中药浸洗：适用于患肢疼痛剧烈、发凉瘀斑者。

操作：上述药物加水煎煮，文火连续煎煮 2 次，滤出 1L 中药药液，将药液倒入浴桶内，加 1L 左右温水，水温调至 38 ~ 40℃使患者患肢浸泡于药液中，每日 1 次，每次 30 分钟左右；室温控制在22℃以上。

❷ 中药湿敷：适用于患肢肤色暗红、青紫，疼痛者。

操作：用 6 ~ 8 层纱布（也可预先制成湿敷垫）浸入新鲜配制的药液中（药方同上加减），温度在 30 ~ 40℃为宜，待吸透药液后取出，拧至不滴水为度，随即敷于患处，务必使其与皮损紧密接触，大小与皮损相当，再加盖油纸或塑料布等，每隔20分钟取下湿敷垫，再浸入药液中，重复2次。根据病情，每天可进行1～2次。

❖ **患肢肢体沉重无力，红肿，喜冷怕热，或有溃疡、糜烂、渗液者。**

【常用中药】白花蛇舌草、紫花地丁、茜草、黄柏、黄芩、鸡血藤、木通、牛膝等。

【处方】鸡血藤60g，白花蛇舌草、紫花地丁、茜草、黄柏、薏苡仁、牛膝、黄芩、生甘草、木通各30g。

【治则】清热化湿，活血通络。

【药浴方法】

❶ 中药湿敷：适用于患肢红肿疼痛，有溃疡、糜烂、渗液者。

操作：用6～8层纱布（也可预先制成湿敷垫）浸入新鲜配制的药液中（药方同上加减），温度在30～40℃为宜，待吸透药液后取出，拧至不滴水为度，随即敷于患处，务必使其与皮损紧密接触，大小与皮损相当，再加盖油纸或塑料布等，每隔20分钟取下湿敷垫，再浸入药液中，重复2次。根据病情，每天可进行1～2次。

❷ 中药浸洗：适用于患肢红肿疼痛，沉重无力者。

操作：上述药物加水煎煮，文火连续煎煮2次，滤出1L中药药液，将药液倒入浴桶内，加1L左右温水，水温调至38～40℃；使患者患肢浸泡于药液中，每日1次，每次20分钟左右；室温控制在22℃以上。

❖ **患肢剧痛，喜凉怕热，肢端溃烂而出现坏死，脓液较多并伴有恶臭者。**

【常用中药】鸡血藤、金银花、生黄芪、紫草、蒲公英、当归、泽兰、黄柏、大黄等。

【处方】鸡血藤60g，金银花、生黄芪、紫草、蒲公英各50g，当归、玄参、泽兰、黄柏、大黄、薏苡仁、生地、皂角刺各 30g。

【治则】清热解毒，活血通络。

【药浴方法】

❶ 中药淋洗：适用肢端溃烂、坏死、脓液渗出较多者。

操作：按上述药物煎煮方法，煎煮出 1000 ~ 2000ml 浓度为
10% ~ 30% 的药液，可将药液装入带细眼的小喷壶内，淋洒于患处，
也可以取纱布蘸药液淋洗患处，每天 1 ~ 2 次。

❷ 中药湿敷：适用于患肢疼痛、溃烂、渗液较多者。

操作：用 6 ~ 8 层纱布（也可预先制成湿敷垫）浸入新鲜配制
的药液中（药方同上加减），温度在 30 ~ 40℃为宜，待吸透药液后
取出，拧至不滴水为度，随即敷于患处，务必使其与皮损紧密接触，
大小与皮损相当，再加盖油纸或塑料布等，每隔 20 分钟取下湿敷
垫，再浸入药液中，重复 2 次。根据病情，每天可进行 1 ~ 2 次。

❸ 中药浸洗：适用于患肢红肿疼痛、喜凉怕热者。

操作：上述药物加水煎煮，文火连续煎煮 2 次，滤出 1L 中药
药液，将药液倒入浴桶内，加 1L 左右温水，水温调至 38 ~ 40℃；
使患者患肢浸泡于药液中，每日 1 次，每次 20 分钟左右；室温控制
在 22℃以上。

# 五、按语

血栓闭塞性脉管炎是临床中较为常见的周围血管疾病，也是外
科难治性疾病。其发病年龄大多在 20 ~ 40 岁之间，绝大多数为男
性患者，女性少见。初起时患肢末端发凉、怕冷、酸痛、麻木，间歇
性跛行，继而出现静息痛，疼痛可剧烈难忍。后期患肢出现坏死，趾
（指）节脱落。病理改变为非化脓性全层血管炎症伴血栓形成和管腔

阻塞，且呈节段性。血栓闭塞性脉管炎属于中医学的"脉痹""脱疽"的范畴，通过对历代医家认识该病的总结，主要是由于情志内伤，脾气不健，肾阳不足，加之外受寒冻，寒湿之邪入侵而发病。中药药浴疗法在本病的外治疗法中具有一定的优势。需要指出的是，药浴用药与内服中药一样，亦需遵循辨证论治的治疗原则，即根据患者的体质、病程、病情、皮损等多方面因素综合考虑，选用相应的中药方剂，煎汤浸浴外洗。一方面可祛除患肢的渗液、脓液、恶臭，清洁皮肤；另一方面可改善血液循环、调节机体新陈代谢；同时浸浴后，患肢立即予以药膏治疗，可增强治疗效果，达到缩短疗程的目的。

## 六、注意事项

- 中药浸洗患肢时，药液温度不宜过高，更不能烫洗。
- 应注意患肢保暖，洗完后要用毛巾将患肢擦干，尤其在秋冬季节。
- 注意保护患肢，防止外伤。
- 患肢有溃疡或皮肤破损时，忌用细辛、川乌、草乌等有毒中药熏洗，更不要将药液渍入口和鼻、眼内。

# 第八节　红斑性肢痛病

## 一、定义

红斑性肢痛病是一种原因不明的末梢血管舒缩功能障碍性疾病，

临床特征为肢端皮肤红、肿、痛、热，多发生于双足。属于中医"血痹"的范畴。

## 二、病因病机

本病多因素体阳盛（或阴虚），复因寒邪客于肢体脉络，热被寒郁，日久寒从热化，邪热入血，热毒壅聚，脉络闭阻，气血运行不畅而导致灼热疼痛。或素体脾虚湿热，复感邪热，以致湿热内蕴，流注经络，闭阻气血，不通则痛。或病久体虚，腠理空疏，或外邪乘虚侵袭肌肤，或情志不遂，气机不畅，又复感寒邪，经脉为寒邪所束，使脉络不通，气血凝滞所致而发本病。

## 三、诊断要点

**①** 任何年龄均可发病，但以青壮年多见，多在气温突然下降、受寒或长途行走后急性发病。

**②** 主要侵犯手、足部，尤以两足常见。

**③** 发作时表现为一侧或两侧肢体远端（手、足）的烧灼样疼痛，局部皮肤发红、皮温升高，肿胀，出汗。

**④** 表现为阵发性发作，可持续数分钟、或数小时，甚至数天。每次发作大都在晚间。

**⑤** 局部受热、运动、长久站立或肢体下垂，均可诱发和加剧疼痛；休息、冷敷，将患肢抬高，可使症状减轻以至消失。

**⑥** 患肢动脉搏动增强。久病后可有肢端感觉减退，趾甲弯曲增厚，甚至肌肉萎缩。

## 四、药浴治疗

❖ 症见肢端红热、肿痛、如烧灼针刺，日久不愈者，肢端皮肤、指甲变厚破溃者。

【常用中药】茜草、大黄、大青叶、红花、乳香、没药等。

【处方】茜草、大黄、大青叶、马齿苋各30g，红花、乳香、没药各18g。

【治则】清热解毒，活血散瘀。

【药浴方法】

❶ 中药浸洗：适用于患肢红热、灼热、肿痛者。

操作：上述药物加水煎煮，文火连续煎煮2次，滤出1L中药药液，将药液倒入浴桶内，加1L左右温水，水温调至38～40℃；使患者患肢浸泡于药液中，每日1次，每次20分钟左右；室温控制在22℃以上。

❷ 中药湿敷：适用于患肢红肿、疼痛，皮肤破溃者。

操作：用6～8层纱布（也可预先制成湿敷垫）浸入新鲜配制的药液中（药方同上加减），温度在30～40℃为宜，待吸透药液后取出，拧至不滴水为度，随即敷于患处，务必使其与皮损紧密接触，大小与皮损相当，再加盖油纸或塑料布等，每隔20分钟取下湿敷垫，再浸入药液中，重复2次。根据病情，每天可进行1～2次。

❖ 患肢呈阵发性刺痛或胀痛，遇冷痛甚，患处皮肤冰冷，肢端动脉搏动减弱者。

【常用中药】豨莶草、大黄、生姜皮、桂枝、当归尾、艾叶等。

【处方】豨莶草30g，大黄、生姜皮各15g，桂枝、当归尾、艾叶、防风、苍术各12g。

【治则】祛湿散寒，活血通络。

【药浴方法】

❶ 局部熏蒸：适用于肢端发凉、胀痛者。

操作：采用可伸入式熏蒸治疗仪，将上述方药配置熏蒸药液放入加热盘上，治疗温度控制在 50 ~ 55℃，治疗时间每次 20 ~ 30 分钟，每日 1 次。

❷ 中药浸洗：适用于患肢疼痛剧烈，肢端发凉、动脉搏动减弱者。

操作：上述药物加水煎煮，文火连续煎煮 2 次，滤出 1L 中药药液，将药液倒入浴桶内，加 1L 左右温水，水温调至 38 ~ 40℃使患者患肢浸泡于药液中，每日 1 次，每次 30 分钟左右；室温控制在 22℃以上。

❸ 中药熏洗：适用于患肢肢端寒冷、麻木疼痛者。

操作：将上述中药加水适量煎沸，趁热先熏患处，如将药锅置于文火上边煎边熏则效果更佳，每次约熏 30 分钟后，待药液温度降为适宜时，再将患肢置入药液中浸洗约 30 分钟，每天 1 ~ 2 次。


❖ 肢端呈阵发性烧灼痛或刺痛，遇热痛甚，皮肤潮红、发热，有不同程度的肿胀，患肢动脉搏动增强者。

【常用中药】茜草、大黄、大青叶、红花、乳香、没药等。

【处方】豨莶草、冬瓜皮、苍耳子各 30g，大黄 15g，黄柏、苍术、当归尾各 12g，川红花 6g。

【治则】清热解毒，除痹止痛。

【药浴方法】

❶ 中药湿敷：适用于患肢皮肤潮红、发热、疼痛者。

操作：用 6 ~ 8 层纱布（也可预先制成湿敷垫）浸入新鲜配制的药液中（药方同上加减），温度在 30 ~ 40℃为宜，待吸透药液后取出，拧至不滴水为度，随即敷于患处，务必使其与皮损紧密接触，大小与皮损相当，再加盖油纸或塑料布等，每隔 20 分钟取下湿敷垫再浸入药液中，重复 2 次。根据病情，每天可进行 1 ~ 2 次。

❷ 中药浸洗：适用于患肢红肿疼痛、发热者。

操作：上述药物加水煎煮，文火连续煎煮 2 次，滤出 1L 中药药液，将药液倒入浴桶内，加 1L 左右温水，水温调至 38 ~ 40℃；使患者患肢浸泡于药液中，每日 1 次，每次 20 分钟左右；室温控制在 22℃以上。

## 五、按语

本病多属于中医热痹、瘀血等病证范畴，其特征为阵发性肢端皮肤温度升高，皮肤潮红、肿胀、剧烈灼痛，尤以足底为著，环境温度增高时，灼痛加剧。现代中医多认为外感寒湿之邪，郁久化热，或湿热之邪侵袭，流窜肌肤及关节，导致瘀血凝滞，气血运行受阻而致本病。本病病程慢性，往往需要联合治疗才能控制病情；而中药药浴疗法在本病的外治疗法中具有一定的优势。需要指出的是药浴用药与内服中药一样，亦需遵循辨证论治的治疗原则，即根据患者的体质、病程、病情、皮损等多方面因素综合考虑，选用相应的中药方剂，煎汤浸浴外洗。

## 六、注意事项

● 治疗期间应注意充分休息，患肢抬高，饮食清淡，可连用2~3个疗程。

● 一般浸洗均为趁热进行，但本病热邪偏盛者，应待泡洗方变凉进行。

● 中药浸洗患肢时，药液温度不宜过高，更不能烫洗。

● 病情严重者，可配合内服汤药。

# 第九节　小腿慢性溃疡

## 一、定义

小腿慢性溃疡是指发生于小腿臁骨部位的慢性皮肤溃疡。古代中医文献称之为"臁疮""裤口疮""裙风""烂腿"等（彩插图 66）。

## 二、病因病机

本病多由久站或过度负重而致小腿筋脉横解，青筋显露，瘀停脉络，久而化热，或小腿皮肤破损染毒，湿热下注而成，疮口经久不愈。

## 三、诊断要点

**①** 发病部位在小腿下 1/3 处，内臁多于外臁。

**②** 局部初起常先痒后痛，色红，糜烂，迅速转为溃疡，溃疡大小不等，呈灰白或暗红色，表面附有黄色腐苔，脓水稀秽恶臭。

**③** 病久溃疡边缘变厚高起，周边皮色黯黑，漫肿或伴有湿疮，难以收口，易反复发作。

**④** 多见于静脉曲张患者。

## 四、药浴治疗

❖ 皮损表现为红斑、丘疹，继之水疱、脓疱，焮热红肿，痒痛相兼，

**脓疱难溃，或溃后湿烂成窝者。**

【常用中药】马齿苋、败酱草、黄柏、蒲公英、防风、荆芥、大青叶、冰片等。

【处方】马齿苋 60g，败酱草、黄柏、蒲公英各 30g，防风、荆芥各 20g，大青叶 15g，冰片 5g。

【治则】疏风清热，利湿解毒。

【药浴方法】

❶ 中药淋洗：适用水疱、脓疱破溃后渗出较多者。

操作：按上述药物煎煮方法，煎煮出 1000 ～ 2000ml 浓度为 10% ～ 30% 的药液，可将药液装入带细眼的小喷壶内，淋洒于患处，也可以取纱布蘸药液淋洗患处，每天 1 ～ 2 次。

❷ 中药湿敷：适用于瘙痒疼痛相兼、溃烂、渗液较多者。

操作：用 6 ～ 8 层纱布（也可预先制成湿敷垫）浸入新鲜配制的药液中（药方同上加减），温度在 30 ～ 40℃为宜，待吸透药液后取出，拧至不滴水为度，随即敷于患处，务必使其与皮损紧密接触，大小与皮损相当，再加盖油纸或塑料布等，每隔 20 分钟取下湿敷垫，再浸入药液中，重复 2 次。根据病情，每天可进行 1 ～ 2 次。

❸ 中药浸洗：适用于患肢红肿疼痛，水疱、脓疱难溃者。

操作：上述药物加水煎煮，文火连续煎煮 2 次，滤出 1L 中药药液，将药液倒入浴桶内，加 1L 左右温水，水温调至 38 ～ 40℃；使患者患肢浸泡于药液中，每日 1 次，每次 20 分钟左右；室温控制在 22℃以上。

❖ **皮损疮面色暗红，溃疡周围红肿疼痛，触之痛甚者。**

【常用中药】桑枝、芒硝、苦参、苏木、当归、透骨草、土黄连、黄柏、红花等。

【处方】桑枝、芒硝、苦参、苏木、当归、透骨草、土黄连、土黄柏、红花各 30g，马齿苋、青黛各 15g。

【治则】清热利湿，和营消肿。

【药浴方法】

❶ 中药湿敷：适用于疮面红肿、渗出较多者。

操作：用 6 ~ 8 层纱布（也可预先制成湿敷垫）浸入新鲜配制的药液中（药方同上加减），温度在 30 ~ 40℃为宜，待吸透药液后取出，拧至不滴水为度，随即敷于患处，务必使其与皮损紧密接触，大小与皮损相当，再加盖油纸或塑料布等，每隔 20 分钟取下湿敷垫再浸入药液中，重复 2 次。根据病情，每天可进行 1 ~ 2 次。

❷ 中药浸洗：适用于疮面红肿疼痛，渗出不多者。

操作：上述药物加水煎煮，文火连续煎煮 2 次，滤出 1L 中药药液，将药液倒入浴桶内，加 1L 左右温水，水温调至 38 ~ 40℃；使患者患肢浸泡于药液中，每日 1 次，每次 20 分钟左右；室温控制在 22℃以上。

❖ **皮损疮口下陷，疮面肉色㿠暗，脓水清稀者。**

【常用中药】蜂房、炉甘石、五灵脂、蒲黄、血竭、海螵蛸、乳香、没药等。

【处方】蜂房、炉甘石、五灵脂、蒲黄、血竭、海螵蛸、乳香、没药各 30g，蜈蚣 2 条。

【治则】益气养血，生肌通络。

【药浴方法】

❶ 中药浸洗：适用于疮面下陷，肉色㿠暗，渗出较少者。

操作：上述药物加水煎煮，文火连续煎煮 2 次，滤出 1L 中药药液，将药液倒入浴桶内，加 1L 左右温水，水温调至 38 ～ 40℃使患者患肢浸泡于药液中，每日 1 次，每次 30 分钟左右；室温控制在 22℃以上。

❷ 中药熏洗：适用于疮面肉芽秽暗，肉芽不新鲜者。

操作：将上述中药加水适量煎沸，趁热先熏患处，如将药锅置于文火上边煎边熏则效果更佳，每次约熏 30 分钟后，待药液温度降为适宜时，再将患肢置入药液中浸洗约 30 分钟，每天 1 ～ 2 次。

❸ 中药淋洗：适用疮面脓水渗出较多者。

操作：按上述药物煎煮方法，煎煮出 1000 ～ 2000ml 浓度为 10% ～ 30% 的药液，可将药液装入带细眼的小喷壶内，淋洒于患处，也可以取纱布蘸药液淋洗患处，每天 1 ～ 2 次。

## 五、按语

本病属于中医"臁疮""裙边疮""裤口毒"等范畴。其特征初期瘙痒，疼痛，焮红，肿胀，破流滋水，甚则腐烂，创面肉色灰白或秽暗，疮口下陷，边缘高起形如缸口，久不收口。现代中医多认为本病因饮食不节，湿热内生，阻于经络，气血凝滞而发，或因禀赋不耐，脾胃素虚，中气不足，下陷经脉，气虚血少，肌肤失养，复因抓磕等破损染毒结聚而致本病。本病病程较长，往往需要联合治疗才能控制病情；而中药药浴疗法在本病的外治疗法中具有一定的优势。需要指出的是药浴用药与内服中药一样，亦需遵循辨证论治的治疗原则，即根据患者的体质、病程、病情、皮损等多方面因素综合考虑，选用相应的中药方剂，煎汤浸浴外洗，则可达到缩短疗程的目的。

## 六、注意事项

- 溃疡初期，药浴时，宜抬高患肢，不宜久立久行，洗浴后须将患处揩干，以消毒纱布贴敷患处。
- 中药浸洗患肢时，药液温度不宜过高，更不能烫洗。
- 病情严重者，可配合内服汤药。
- 疮口愈合后，宜经常用弹性护套保护患处，避免损伤，预防复发。

## 参考文献

[1] 王振月. 中华药浴 [M]. 哈尔滨：黑龙江科学技术出版社，2008：245-246.

[2] 喻文球，谈煜俊. 中医皮肤病性病学 [M]. 北京：中国医药科技出版社，2000：397.

[3] 李雁，吴丽萍. 中医药治疗过敏性紫癜的研究进展 [J]. 中医儿科杂志，2012，36（1）：56-58.

[4] 吴建，萍崔炎. 崔公让中药治疗变应性皮肤血管炎 32 例 [J]. 辽宁中医杂志，2010，15（11）：2171-2172.

[5] 章一松，张震. 中药治疗皮肤结节性红斑 [J]. 上海中医药杂志，1985，21（04）：38.

[6] 陈立典. 药浴百方 [M]. 福州：福建科学技术出版社，2001：106.

[7] 张明，赵晓广. 当代中医皮肤科临床家丛书（第三辑）·刘巧 [M]. 中国医药科技出版社，2016.

[8] 张月，施展. 雷诺病中医辨证论治五法 [J]. 中华中医药杂志，2010，26（4）：537-539.

[9] 宁泽璞. 实用中医药浴疗法 [M]. 上海：上海远东出版社，1994：69-72.

[10] 马绍尧. 实用中医皮肤病学 [M]. 上海：上海中医药大学出版社，1995：360-370.

[11] 魏峰明. 赵尚华治疗血栓闭塞性脉管炎的初探 [M]. 中华中医药学会周围血管病分会 2010 年学术大会论文集，2010：34-36.

# 第十九章 19 角化及遗传性皮肤病

## 第一节　鱼鳞病

### 一、定义

中医称鱼鳞病为"蛇身"，是一组常见的角化异常遗传性皮肤病。本病可发生于全身任何部位，常好发于四肢伸侧。临床上以皮肤干燥伴片状鱼鳞样黏着性鳞屑为特征（彩插图 67）。

### 二、病因病机

中医认为本病主要是先天禀赋不足，肾精衰少，肌肤失于精血濡养，血虚生风化燥；或后天脾胃虚弱，气血生化乏源，气血亏虚，失其调养，久致皮肤失于濡润而肌肤加错。

### 三、诊断要点

① 本病出生后不久或幼年发病，儿童期明显，冬重夏轻。皮损对称分布，多发生于四肢的伸侧，尤以小腿伸侧最为明显。

② 临床表现为皮肤干燥、粗糙，伴有糠秕样鳞屑，呈菱形或多角形，色淡褐或深褐。

**3** 常伴有掌趾角化过度，指（趾）甲粗糙变脆，毛发稀疏干燥。

## 四、药浴治疗

❖ 皮损表现以四肢伸侧或躯干部皮肤干燥、粗糙，伴有菱形或多角形鳞屑，外观如鱼鳞状或蛇皮状为主。

【常用中药】生地、熟地、当归、黄芪、花粉、天冬、麦冬、桃仁、红花、黄芩、升麻等。

【处方】生地、熟地、当归、黄芪、花粉各15g，天冬、麦冬、桃仁、红花、黄芩各10g，升麻3g。

【治则】疏风润燥，活血散瘀。

【药浴方法】

❶ 中药湿敷：适用于皮损局限者。

操作：用6～8层纱布（也可预先制成湿敷垫）浸入上药方熬制新鲜的药液中，温度在10～20℃为宜，待吸透药液后取出，拧至不滴水为度，随即敷于患处，务必使其与皮损紧密接触，每隔10分钟更换1次湿敷纱布，每天1～2次。

❷ 中药熏蒸：适用于皮损干燥脱屑较多、面积较大者。

操作：治疗前30分钟预热舱温，取出煎药锅，加水1500～2000ml，再置于加热盘上，在控制器上按加热器，当温度显示33℃时患者进入治疗室；可按上述方药配置熏蒸药液；在控制器上设定治疗温度（37～42℃）、治疗时间（15～20分钟）；治疗到达设定时间，协助患者出舱，擦干皮肤，涂抹保湿剂后更衣休息片刻再到室外，治疗可每日1次或隔日1次。

❸ 中药浸浴：适用于皮损泛发，发疹速度较缓者。

操作：上述药物加水煎煮，文火连续煎煮2次，滤出5L中药药液，将药液倒入浴桶或浴缸内，加 50L 左右温水，水温调至 38～40℃；使患者躯体及四肢浸泡于药液中，每日 1 次，每次 20 分钟左右；室温控制在 22℃以上。

## 五、按语

鱼鳞病是一组遗传性角化障碍性皮肤疾病，主要表现为皮肤干燥，伴有鱼鳞状脱屑。本病多在儿童时发病，主要表现为四肢伸侧或躯干部皮肤干燥、粗糙，伴有菱形或多角形鳞屑，外观如鱼鳞状或蛇皮状。寒冷干燥季节加重，温暖潮湿季节缓解，易复发。多系遗传因素致表皮细胞增殖和分化异常，导致细胞增殖增加。古时中医多认为"血燥风热、血瘀阻滞、肌肤失养"为其发病的内在机制。现代中医多认为"血瘀风热"为其主要发病机制。本病病程慢性，而中药药浴疗法在本病的外治疗法中具有一定的优势。西医学认为药浴疗法将药力有机结合在一起，促进皮肤对药物的吸收，促进血液的循环，其治疗首选作用在外的肌肤。药浴一方面可祛除皮损处的鳞屑，清洁皮肤；另一方面可改善血液循环、调节机体新陈代谢；同时浸浴后，皮损处立即予以保湿剂外搽等治疗，可增强治疗效果，达到缩短疗程的目的。

## 六、 注意事项

- 如合并严重的心脑血管疾病、神经精神系统疾病、出血倾向及体质较虚弱、饥饿者，或女性处于经期、孕期等均不宜选择浸浴疗法。

- 不建议一次大面积湿敷，以免导致患者体温过低或感冒；如需大面积湿敷治疗，需分次湿敷。

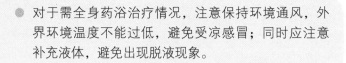

对于需全身药浴治疗情况，注意保持环境通风，外界环境温度不能过低，避免受凉感冒；同时应注意补充液体，避免出现脱液现象。

# 第二节　毛囊角化病

## 一、定义

本病是一种少见的、以表皮细胞角化不良为基础病理变化的慢性角化性皮肤病。本病以油腻结痂性角化小丘疹，常沿毛囊分布，互相融合，中医称毛囊角化病为"毛囊风"（彩插图 68）。

## 二、病因病机

中医认为本病为素体肾气虚弱，蒸化失施，水湿内蕴，湿困脾阳；或情志不遂，肝气郁滞，肝木乘脾土，肝郁脾虚；或劳倦伤脾，致脾虚气血生化乏源，气血不足，肌肤失养；脾失健运，痰湿蕴于肌肤而致。

## 三、诊断要点

❶ 本病可发生任何年龄、任何种族，但以儿童期多见。

❷ 早期皮疹为细小、坚实、正常肤色的小丘疹，但不久即有油腻性、灰棕色或黑色的痂覆盖在丘疹顶端，祛除痂后丘疹顶端暴露出漏斗状的小凹；丘疹增大呈疣状，并趋向融合，形成疣状斑块，伴有恶臭。

**③** 皮损好发于皮脂溢出的部位，如头皮、前额、颈、肩、前胸、腋下等，也可以扩展到整个躯干、四肢等，皮疹对称分布。

**④** 本病多无自觉症状，或有轻度瘙痒，病程漫长，常对日光敏感，冬轻夏重。

## 四、药浴治疗

❖ 皮损表现以油腻性结痂、渗出及恶臭者，舌质红，苔黄腻，脉弦。

【常用中药】黄柏、地榆、蒲公英、苦参、皂角、明矾等。

【处方】黄柏、地榆、蒲公英、苦参、皂角各 30g，明矾 15g。

【治则】清热祛湿。

【药浴方法】

❶ 中药湿敷：适用于皮损局限者。

操作：用 6 ～ 8 层纱布（也可预先制成湿敷垫）浸入上药方熬制新鲜的药液中，温度在 10 ～ 20℃为宜，待吸透药液后取出，拧至不滴水为度，随即敷于患处，务必使其与皮损紧密接触，每隔 10 分钟更换 1 次湿敷纱布，每天 1 ～ 2 次。

❷ 中药熏蒸：适用于皮损干燥脱屑较多、面积较小者。

操作：治疗前 30 分钟预热舱温，取出煎药锅，加水 1500 ～ 2000ml，再置于加热盘上，在控制器上按加热器，当温度显示 33℃时患者进入治疗室；可按上述方药配置熏蒸药液；在控制器上设定治疗温度（37 ～ 42℃）、治疗时间（15 ～ 20 分钟）；治疗到达设定时间，协助患者出舱，擦干皮肤，涂抹保湿剂后更衣休息片刻再到室外，每日 1 次或隔日 1 次。

❸ 中药浸浴：适用于皮损泛发，病情较缓者。

操作：上述药物加水煎煮，文火连续煎煮 2 次，滤出 5L 中药药液，将药液倒入浴桶或浴缸内，加 50L 左右温水，水温调至 38 ～ 40℃；使患者躯体及四肢浸泡于药液中，每日 1 次，每次 20 分钟左右；室温控制在 22℃。

## 五、按语

　　毛囊角化病是一种少见的以表皮细胞角化不良为基本病理变化的遗传性疾病。主要表现为原发损害为毛囊性角化小丘疹，覆以油腻性痂，常互相融合成疣状斑块。但损害也可发生在毛囊之间或无毛囊的部位，如口腔黏膜、掌跖和甲床可出现散在或弥漫性角化过度。西医学认为药浴疗法将药力有机结合在一起，促进皮肤对药物的吸收，促进血液的循环。药浴一方面可祛除皮损处的鳞屑，清洁皮肤；另一方面可改善血液循环、调节机体新陈代谢；同时浸浴后，皮损处立即予以药膏等治疗，可增强治疗效果，达到缩短疗程的目的。

## 六、注意事项

- 如合并严重的心脑血管疾病、神经精神系统疾病、出血倾向及体质较虚弱、饥饿者，或女性处于经期、孕期等均不宜选择浸浴疗法。

- 不建议一次大面积湿敷，以免导致患者体温过低或感冒；如需大面积湿敷治疗，需分次湿敷。

- 对于需全身药浴治疗情况，注意保持环境通风，外界环境温度不能过低，避免受凉感冒；同时应注意补充液体，避免出现脱液现象。

# 第三节　汗孔角化症

## 一、定义

中医称汗孔角化症为"鸟蚀疮"，本病是一种少见的、起源于遗传的慢性角化性皮肤病。本病以边缘堤状疣状隆起、中央轻度萎缩为特征。

## 二、病因病机

中医认为本病为素体肾阴亏虚，母病及子，肝肾不足，肌肤失于荣养；或情志不遂，肝气郁滞，肝木乘脾土，肝郁脾虚；或劳倦伤脾，致气血生化不足，血虚肌肤失养，血虚生风，泛于肌肤所致。

## 三、诊断要点

**①** 本病多见于男性，初发于幼年时期，但也有起于成年期，一般无自觉症状。皮损好发于四肢、面部、肩部及外阴，也可累及头皮及口腔黏膜。

**②** 皮损开始为小的角化性丘疹，逐渐向周围扩展形成环形、地图形或不规则形的斑片，边界清，边缘呈堤状隆起，灰色或棕色，中央皮肤轻度萎缩凹陷，缺乏毳毛，其间汗孔处可见针头大小的角质栓。

**③** 皮损直径可达数厘米，数目因人而异，从单个至百余个不等。

## 四、药浴治疗

❖ 皮损表现以四肢为主，多为孤立的角化损害。

【常用中药】苦参、艾叶、防风等。

【处方】苦参、艾叶各 60g，防风 30g。

【治则】祛风祛湿，养血润肤。

【药浴方法】

❶ 中药湿敷：适用于皮损局限者。

操作：用 6 ～ 8 层纱布（也可预先制成湿敷垫）浸入上药方熬制新鲜的药液中，温度在 10 ～ 20℃为宜，待吸透药液后取出，拧至不滴水为度，随即敷于患处，务必使其与皮损紧密接触，每隔 10 分钟更换 1 次湿敷纱布，每天 1 ～ 2 次。

❷ 中药熏蒸：适用于皮损干燥脱屑较多、面积较小者。

操作：治疗前 30 分钟预热舱温，取出煎药锅，加水 1500 ～ 2000ml，再置于加热盘上，在控制器上按加热器，当温度显示 33℃ 时患者进入治疗室；可按上述方药配置熏蒸药液；在控制器上设定治疗温度（37 ～ 42℃）、治疗时间（15 ～ 20 分钟）；治疗到达设定时间，协助患者出舱，擦干皮肤，涂抹保湿剂后更衣休息片刻再到室外，治疗可每日 1 次或隔日 1 次。

## 五、按语

汗孔角化症是一种慢性角化性皮肤病，基本损害为界限清楚的角化不全，呈中心萎缩的环形、线形或斑点样。古时中医多认为本病血虚风燥、肌肤失养所致为其发病的内在机制，现代中医多认为"血燥"为其主要发病机制。本病病程慢性，而中药药浴疗法在本病的外治疗法中具有一定的优势。西医学认为药浴疗法将药力有机结合在一起，促进皮肤对药物的吸收，促进血液的循环。药浴一方面可祛除皮损处的鳞屑，清洁皮肤；另一方面可改善血液循环、调节机体新陈代谢；同时浸浴后，皮损处立即予以药膏等治疗，可增强治疗效果，达到缩短疗程的目的。

## 六、注意事项

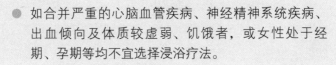

- 如合并严重的心脑血管疾病、神经精神系统疾病、出血倾向及体质较虚弱、饥饿者，或女性处于经期、孕期等均不宜选择浸浴疗法。
- 个建议一次大面积湿敷，以免导致患者体温过低或感冒；如需大面积湿敷治疗，需分次湿敷。
- 对于需全身药浴治疗情况，注意保持环境通风，外界环境温度不能过低，避免受凉感冒；同时应主要补充液体，避免出现脱液现象。

# 第四节　进行性指掌角皮症

## 一、定义

本病以皮肤干燥、起皱、皲裂、微痒为特征，历代中医古籍对本病缺乏记载，现代中医从其临床表现的特点，归于"鹅掌风"范畴（彩插图 69）。

## 二、病因病机

中医认为本病为风热之邪与血相搏而致。风邪致病，轻扬开泻，伤及人体，往往从皮毛而入。风性易燥，热盛伤津，而致皮肤干燥、鳞屑、皲裂、瘙痒等症状。或热邪侵及，耗竭津液，失于濡润，易生风动血，血热相搏而致病。或脾气虚弱，气血生化无源而致血虚，肌肤失养，皮肤出现干燥鳞屑。

## 三、诊断要点

**❶** 患者以年轻女性为主，皮损好发于指曲面及掌前部，几乎均为双侧性。并缓慢向近心端扩展而达到手掌。

**❷** 以皮肤干燥、起皱为突出症状，皮色淡红，带光泽，可伴有裂纹及角化性鳞屑，重者绷紧指端变细，指部不能完全伸直，活动受限。

**❸** 自觉患部皮肤干燥，少数因皲裂而感疼痛，部分有微痒，病程呈慢性。

## 四、药浴治疗

❖ 皮损表现以手掌皮肤干燥、皲裂、浅表脱屑为主。

【常用中药】白及、当归、熟地、白芍、伸筋草、透骨草、丝瓜络、甘草等。

【处方】白及、当归、熟地、白芍、伸筋草、透骨草、丝瓜络、云雾草各15g，甘草6g。

【治则】活血润燥。

【药浴方法】

中药湿敷：适用于皮损局限者。

操作：用6～8层纱布（也可预先制成湿敷垫）浸入上药方熬

制新鲜的药液中，温度在 10 ～ 20℃为宜，待吸透药液后取出，拧至不滴水为度，随即敷于患处，务必使其与皮损紧密接触，每隔 10分钟更换 1 次湿敷纱布，每天 1 ～ 2 次。

## 五、按语

进行性指掌角皮症是指因长期反复清洗导致手掌皮肤干燥、皲裂、浅表脱屑的皮肤病，又名家庭妇女皮炎、缺脂性手部湿疹等，本病并非真正的角化性疾病，好发于青春期后的女性。主要表现为皮肤干燥、粗糙，轻度发红和脱屑，可有角质层增厚和皲裂，无自觉瘙痒，皲裂时可有疼痛，多无全身表现。古时中医多认为"血虚风燥，肌肤失养"为其发病的内在机制，现代中医多认为"血燥"为其主要发病机制。本病病程慢性，而中药药浴疗法在本病的外治疗法中具有一定的优势。西医学认为药浴疗法将药力有机结合在一起，促进皮肤对药物的吸收，促进血液的循环。

## 六 注意事项

● 熏洗时应注意药水温度，防止烫伤患处皮肤。

# 第五节　进行性对称性红斑角皮症

## 一、定义

本病以掌趾部红斑角化明显为特征，历代中医古籍对本病缺乏记载，现代中医根据其临床表现，称之为"手足硬红皮"。

## 二、病因病机

中医认为本病为血虚风燥、血热风燥及肝肾亏虚而成。

## 三、诊断要点

**❶** 幼年发病，少数成年发病。

**❷** 开始为双侧掌趾部发生弥漫性红斑及角化过度损害，附有片状角质栓鳞屑，皮损境界清楚。

**❸** 皮损逐渐扩大，累及手背、足背、胫前、肘、膝以及大腿伸侧等，指甲增厚失去光泽，部分患者有同形反应。

**❹** 常呈进行性，冷、热、风等环境因素或情绪波动可诱发疾病及加重病情。

## 四、药浴治疗

❖ 皮损表现以双侧掌跖部发生弥漫性红斑及角化过度损害，附有片状角质性鳞屑为主。

【常用中药】桃仁、当归、红花、细辛、蜂房、苦参、地肤子、侧柏叶、大飞杨等。

【处方】桃仁 20g，当归 15g，红花 8g，细辛 10g，蜂房 15g，苦参、地肤子、侧柏叶、大飞杨各 25g。

【治则】滋阴清热，养血活血。

【药浴方法】

❶ 中药湿敷：适用于皮损局限者。

操作：用 6 ~ 8 层纱布（也可预先制成湿敷垫）浸入上药方熬

制新鲜的药液中，温度在 10～20℃为宜，待吸透药液后取出，拧至不滴水为度，随即敷于患处，务必使其与皮损紧密接触，每隔 10 分钟更换 1 次湿敷纱布，每天 1～2 次。

❷ **中药熏蒸**：适用于皮损干燥脱屑较多、面积较小者。

操作：治疗前 30 分钟预热舱温，取出煎药锅，加水 1500～2000ml，再置于加热盘上，在控制器上按加热器，当温度显示 33℃ 时患者进入治疗室；可按上述方药配置熏蒸药液；在控制器上设定治疗温度（37～42℃）、治疗时间（15～20 分钟）；治疗到达设定时间，协助患者出舱，擦干皮肤，涂抹保湿剂后更衣休息片刻再到室外，治疗可每日 1 次或隔日 1 次。

## 五、按语

进行性对称性红斑角皮症，发病起于婴儿期或儿童，男女患病无明显差异。开始为双侧掌跖部发生弥漫性红斑及角化过度损害，附有片状角质性鳞屑，皮损境界清楚，有时边缘有色素沉着，皮损逐渐扩大累及手背、足背、胫前、肘、膝以及大腿伸侧等部，偶见于上臂、肩、颈、面部、臀部及腔口周围，均为片状潮红浸润性肥厚斑片，覆有糠秕状鳞屑，指（趾）甲增厚失去光泽，皮损在青春期波及范围最广，以后可逐渐消退，部分患者皮损有同形反应。本病病程经过缓慢，常呈进行性，冷、热、风等环境因素或情绪波动可为发病或病情加重的诱因。药浴一方面可祛除皮损处的鳞屑，清洁皮肤；另一方面可改善血液循环、调节机体新陈代谢；同时浸浴后，皮损处立即予以药膏等治疗，可增强治疗效果，达到缩短疗程的目的。

## 六、注意事项

● 熏洗时应注意药水温度，防止烫伤。

## 参考文献

[1] 范瑞强，邓丙戌，杨志波 . 中医皮肤性病学（临床版）[M]. 北京：科学技术文献出版社，2010.

[2] 刘岩，单敏洁 . 中药熏洗治疗进行性指掌角皮症 30 例临床观察 [J]. 中医药研究，2000（16）1：17.

[3] 林少健，陈汉章 . 桃红润肤汤外洗治疗进行性指掌角皮症 30 例 [J]. 中国中西医结合皮肤病杂志，2003（2）3：180-181.

# 第二十章 20 代谢障碍性皮肤病

## 第一节　环状肉芽肿

### 一、定义

环状肉芽肿是一种皮疹表现为环状的原因不明的良性、慢性皮肤病，特点是丘疹或结节呈离心环状分布，中央皮肤正常或稍凹陷。损害呈淡黄棕褐色，红斑性，带蓝色或与周围皮肤同色，可出现一至数个。通常无症状，好发于手背、腕指、腿膝、足的远端。中医称为"环状瘀毒"（彩插图70）。

### 二、病因病机

中医认为本病为先天禀赋不足，湿热蕴结，搏于气血，经脉络道阻塞，气血凝滞而成；或因风热之邪搏结肌肤，郁而不畅，气滞血瘀而成。

## 三、诊断要点

**①** 开始为小的、光滑、硬质的皮内丘疹，无自觉症状，逐渐发展，皮损中心消退，互相融合或密集排列成环状或半环状，中央凹陷与皮肤平齐。

**②** 正常肤色、淡红色、淡黄色或紫色，表面可见蜡样光泽。环的大小不等，数目不一。

**③** 经过缓慢，长时间后可自行消失不留瘢痕，不破溃、不化脓，全身各部位均可发生。

## 四、药浴治疗

❖ **皮损表现**：皮疹主要在下肢和前臂等处，始为粟状丘疹，紧拥成簇呈肉色或淡红色。

【常用中药】黄连、黄芩、金银花、野菊花、苦参、白鲜皮、大黄、马齿苋等。

【处方】黄连10g，黄芩20g，金银花、野菊花、苦参、白鲜皮、大黄、马齿苋各30g。

【治则】清热利湿。

【药浴方法】

**❶** 中药湿敷：适用于皮疹鲜红，发疹迅速，皮疹较多者。

操作：用6～8层纱布（也可预先制成湿敷垫）浸入上药方熬制新鲜的药液中，温度在10～20℃为宜，待吸透药液后取出，拧至不滴水为度，随即敷于患处，务必使其与皮损紧密接触，每隔10分钟更换1次湿敷纱布，每天1～2次。

**❷** 中药浸浴：适用于皮疹鲜红且泛发，发疹速度较快者。

操作：上述药物加水煎煮，文火连续煎煮2次，滤出5L中药药液，将药液倒入浴桶或浴缸内，加50L左右温水，水温调至38～40℃；使患者躯体及四肢浸泡于药液中，每日1次，每次20

分钟左右；室温控制在 22℃以上。

❖ **皮损表现：**皮损好发于膝、腕、头面等处。细密而光滑的坚实丘疹或皮下结节，相互排列成环状或地图状，呈暗红色或深褐色。

【常用中药】桂枝、当归、桃仁、炒苍耳子、地肤子、白鲜皮、土茯苓、牡丹皮。

【处方】桂枝、当归、桃仁、炒苍耳子、地肤子、白鲜皮、土茯苓、牡丹皮各 20g。

【治则】理气活血，通络退斑。

❶ 中药湿敷：适用于皮疹鲜红，发疹迅速，皮疹较多者。

操作：用 6～8 层纱布（也可预先制成湿敷垫）浸入上药方熬制新鲜的药液中，温度在 10～20℃为宜，待吸透药液后取出，拧至不滴水为度，随即敷于患处，务必使其与皮损紧密接触，每隔 10 分钟更换 1 次湿敷纱布，每天 1～2 次。

❷ 中药浸浴：适用于皮疹鲜红且泛发，发疹速度较快者。

操作：上述药物加水煎煮，文火连续煎煮 2 次，滤出 5L 中药药液，将药液倒入浴桶或浴缸内，加 50L 左右温水，水温调至 38～40℃；使患者躯体及四肢浸泡于药液中，每日 1 次，每次 20 分钟左右；室温控制在 22℃以上。

## 五、按语

环状肉芽肿是一种少见的良性炎症性皮肤病，现代中医多认为"湿热、血瘀"为其主要发病机制。本病病程慢性，往往需要联合治疗才能控制病情；而中药药浴疗法在本病的外治疗法中具有一定的优势。需要指出的是，药浴用药与内服中药一样，亦需遵循辨证论治的治疗原则，即根据患者的体质、病程、病情、皮损等多方面因素综合考虑，选用相应的中药方剂，煎汤浸浴外洗。一方面可保护皮肤；另一方面可改善血液循环、调节机体新陈代谢；同时浸浴后，皮损处立即予以药膏治疗，可增强治疗效果，达到缩短疗程的目的。

## 六、注意事项

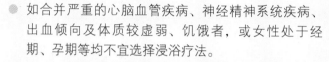

- 如合并严重的心脑血管疾病、神经精神系统疾病、出血倾向及体质较虚弱、饥饿者，或女性处于经期、孕期等均不宜选择浸浴疗法。
- 不建议一次大面积湿敷，以免导致患者体温过低或感冒；如需大面积湿敷治疗，需分次湿敷。
- 对于需全身药浴治疗情况，注意保持环境通风，外界环境温度不能过低，避免受凉感冒；同时应注意补充液体，避免出现脱液现象。

# 第二节　松皮癣（原发性皮肤淀粉样变）

## 一、定义

松皮癣是由淀粉样蛋白沉积于皮肤组织而不累及其他内脏器官的一种疾病。古代中医文献称之为"松皮癣""顽癣"等。本病相当于西医的原发性皮肤淀粉样变（彩插图 71）。

## 二、病因病机

本病多因患者先天气血不足，内蕴湿热，复感风热之邪，风湿结聚，使气血运行失调，客于肌肤凝滞而成；或因情志内伤饮食不节，郁久化热，化燥伤阴，阴血双亏，肤失濡养而引起。

## 三、诊断要点

**❶** 好发于小腿伸侧、上背部、上肢伸侧等处。

**❷** 皮损开始为淡褐色至黑褐色斑，逐渐隆起呈半球形粟粒至绿豆大小坚实丘疹或结节，表面粗糙，群集成片或排列呈串珠状。

**❸** 常伴剧痒。

**❹** 病程缓慢，常迁延数年至十数年或更长时间，间可自行消退，但易复发。

**❺** 刚果红试验阳性。

**❻** 组织病理和特殊染色显示淀粉样蛋白沉积。

## 四、药浴治疗

❖ 皮损表现为坚实丘疹，密集成片，表面粗糙，呈褐色，舌质暗淡，苔薄白，脉细。

【常用中药】透骨草、红花、苦参、雄黄、明矾等。

【处方】透骨草30g，红花15g，苦参30g，雄黄15g，明矾15g。

【治则】祛湿止痒。

❶中药湿敷：皮损范围局限，病情发展较快，病程较短者。

操作：用6～8层纱布（也可预先制成湿敷垫）浸入上药方熬制新鲜的药液中，温度在10～20℃为宜，待吸透药液后取出，拧至不滴水为度，随即敷于患处，务必使其与皮损紧密接触，每隔10分钟更换1次湿敷纱布，每天1～2次。

❷中药浸浴：皮损范围较大，病情发展较快，病程较短者。

操作：上述药物加水煎煮，文火连续煎煮2次，滤出5L中药药液，将药液倒入浴桶或浴缸内，加50L左右温水，水温调至38～40℃；使患者躯体及四肢浸泡于药液中，每日1次，每次20分钟左右；室温控制在22℃以上。

❖ 皮损表现呈灰色，少数部位皮疹融合成高起斑块，舌质淡，苔白，脉涩。

【常用中药】桂枝、当归、桃仁、炒苍耳子、地肤子、白鲜皮、土茯苓、牡丹皮等。

【处方】桂枝、当归、桃仁、炒苍耳子、地肤子、白鲜皮、土茯苓、牡丹皮各20g。

【治则】活血化瘀。

❶中药湿敷：皮损范围局限，病情发展较慢，病程较长者。

操作：用6～8层纱布（也可预先制成湿敷垫）浸入上药方熬制新鲜的药液中，温度在10～20℃为宜，待吸透药液后取出，拧至不滴水为度，随即敷于患处，务必使其与皮损紧密接触，每隔10分钟更换1次湿敷纱布，每天1～2次。

❷中药浸浴：皮损范围较大，病情发展较慢，病程较长者。

操作：上述药物加水煎煮，文火连续煎煮2次，滤出5L中药药液，将药液倒入浴桶或浴缸内，加50L左右温水，水温调至38～40℃；使患者躯体及四肢浸泡于药液中，每日1次，每次20分钟左右；室温控制在22℃以上。


## 五、按语

原发性皮肤淀粉样变病是一种原因不明的皮肤病，以真皮内淀粉样物质沉着为特征。临床以苔藓样型和斑状型较常见。在中医古代中医文献中，本病属"松皮癣""顽癣"等范畴，如《医宗金鉴·外科心法要诀》记载："松皮癣，状如苍松之皮，红白斑点相连，时时作痒。"现代中医多认为"痰湿瘀血"为其主要发病机制，"百病多由痰作祟"，"隆病多痰"，"久病从瘀"，这也从一个方面表明了痰湿瘀血是本病的致病因素。而中药药浴疗法在本病的外治疗法中具有一定的优势。需要指出的是，药浴用药与内服中药一样，亦需遵循辨证论治的治疗原则，即根据患者的体质、病程、病情、皮损等多方面因素综合考虑，选用相应的中药方剂，煎汤浸浴外洗。一方面可保护皮肤；另一方面可改善血液循环、调节机体新陈代谢；同时浸浴后，皮损处立即予以药膏治疗，可增强治疗效果，达到缩短疗程的目的。

## 六、注意事项

- 如合并严重的心脑血管疾病、神经精神系统疾病、出血倾向及体质较虚弱、饥饿者，或女性处于经期、孕期等均不宜选择浸浴疗法。

- 患者药浴过程中需注意避免过度擦洗鳞屑，防止出血继发感染。

- 不建议一次大面积湿敷，以免导致患者体温过低或感冒；如需大面积湿敷治疗，需分次湿敷。

# 第三节　黑棘皮病

## 一、定义

黑棘皮病是一种少见的角化性皮肤病，以皱褶部皮肤色素沉着、粗糙、角化过度及天鹅绒状增厚或疣状增生、对称分布为特征（彩插图 72）。

## 二、病因病机

中医认为本病主要是由于先天禀赋不足，肝肾亏虚，脾胃失调，寒湿痰凝，气血失和，气郁血瘀；或气虚血燥，不养肌肤致肌肤甲错，发为本病。

## 三、诊断要点

❶ 皮肤早期出现色素沉着，干燥和粗糙，以后皮疹逐渐增厚，皮纹加深，表面出现密集成片的细小乳头状增生物或呈天鹅绒样，色素加深，呈灰褐色或黑色。严重者皮肤粗厚，形成乳头瘤或疣状结节。

❷ 皮损好发于颈项、腋下、乳头、乳晕、脐部等，掌跖角化增厚，口腔和舌黏膜可呈乳头瘤样增厚。

## 四、药浴治疗

❖ 皮损表现为局限，皮肤颜色加深或呈棕褐色，表面粗糙、增厚，或散在乳头瘤样丘疹，如绒毛状，舌质暗淡，苔薄白，脉弦细。

【常用中药】刺猬皮、石榴皮、地骨皮、皮硝等。

【基础方药】刺猬皮、石榴皮、地骨皮各120g，皮硝60g。

【治则】活血化瘀，祛湿。

❶中药湿敷：适用于皮损颜色较淡，病情较轻者。

操作：用6～8层纱布（也可预先制成湿敷垫）浸入上药方熬制新鲜的药液中，温度在10～20℃为宜，待吸透药液后取出，拧至不滴水为度，随即敷于患处，务必使其与皮损紧密接触，每隔10分钟更换1次湿敷纱布，每天1～2次。

❷中药浸浴：适用于皮损颜色较深，发疹速度较快者。

操作：上述药物加水煎煮，文火连续煎煮2次，滤出5L中药药液，将药液倒入浴桶或浴缸内，加50L左右温水，水温调至38～40℃；使患者躯体及四肢浸泡于药液中，每日1次，每次20分钟左右；室温控制在22℃以上。

❖ 皮损表现为面积较大，呈棕褐色或黑褐色，皮肤增厚、干燥、角化明显，或有疣状突起，触之柔软，舌质淡，苔薄白，脉弦。

【常用中药】地骨皮、皂角刺、木贼草、款冬花、白僵蚕、白附子、郁李仁、当归、白及、甘松等。

【基础方药】地骨皮、皂角刺、木贼草、款冬花各60g，白僵蚕、白附子、郁李仁、当归、白及、甘松各20g。

【治则】解毒活血。

❶中药湿敷：适用于皮损颜色较深，病情较轻者。

操作：用6～8层纱布（也可预先制成湿敷垫）浸入上药方熬制新鲜的药液中，温度在10～20℃为宜，待吸透药液后取出，拧至不滴水为度，随即敷于患处，务必使其与皮损紧密接触，每隔10

分钟更换 1 次湿敷纱布，每天 1 ～ 2 次。

❷ 中药浸浴：适用于皮损颜色较深，病情较重者。

操作：上述药物加水煎煮，文火连续煎煮 2 次，滤出 5L 中药药液，将药液倒入浴桶或浴缸内，加 50L 左右温水，水温调至 38 ～ 40℃；使患者躯体及四肢浸泡于药液中，每日 1 次，每次 20 分钟左右；室温控制在 22℃以上。

## 五、按语

黑棘皮病，又名黑角化病或色素性乳头状营养不良，是指以皮肤颜色加深和乳头状或天鹅绒样增生为特征的一种少见的皮肤病。临床上将其分为不伴内脏肿瘤的良性黑棘皮病和常与内脏腺癌相关的恶性黑棘皮病。前者多见于青年，皮损局限，病情较轻；后者皮损范围较大，病情较重，多见于中老年；现代中医多认为"血瘀"为其主要发病机制。需要指出的是，药浴用药与内服中药一样，亦需遵循辨证论治的治疗原则，即根据患者的体质、病程、病情、皮损等多方面因素综合考虑，选用相应的中药方剂，煎汤浸浴外洗。一方面可保护皮肤；另一方面可改善血液循环、调节机体新陈代谢；同时浸浴后，皮损处立即予以药膏治疗，可增强治疗效果，达到缩短疗程的目的。

## 六、注意事项

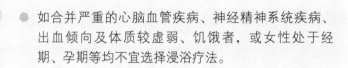

● 如合并严重的心脑血管疾病、神经精神系统疾病、出血倾向及体质较虚弱、饥饿者，或女性处于经期、孕期等均不宜选择浸浴疗法。

患者药浴过程中需注意避免过度擦洗鳞屑，防止出血继发感染。

# 参考文献

[1] 范瑞强，邓丙戌，杨志波.中医皮肤性病学（临床版）[M].北京：科学技术文献出版社，2010.

# 彩 插

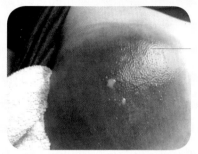

图1 痈

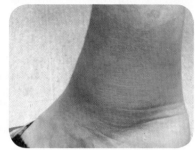

图2 丹毒（A）

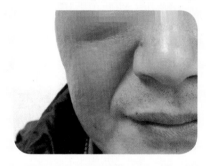

图2 丹毒（B）

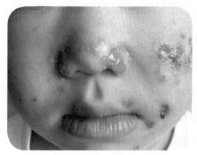

图3 脓疱疮（A）

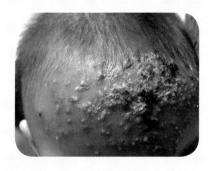

图3 脓疱疮（B）

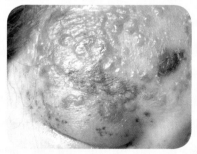

图4 带状疱疹（A）

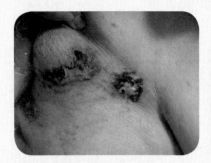

图 4　带状疱疹（B）

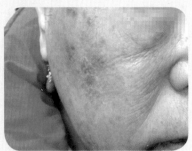

图 4　带状疱疹（C）

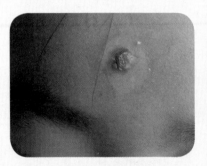

图 5　寻常疣

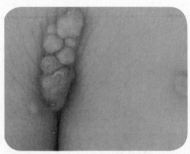

图 6　传染性软疣

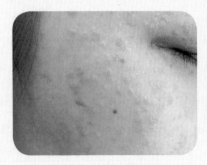

图 7　扁平疣（A）

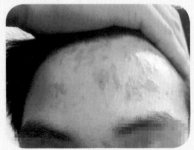

图 7　扁平疣（B）

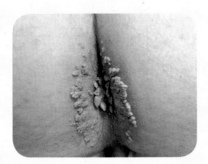

图 8 尖锐湿疣

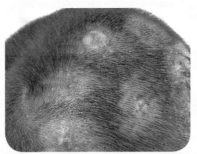

图 9 白癣

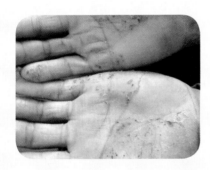

图 10 手癣

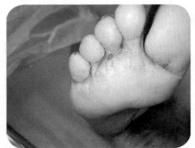

图 11 足癣

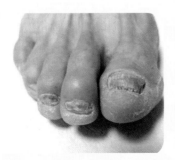

图 12 甲癣

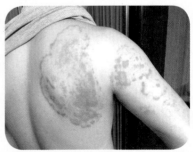

图 13 体癣

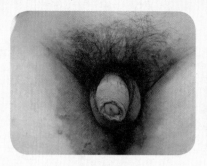

图 14　股癣

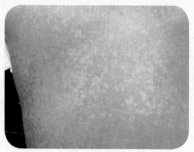

图 15　花斑癣（A）

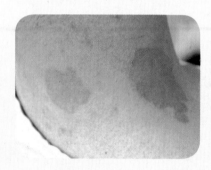

图 15　花斑癣（B）

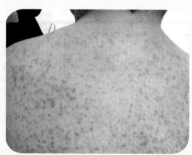

图 16　马拉色菌毛囊炎

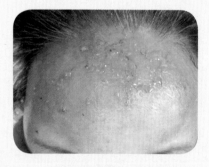

图 17　湿疹（A）

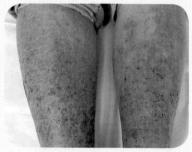

图 17　湿疹（B）

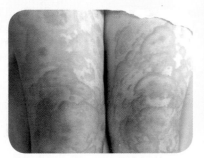

图18　荨麻疹

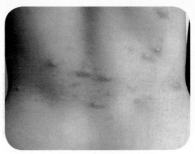

图19　丘疹性荨麻疹

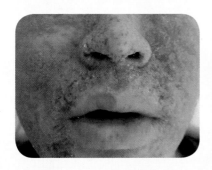

图20　特应性皮炎（A）

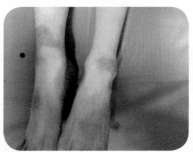

图20　特应性皮炎（B）

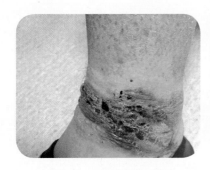

图21　接触性皮炎（A）

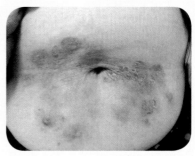

图21　接触性皮炎（B）

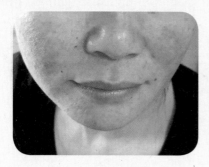

图22　激素依赖性皮炎

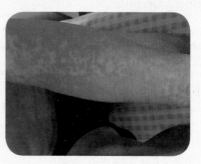

图23　药物性皮炎

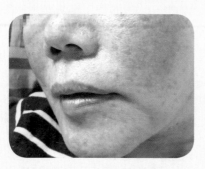

图24　颜面再发性皮炎

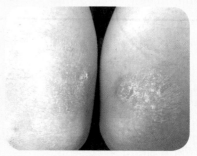

图25　神经性皮炎

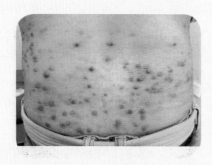

图26　结节性痒疹

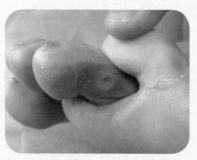

图27　鸡眼

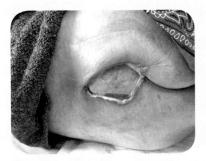

图 28　压疮

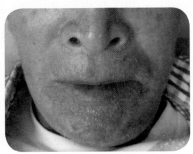

图 29　日光性皮炎

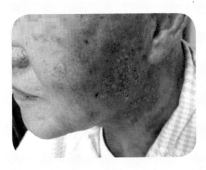

图 30　多形性日光疹（A）

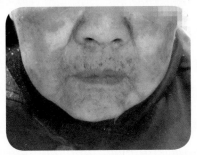

图 30　多形性日光疹（B）

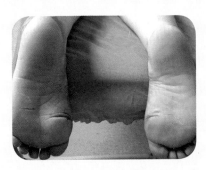

图 31　手足皲裂

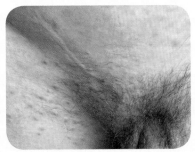

图 32　疥疮

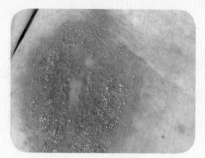

图 33　隐翅虫皮炎

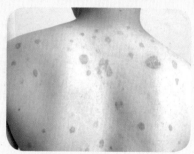

图 34　银屑病（A）

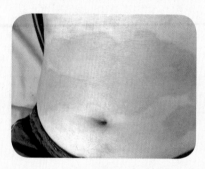

图 34　银屑病（B）

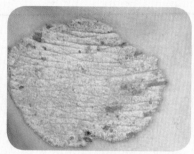

图 34　银屑病（C）

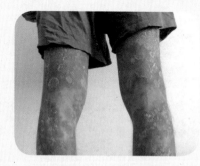

图 34　银屑病（D）

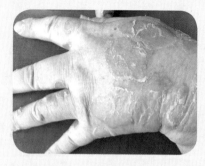

图 34　银屑病（E）

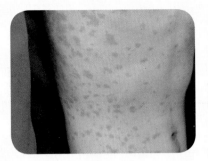
图 35 玫瑰糠疹（A）

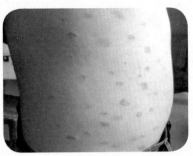
图 35 玫瑰糠疹（B）

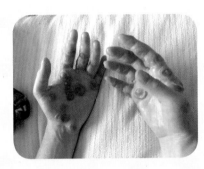
图 36 多形红斑（A）

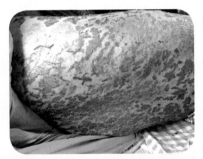
图 36 多形红斑（B）

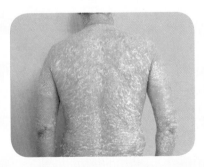
图 37 剥脱性皮炎

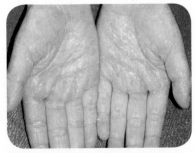
图 38 毛发红糠疹

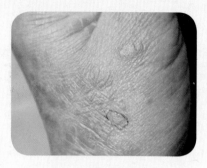

图 39　扁平苔藓（A）

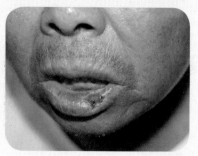

图 39　扁平苔藓（B）

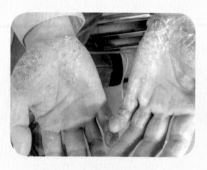

图 40　掌趾脓疱病（A）

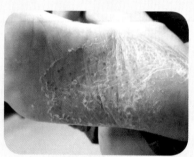

图 40　掌趾脓疱病（B）

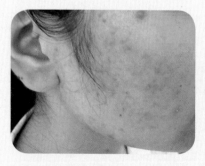

图 41　痤疮（A）

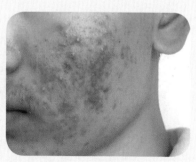

图 41　痤疮（B）

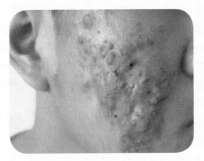

图 41　痤疮（C）

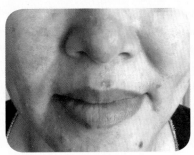

图 42　酒渣鼻（A）

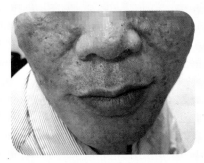

图 42　酒渣鼻（B）

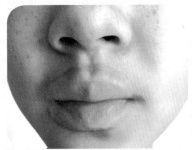

图 43　口周皮炎

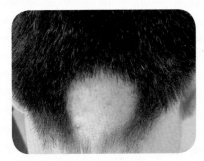

图 44　斑秃

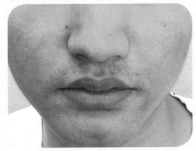

图 45　脂溢性皮炎

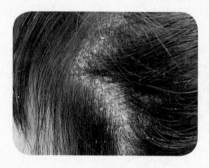

图 46 石棉样糠疹

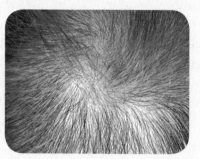

图 47 男性雄性激素源性脱发

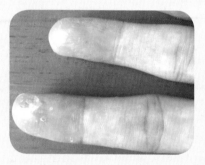

图 48 剥脱性角质松解症

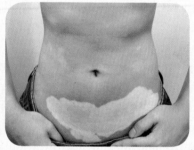

图 49 白癜风

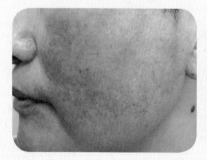

图 50 黄褐斑

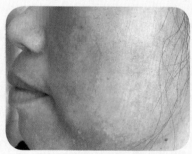

图 51 黑变病

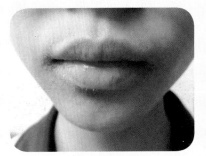

图 52　唇炎

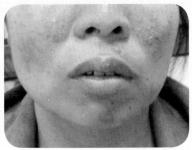

图 53　红斑狼疮（A）

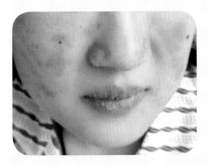

图 53　红斑狼疮（B）

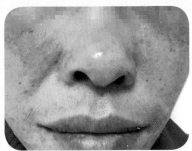

图 54　皮肌炎（A）

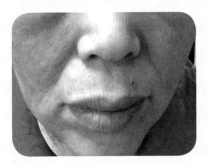

图 54　皮肌炎（B）

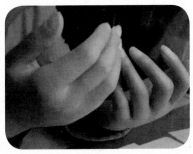

图 55　硬皮病（A）

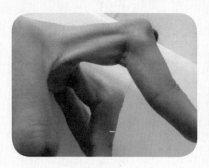

图 55 硬皮病（B）

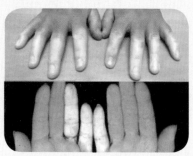

图 55 硬皮病（C）

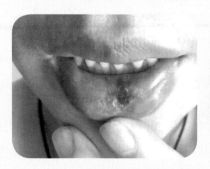

图 56 白塞病

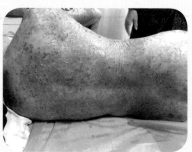

图 57 天疱疮（A）

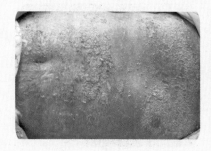

图 57 天疱疮（B）

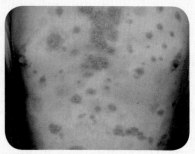

图 57 天疱疮（C）

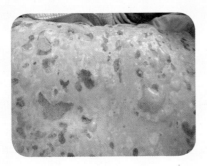

图 58　类天疱疮

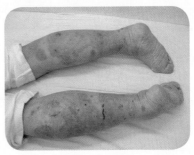

图 59　疱疹样皮炎

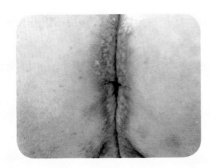

图 60　家族性良性慢性天疱疮（A）

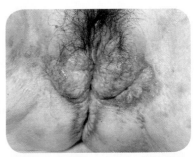

图 60　家族性良性慢性天疱疮（B）

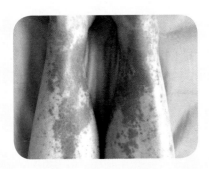

图 61　过敏性紫癜（A）

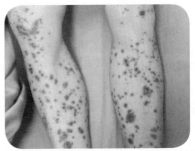

图 61　过敏性紫癜（B）

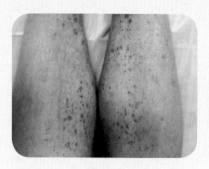

图 61　过敏性紫癜（C）

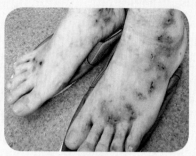

图 62　变应性皮肤血管炎

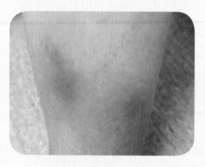

图 63　结节性红斑（A）

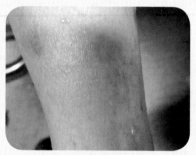

图 63　结节性红斑（B）

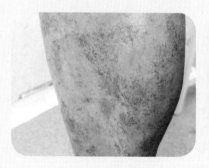

图 64　色素性紫癜性皮肤病

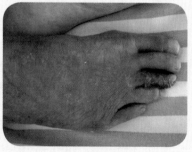

图 65　血栓闭塞性脉管炎（A）

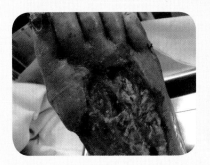

图 65　血栓闭塞性脉管炎（B）

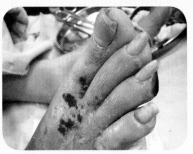

图 65　血栓闭塞性脉管炎（C）

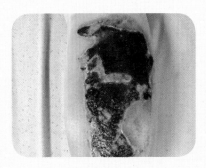

图 66　小腿慢性溃疡（A）

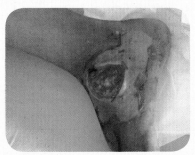

图 66　小腿慢性溃疡（B）

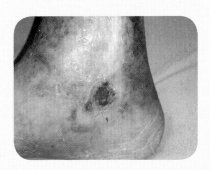

图 66　小腿慢性溃疡（C）

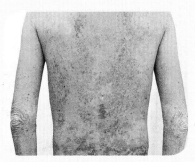

图 67　鱼鳞病

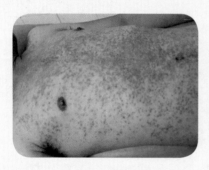

图 68 毛囊角化病

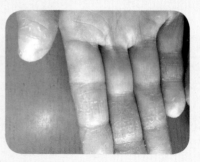

图 69 进行性指掌角皮症

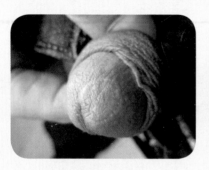

图 70 环状肉芽肿

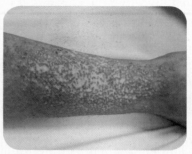

图 71 原发性皮肤淀粉样变（A）

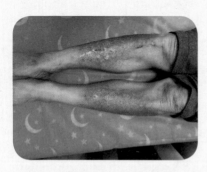

图 71 原发性皮肤淀粉样变（B）

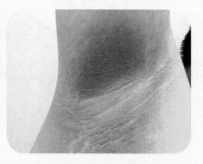

图 72 黑棘皮病